类风湿关节炎及强直性脊柱炎中西医诊治

主　编　何羿婷

副主编　何晓红　潘　峰　徐侦雄　江耀广

编　委　周颖燕　林洁华　刘益臻　赵国青　吴珊珊
　　　　黄闰月　章玲艳　陈立胜　李冠海　徐永跃

U0391143

图书在版编目（CIP）数据

类风湿关节炎及强直性脊柱炎中西医诊治 / 何羿婷主编 .
—北京：人民卫生出版社，2015
ISBN 978-7-117-20864-2

Ⅰ.①类… Ⅱ.①何… Ⅲ.①类风湿性关节炎 – 中西医结
合 – 诊疗②脊柱炎 – 中西医结合 – 诊疗 Ⅳ.①R593.220.5
②R681.505

中国版本图书馆 CIP 数据核字（2015）第 120045 号

| 人卫社官网 | www.pmph.com | 出版物查询，在线购书 |
| 人卫医学网 | www.ipmph.com | 医学考试辅导，医学数据库服务，医学教育资源，大众健康资讯 |

类风湿关节炎及强直性脊柱炎中西医诊治

主　　编：何羿婷
出版发行：人民卫生出版社（中继线 010-59780011）
地　　址：北京市朝阳区潘家园南里 19 号
邮　　编：100021
E - mail：pmph @ pmph.com
购书热线：010-59787592　010-59787584　010-65264830
印　　刷：三河市博文印刷有限公司
经　　销：新华书店
开　　本：710 × 1000　1/16　印张：13　插页：4
字　　数：240 千字
版　　次：2015 年 7 月第 1 版　2019 年 5 月第 1 版第 2 次印刷
标准书号：ISBN 978-7-117-20864-2/R·20865
定　　价：38.00 元
打击盗版举报电话：010-59787491　E-mail：WQ @ pmph.com
（凡属印装质量问题请与本社市场营销中心联系退换）

擅治难治之病
得名师之真传

祝

何羿婷大夫大作出版

二〇一五年元月

邓铁涛

二〇一五年元月

邓铁涛国医大师题词

何翠婷教授乃当代痹症大家焦树德教授之得意弟子潜勤求愽深得真传在继承中弘扬在实践中创新成为新一代痹症专家今撰著"类风湿关节炎及强直性脊柱炎中西医诊治"一书内容丰硕融汇中西为攻克类风关强脊尖作出卓著贡献了喜可贺

九九叟朱良春题 乙未

朱良春国医大师题词

主 编 简 介

何羿婷，女，医学博士，主任医师，教授，博士生导师，全国名老中医焦树德教授学术继承人，现为广东省中医院新药办主任，广东省中医药学会常务副秘书长，广东省中医药学会风湿与关节康复专业委员会主任委员。获广州中医药大学"优秀科技工作者"荣誉称号，为国家自然科学基金同行评议专家，中华中医药学会科技奖评审专家库专家，广东省药品评审专家库专家，广东省政府采购专家，广东省保健行业协会专家委员会资深保健专家。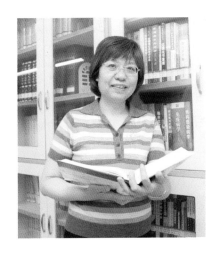

从事风湿病的临床与科研工作 20 余年，对类风湿关节炎、强直性脊柱炎、痛风、骨性关节炎、干燥综合征等疑难病的诊治进行了较为深入的研究，在中医诊治风湿病方面积累了较丰富的经验。作为焦树德教授学术思想继承人，在临床上较好地运用和发展焦老的学术思想，获得较满意的临床效果，吸引了国内外大量的专科病人。2008 年作为外派专家应邀前往温哥华参加与加拿大哥伦比亚大学医学院风湿病专家共同开展的中医药治疗风湿病的临床研究工作，目前这一研究在国内继续开展，应用国际公认的标准，客观评价中医药治疗强直性脊柱炎的效果。

近年来先后主持国家"十五"科技攻关"类风湿关节炎治疗方案研究"的课题、国家自然科学基金项目"从 Cx 43 半通道探讨补肾强督法对强直性脊柱炎抑制骨化和改善骨质疏松作用的机制研究"在内的各级课题 10 余项，并参与各级课题近 20 项，发表相关学术论文 40 余篇，主编及参编学术专著 4 部，培养博士及硕士研究生 20 余名。

前　言

　　类风湿关节炎和强直性脊柱炎是风湿性疾病中最常见的两大疾病,发病率较高,且都具有较强的致残性。由于目前其病因及发病机制还不完全清楚,因此至今尚无有效控制或治愈疾病的药物或手段。

　　焦树德教授是我国当代学验俱丰又锐意创新的中医大家,在长期的临床实践中,对类风湿关节炎和强直性脊柱炎有着深刻的认识,首创"尪痹"和"大偻"的病名,并对尪痹和大偻的病因病机及诊治规律作了详细论述,提出了补肾祛寒治疗尪痹、补肾强督治疗大偻的治疗大法,创制了补肾祛寒治尪汤和补肾强督治偻汤等系列方剂。大量的临床和实验证实,补肾祛寒法及补肾强督法治疗类风湿关节炎和强直性脊柱炎安全有效,是临床上极有推广应用前景的治疗方法。

　　作为焦老的学术继承人,我通过多年坚持不懈地学习、体会导师的学术思想和诊治经验,在努力继承前辈理论的基础上,结合地域特点,在临床实践中不断探究疾病发展变化规律,加深了对类风湿关节炎和强直性脊柱炎的认识,诊治水平不断提高,获得了较好的临床疗效,受到患者的好评。去年8月,我和朱老弟子潘峰医生一起有幸拜见了98岁高龄的国医大师朱良春教授,临行时朱老语重心长地说:"中医风湿界素有'南朱北焦'之称,你俩是我和焦老的亲授弟子,你们现都在广东,有义务在广东好好把'南朱北焦'的经验发扬光大,把广东的风湿病做好。"老一辈的谆谆嘱托和殷切希望是我们前进的动力! 作为中医传人,我们深知责任重大,义不容辞。

　　为了进一步弘扬导师的经验,让更多的年轻医生及医学生系统掌握类风湿关节炎和强直性脊柱炎的中西医诊疗知识,也让更多的患者受益,近年来我与风湿科医生及研究生们着力将类风湿关节炎和强直性脊柱炎的中西医相关知识、焦老及其他名老中医经验、个人的临床体会等归纳编写出来,系统介绍类风湿关节炎和强直性脊柱炎中西医诊治的内容,包括历史沿革、中医病因病机、辨证论治、外治疗法、西医病因病理、诊断治疗、疗效标准、经方验方、常用中成药、名家经验及经验体会、典型病例介绍等诸多方面,内容丰富,实用性较强。同时本书也详细介绍了许多临床确有疗效的日常调护方法,如功能锻炼、饮食调养、起居和情志调护等,对广大患者及其家属均有裨益。

本书在编写中参阅了大量有关类风湿关节炎和强直性脊柱炎的学术论文、相关专著及指南,在此对所有作者致以诚挚的谢意。图片大部分由广东省中医院风湿科及广东省中医院宣传科吴远团提供,功能锻炼图片人物为广东省中医院邬小凤。衷心感谢各位参编人员,以及在本书编写和出版过程中予以指导及帮助的同道们,是你们的鼎力相助和辛勤工作才使得本书得以如愿完成。光阴荏苒,恩师离开我们已近7年了。本书付梓之际,当年跟师学习的一幕幕仿佛就在昨天,导师的恩情终身难忘却无以报答,谨以此书告慰先生的在天之灵吧!

由于时间和水平有限,不足之处恳请同道们批评指正。

何羿婷

2015 年 3 月 20 日于广州

目　录

第一章

历 史 沿 革

　　类风湿关节炎（rheumatoid arthritis，RA）是一种主要累及关节的慢性系统性炎性疾病，滑膜炎为其主要病理特征，以对称性小关节炎为特征性临床表现，早期有关节红肿热痛和功能障碍等表现，晚期关节可出现不同程度的僵硬畸形，并伴有肌肉的萎缩，致残率高，可累及多个内脏系统。1800 年法国医生 Augustin Jacob Landré-Beauvais 首次对类风湿关节炎的症状做出了描述，将其与痛风区别开来。1858 年英国医生加罗德首次使用了类风湿关节炎这一病名，直到 1896 年，类风湿关节炎才被定为独立的疾病。1941 年美国正式使用"类风湿关节炎"的病名。"类风湿关节炎"这一病名目前在中国、英国、美国三国使用，而在法国、比利时、荷兰，其被称之为慢性进展性多关节炎；德国、捷克和罗马尼亚等称之为原发性慢性多关节炎；日本则称之为慢性关节风湿症。

　　强直性脊柱炎（ankylosing spondylitis，AS）是一种慢性自身炎症性疾病，以骶髂关节炎为特征，主要累及中轴关节，炎性腰背痛为其主要临床表现。早期 AS 一直被认为是 RA 的变异而被称为"类风湿关节炎，中枢型"或"类风湿脊柱炎"。1973 年，本病与 HLA-B$_{27}$ 相关性的发现，加深了人们对 AS 的认识，使得 AS 从 RA 中分离出来，归为脊柱关节炎（脊柱关节病 / 血清阴性脊柱关节病）。

　　RA 和 AS 同属中医"痹病"范畴，其病名、病因病机及治疗在几千年的中医历史中经历了不断的演变和发展，并在近代得到极大的继承和发扬。

一、病名

　　类风湿关节炎、强直性脊柱炎等以四肢、躯干骨关节病变为主要临床症状的疾病，古代常称之为"痹病"。早在公元前 6 世纪时即有关于四肢病的记载。《春秋左传·昭公元年》所云"风淫末疾"，就是指因受"风"而得的四肢关节疼痛的疾病。然而古代医家对痹病缺乏系统的论述和统一的名称，有的叫"骨痹""肾痹"，有的称"历节""顽痹"，有的则称"鹤膝风""鼓槌风"等。对痹病的认识，最早可追溯至《五十二病方》，其雏形成于《黄帝内经》《难经》《伤寒杂病论》，在金元时期得以发展，明清、民国进一步完善，至现代臻于成熟。

最早出现"痹"字的出土医学文献，是长沙马王堆三号汉墓出土的大批帛书及竹木简。其中载有"疾界（痹）""足小指痹"等文字，但仅局限于寥寥数字的记载。汉代字书《说文解字》解释说："痹，湿病也。"《荀子·解蔽》："伤于湿，而击鼓痹。"注云："痹，冷疾也，伤于湿则患痹。"《汉书·艺文志》记载：《五脏六腑痹十二病方》三十卷，颜师古注曰"痹，风湿之病。"

《内经》是最早系统论述痹病的医学专著，并对痹病进行了分型。《素问·痹论》指出："风寒湿三气杂至，合而为痹也。其风气胜者为行痹，寒气胜者为痛痹，湿气胜者为著痹也。""行痹""痛痹""着痹"是痹病的不同种类。该书还提出了五脏痹、脏腑痹，如"肾痹者，善胀，尻以代踵，脊以代头"。《素问·逆调论》中记载："肾者水也，而生于骨，肾不生则髓不能满，故寒甚至骨也……病名曰骨痹，是人当挛节也。"

也有把痹病称为"风湿"的。早在《五十二病方》中就有关于"风湿"的记载，其后《神农本草经》《黄帝内经》也均有"风湿"的记录，而首立"风湿"为病名的是汉张仲景的《金匮要略》。《金匮要略·痉湿暍病脉证治》中记载："病者一身尽疼，发热，日晡所剧者，名风湿。"

同时《金匮要略》明确将具有关节肿痛变形的疾病谓之"历节"。《金匮要略·中风历节病脉证并治》专篇论述历节病。其中条文指出："汗出入水中，如水伤心，历节黄汗出，故曰历节。"历节病也有称为"历节风"的，如《诸病源候论》载："历节风之状，短气，自汗出，历节疼痛不可忍，屈伸不得是也。"唐·孙思邈在《千金要方》中不仅指出历节病有病程长的特点，而且还非常形象地描述了历节病后期患者关节改变的病状："历节风着人，久不治者，令人骨节蹉跌。"明《景岳全书》曰："历节风痛，以其痛无定所，即行痹之属也。"后世也有称为"历节疼风"者，如《重订通俗伤寒论》曰："历节风，又名历节疼风，症见头痛身热，肢节拘挛而痛。"

痹病还有称"白虎病"或"白虎历节"者。后魏时期的许孝澄最早提出"白虎病"这一称谓。唐·王焘《外台秘要》卷十三引许孝澄《新录单方书》曰："许孝澄疗白虎病云：妇人、丈夫皆有此病。妇人因产犯之；丈夫眠卧犯之。"该书《卷十三·白虎方五首》："白虎病者，大都是风寒湿之毒，因虚所致，将摄失理，受此风邪，经脉结滞，血气不行，蓄于骨节之间，或在四肢，肉色不变。"《严氏济生方》曰："夫白虎历节病者……其病昼静夜剧，其痛彻骨如虎之啮，名曰白虎之病也。"指出此病命名为"白虎历节"是形容此病疼痛剧烈。

痹病在金元时期又被称为"痛风"，朱丹溪在《格致余论》中指出："彼痛风者，大率因血受热，已自沸腾，其后或涉冷水，或立湿地……"对其后一段时期影响颇深。明代也有医家沿用"痛风"病名，如张景岳《景岳全书·杂证谟·论痹》中说："风痹一证，即今人所谓痛风也。"后世医家多主张把"痛风"病名统一到"痹病"中去，故"痛风"之名在明代以后只有很少医家沿用。

此外，还有称痹病为"箭风"者。清·林珮琴在《类证治裁》中提出了"箭风"这一概念，"痛风，痛痹之一症也……《灵枢》谓之贼风，《素问》谓之痛痹，《金匮》谓之历节。后世更名白虎历节风，近世俗名箭风。"但此种说法并不多见。

我国近代治痹专家焦树德教授认为：类风湿关节炎的病因病机比一般的风寒湿痹更为复杂，病情更为深重，主要是风寒湿三气杂至之邪，尤其是寒湿之邪，已经深侵入肾，并影响到肝，而致骨损筋挛。焦老在继承前人各种论述的基础上，参考近代文献，结合多年临床体会，对以四肢关节疼痛、变形为主要病变的痹病的因证脉治等，进行了归纳整理，统称之为"尪痹"。"尪"字意是指足跛不能行，胫曲不能伸，骨质受损，身体羸弱的废疾而言。《金匮要略》中所说："诸肢节疼痛，身体尪羸"，就是指关节肢体弯曲变形、身体羸弱、不能自由行动而渐成废人的疾病。"痹"即《素问·痹论》所谈"风寒湿三气杂至，合而为痹"的痹病，尪痹就是具有关节变形、骨质受损的痹病，相当于类风湿关节炎。同时，焦老把以脊柱骨弯曲为主要病变的强直性脊柱炎称为"大偻"。大偻是从《黄帝内经》中"大偻"改变过来的。大偻之名，首见于《黄帝内经·素问·生气通天论》中曰："阳气者……开阖不得，寒气从之，乃生大偻"，王冰注曰："身体俯曲，不能直立，偻，背脊弯曲。"将"偻"改为"偻"的原因是由于"尪痹"的"尪"字与"偻"字义同。《康熙字典》说："偻与偻通，尪也，曲背也。""尪痹"与"大偻"二病在病因和治法方面，同中有异，异中有同，将"偻"改为"偻"有助于医生对病情的理解。而此处的"大"字，也有两种涵义：一指脊柱为人体最大的支柱，一指病情深重。所以大偻即指病情深重，脊柱弯曲，背俯的疾病，相当于强直性脊柱炎。

二、病因病机

(一) 外因

六淫从外侵袭机体，是引起痹病的主要外因。六淫是指自然界的六种邪气，即风、寒、暑、湿、燥、火，六淫皆可致痹，其中风寒湿是主要的外来邪气，其他如湿热、暑邪、风热也可以引起痹病。

1. 风寒湿邪

早在《素问·痹论》中就指出"所谓痹者，各以其时重感于风寒湿之气也。"《神农本草经》中也有"风湿以风湿药"的记述，揭示风湿病的机制是风湿为患。《汉书·艺文志·五脏六腑痹十二病方》三十卷注："痹,风湿之病"。明·龚信和龚廷贤在其《古今医鉴》中也谓:"至如白虎历节风……无非风寒湿三气乘之也。"《杂病源流犀烛》中则明确指出风寒湿之邪致历节的机理:"白虎历节风……其原皆由风、寒、湿入于经络,致气血凝滞,津液稽留,久而怫郁,坚牢,荣卫之气阻碍难行,正邪交战,故作痛不止也。"清代日本人丹波元坚在其《杂病广要》中明确指出:"夫历节,疼痛不可屈伸……皆以风湿寒相搏而成。"庆云阁在其所著《医学摘粹》中曰:"历节风者,风寒湿之邪,伤于筋骨者也。"上述论述均揭示风寒湿三邪是痹病的病因,而三者感邪程度各有偏胜,病情轻重不一,因此,痹病有"其风气胜者为行痹,寒气胜者为痛痹,湿气胜者为着痹"的分类方法。

2. 风湿热邪

外在环境的湿邪与热邪相合可形成痹病。张子和在《儒门事亲·指风痹痿厥近世差玄说》中提出:"痹病以湿热为源,风寒为兼,三气合而为痹"。清·庆云阁《医学摘粹》谓:"历节风者……其证支节疼痛,足肿头眩……其经络之中,则是湿热。"指出湿热也可导致历节病。同时,卑居湿地,长期居住坐卧潮湿之地,或涉水冒雨,外来湿邪侵袭,留滞经络,蕴久化热也可引发痹病。或素体阴虚,阳气偏胜,感受风湿之邪搏结可形成湿热痹。

风热也可致痹。《医学纲目》中有"风热成历节"的记载。明·孙一奎《赤水玄珠全集》曰:"牛蒡子汤治风热成历节,手指赤肿麻木,甚则攻肩背两膝。"提示世人风热也可成为病因。

此外,除风寒湿热之邪外,暑邪亦可成为痹病致病之因。《中藏经·论痹》曰:"痹者,风寒暑湿之气,中于脏腑之谓也。"不仅指出风寒湿三气可以致痹,并首次提出暑邪亦为致痹因素。唐·王焘在《外台秘要》中也谓:《近效》论:白虎病者,大都是风寒暑湿之毒……"

(二) 内因

痹病的形成有邪侵的外在因素,而体内脏腑阴阳气血亏虚及七情内伤是其产生的内在因素,内因是痹病发生的基础。

1. 脏腑亏虚

肾为先天之本,藏精而主骨;肝为罢极之本,藏血而主筋;脾为后天之本,气血生化之源,主肌肉四肢。若先天禀赋不足,或后天失调,或久病、大病之后,元气未复,或起居不慎,房劳过度,或饮食不节,或负重劳损等,皆可损伤肝脾肾三脏,使肾精、肝血、脾气不足,外邪乘虚而入,闭阻经络,出现筋骨、关节、肌肉等病变而致痹病发生。《金匮要略》中曰:"寸口脉沉而弱,沉即主骨,弱即主筋,沉即为肾,弱即为肝。汗出入水中,如水伤心,历节黄汗出,故曰历节。"明确示人肝肾不足,筋骨失健是其内因。清·尤在泾指出:"盖非肝肾先虚,则先得水气,未便入筋骨;非水湿内侵,则肝肾先虚,未必便成历节。仲景欲举其标,而先究其本,以为历节多从虚得之也"。脾胃为后天之本,主腐纳运化,为营卫生化之源。饮食不节,脾胃受伤,健运失司,则生化乏源。脾主肌肉,肌肉失养,则肌肉松弛、腠理疏松、卫外不固,外邪侵袭则可形成痹病。

2. 气血不足

《金匮要略·中风历节病脉证并治》"少阴脉浮而弱,弱则血不足,浮则为风,风血相搏,即疼痛如掣"。指出了气血不足是痹病发生的一个重要原因。隋·巢元方《诸病源候论·风不仁候》曰:"风不仁者,由荣气虚,卫气实,风寒入于肌肉,使血气行不宣流,其状,搔之皮肤如隔衣是也。"强调历节风是由于气血本虚,饮酒腠理开,汗出当风所致。该书明确指出痹病是"由血气虚,则受风湿,而成此病"。宋代《圣济总录》云:"历节风者,由血气衰弱,为风寒所侵,血气凝涩,不得流通关节,诸筋无以滋养,真邪相搏,所历之节,悉皆疼痛。"认为阴血不足为内在因素。明·李梴《医学入门·痹风》曰:"痹属风寒湿三气侵入而成,然外邪非气血虚则不入。"气血不足则表卫不固,腠理疏松,若起居不慎,调摄不当,风寒湿邪易于乘虚侵袭,或留着肌肤,或阻滞经络,或流注关节,闭阻血脉而成痹。

3. 营卫不和

人体的防御功能和调节功能与营卫之气密切相关。《素问·痹论》曰:"荣者……故循脉上下,贯五藏,络六府也。卫者……故循皮肤之中,分肉之间……不与风寒湿气合,故不为痹。"说明营卫之气调和与否,与痹病的发生密切相关。《素问·逆调论》曰:"荣气虚则不仁,卫气虚则不用,荣卫俱虚则不仁且不用。"《金匮要略·中风历节病脉证并治》则更进一步阐述了痹病的病因与营卫的关系:"荣气不通,卫不独行,营卫俱微,三焦无所御,四属断绝,身体羸瘦,独足肿大,黄汗出,胫冷,假令发热,便为历节也。"明·秦景明《症因脉治·痹症论》曰:"寒痹之因,营气不足,卫外之阳不固,皮毛空疏,腠理不充,或冲寒冒雨,露卧当风,则寒邪袭之,而寒痹作矣。"说明营卫不和是痹病发生的重要因素,痹病发病与否,与营卫之气密切相关。

4. 七情内伤

东汉华佗《中藏经》第一次提出了七情致痹学说,认为:"气痹者,愁忧思喜怒过多,则气结于上,久而不消则伤肺,肺伤则生气渐衰,则邪愈盛。留于上,则胸腹痹而不能食;注于下,则腰脚重而不能行。"说明情志过极导致脏腑损伤,气机紊乱、功能失调,是痹病发生的内在因素。华佗提出七情致痹后,清朝罗美在《内经博议》中也明确提出:"凡七情过用,则亦能伤脏气而为痹。"人的精神状态,与疾病的发生、发展有密切的关系。七情内伤可以直接致病,亦可由七情内伤引起人体阴阳失调,气血亏损,御邪乏力,为外邪所侵而形成痹病。

5. 饮食不节

饮食是维持人体生命的重要因素,合理的饮食能增加营养,使身体壮健。饮食的不节制则会损伤脏腑功能,导致痹病。《素问·痹论》指出:"其食饮居处,为其病本也。"如饮食过量、饥饱不时,或暴饮暴食、冷热不均,均易损伤脾胃功能,脾不运化则不能化湿;又脾胃为气血生化之源,脾胃损伤则气血亏虚,营卫不足,容易形成痹病。又或者饮食偏食,或嗜好饮酒,多食肥甘厚味,均易助湿生痰,久之与外邪相合,便成为痹病。故《素问·藏气法时论》曰:"谨和五味,骨正筋柔,气血以流,腠理以密。"《金匮要略》也指出"味酸则伤筋,筋伤则缓,名曰泄,咸则伤骨,骨伤则痿,名曰枯。枯泄相搏,名曰断泄……假令发热,便为历节也。"仲景在此指出过食酸咸,可内伤肝肾而致历节病,这与《内经》的过食五味伤人致病的思想是一脉相承的。

(三) 不内外因

痰浊与瘀血不仅是机体在致病因素作用下产生的病理产物,而且又可成为新的致病因素作用于机体,成为引起痹病的重要原因之一。

1. 痰浊

早在汉代张仲景就观察到胸中有留饮者,其人"短气而渴,四肢历节痛",关注到痰饮与痹病的相关性。金元时期的《丹溪心法》载:"白虎历节风证,大率有痰、风热、风湿、血虚。"宋·陈言《叙痹论》明确提出"支饮作痹",认为"凡人忽患胸背、手脚、颈项、腰胯隐痛不可忍,连筋骨,牵引钓痛,坐卧不宁,时时走易不定……此乃是痰涎伏在心膈上下,变为此疾",是"由荣卫不清,气血败浊,凝结而成也",申发因痰致痹之旨。明代《古今医统大全》曰:"历节风有痰气阻碍"。张洁在《仁术便览》中也指出:"白虎历节风,有痰,有风热"。明·楼英《医学纲目》直接提出"风湿痰""入骨痰"的概念,认为"其证遍体骨节痛疼……举动艰难者,入骨痰也……四肢痿痹,屈伸不便者,风湿痰也"。陈士铎《辨证录》更强调治痹必治痰。总之,自仲景起通过历代医家的经验总结,对痹病"从痰论治"逐渐有了较深入的认识。

2. 瘀血

明·张三锡在《医学六要》中指出:"白虎历节风……有瘀血",明确提出瘀血为痹病病因之一。叶天士则更进一步提出"久病入络"之说。《临证指南医案》痹病医案中提出"外来之邪,着于经络,内受之邪,着于腑络。"《类证治裁》中载:"其历节风……肢节刺痛,停著不移者,系瘀血阻隧。"清·王清任在《医林改错》中提出"痹症有瘀血说",主张以身痛逐瘀汤治疗痹病。近代唐容川《血证论》、张锡纯《医学衷中参西录》等又继之而起,对痹之属瘀者亦颇有阐发。如张锡纯以活络效灵丹治疗"腿疼臂疼",唐容川认为"瘀血窜走四肢,亦发疼痛"。

清代医家董西园总结"痰""瘀"二说，在《医级·痹论》提出"患在痰瘀"说。在论述痹病日久不愈时更明确地指出："必有湿痰败血瘀滞经络"。《医学传心录·痹症寒湿与风乘》也提到："风寒湿气侵入肌肤，流注经络，则津液为之不清，或变痰饮，或成瘀血，闭塞隧道，故作痛走注，或麻木不仁。"

从上可知，六淫杂感的外因，脏腑亏虚、气血不足、营卫不和、七情内伤、饮食不节的内因，还有痰浊瘀血的不内外因，是痹病的主要病因。多种原因又彼此关联，每每互相影响，相兼杂感。由于人体禀赋阴阳有偏盛偏衰不同，感受外邪后，又有寒化、热化之别；外感六淫成痹之后，复感外邪，病邪可由表入里，影响脏腑、气血、阴阳。再加痰浊瘀血夹杂其中，从而使痹病缠绵多变。由于病因病机的错综复杂，痹病在临床上的证候也是多种多样。

三、治疗

治疗首先应分清病的"邪、正、缓、急"。一般而言，发作期以祛邪为主，缓解期以养气血、调阴阳、补肝肾为主。总之，祛邪是治标之法，扶正乃是治本之道。

1. 散寒除湿法

汉·张仲景《金匮要略》中载："病历节不可屈伸，疼痛，乌头汤主之。"此因寒湿之邪痹阻关节，气血运行阻滞，乃作历节病。用温经祛寒、除湿止痛方法治疗。唐·孙思邈的《千金要方》则载有附子汤。用附子三枚，芍药、桂心、甘草、茯苓、人参各三两，白术四两治"湿痹缓风，身体疼痛如欲折，肉如锥刺刀割"。

2. 祛风除湿法

《金匮要略》中治历节病的名方桂枝芍药知母汤。"诸肢节疼痛，身体尪羸，脚肿如脱，头眩短气，温温欲吐，桂枝芍药知母汤主之。"此方为治疗风湿的祖方。《杂病源流犀烛》亦载："白虎历节风……或由风湿相搏，肢节肿痛，不可屈伸，则必疏风理湿。"

3. 清热利湿法

《类证治裁》以当归拈痛散治历节风症见肢节烦痛，肩背沉重，系湿热相搏者。吴鞠通在总结暑湿痹、湿热痹的辨证论治经验时，也十分推崇清热利湿之法，所创宣痹汤、加减木防己汤等皆被现代医者所沿用。

4. 清热解暑法

丹波元坚在《杂病广要》中转引《妇人良方》邓安人夏月病历节，用酒蒸黄连丸（黄连一味，酒蒸为丸）为治，一帖即愈。

5. 祛痰通络法

《杂病源流犀烛》对于痰注百节，痛无一定者，主张用虎骨散以搜邪去毒。而对于属湿痰流注，痛及肩背者，则倡用半夏茯苓汤以豁痰开结。《丹溪心法》

中对于此病缘于痰者,用二陈汤加酒炒黄芩、羌活、苍术为治。《古今图书集成·医部全录》用燥湿化痰丸治历节风属湿痰壅滞,昼夜疼痛无休者。《儒门事亲·卷之一·指风痹痿厥近世差玄说》认为:"痹证乃胸膈间有寒痰之故也",并指出"先涌去寒痰,然后诸法皆效"。

6. 活血祛瘀法

《类证治裁》对于肢节刺痛,停著不移,属瘀血阻滞者,用趁痛散治疗。《医学六要》对于系瘀血内阻者,症见脉涩滞,隐隐然痛在一处不移,用川芎、当归、赤芍、桃仁、红花及大黄微利之。清·王清任应用活血化瘀法治疗痹病,自拟身痛逐瘀汤、血府逐瘀汤至今仍被广泛应用。现代朱良春教授治疗顽痹,认为"因其病邪深入经隧骨骱,必须选用具有较强的钻透搜剔之功的药物,始能奏效",所以在选用药品时,侧重于虫类药物。

7. 养血通络法

《医学入门》用四物汤加龟板、秦艽治疗痹病属血虚者。《格致余论》多用川芎、当归、佐以桃仁、红花、薄桂、威灵仙为治。

8. 补益脾胃法

用具有补益脾胃作用的方药,扶助正气,强壮身体,以治疗痹病后期。吴鞠通提出"痿痹更以通补阳明为要",因阳明主束骨而利机关。通补阳明既可益气血生化之源,又能使脾健以助药运。凡罹痹病脾虚气弱,肢体麻木者,可辅以此法。《圣济总录》载有人参汤健脾祛湿治疗痹病。

9. 柔肝舒筋法

《全生指迷方》中用活血丹治疗"大病之后,数亡津液,血少不荣,气弱不运,肝气亏损,无血以养筋,筋不荣则干急而痛"的痹病,其组成有干地黄、当归、芍药、续断、白术等。

10. 补肾壮骨法

清·喻昌《医门法律·中风门·风门杂法七条》曰:"古方治小儿鹤膝风,用六味地黄丸加鹿茸、牛膝共八味。不治其风,其意最善,盖小儿非必为风寒湿所痹,多因先天所禀,肾气衰薄,随寒凝聚于腰膝而不解……"指出了小儿鹤膝风的病机及治疗。近代焦树德教授认为尪痹的病机为肾虚寒凝,并分别用补肾祛寒、补肾清热、及补肾清化等法对此病进行治疗,每获良效。

11. 外治法

皇甫谧《针灸甲乙经》中记载了许多有关针灸治疗痹病的穴位和方法。明·徐彦纯《杂病治例·痹》记载用"姜汁、葱泥,周身擦之"治疗痹病。

第二章

类风湿关节炎的中医诊治

类风湿关节炎类似于中医的尪痹,尪痹属于痹病的范畴,又不完全同于痹病,具有自身的病机及诊治特点。

第一节　病因病机

一、病因

从发病学角度看,可将其概括为正虚、邪侵。然而其中又由各自不同的原因引起,而引起正虚邪侵的直接和间接原因,就是尪痹发生的原因。

(一) 外邪侵袭

对于痹病产生的原因,历代医家均相当重视外邪致痹,《素问·痹论》开篇即曰:"痹之安生？岐伯对曰:风寒湿三气杂至,合而为痹也",又曰:"所谓痹者,各以其时重感于风寒湿之气也……不与风寒湿气合,故不为痹"。后世医家多循此说,明龚信和龚廷贤在其《古今医鉴》曰:"至如白虎历节风……无非风寒湿三气乘之也。"清·庆云阁《医学摘粹》中曰:"历节风者,风寒湿之邪,伤于筋骨者也"。与外邪入侵有关的因素主要有如下几个方面:

1. 季节气候异常

季节气候异常是指季节气候发生异常变化,如"六气"发生太过或不及,或非其时而有其气,春天当温反寒,冬天当寒反热;或气候变化过于急骤,暴寒暴暖,超过了一定的限度,超过了人体适应和调节能力,此时"六气"即成"六淫"而致痹。如《素问·本病论》曰:"天埃黄气,地布湿蒸,民病四肢不举,昏眩肢节痛,腹满填臆";"少阴不迁正,即冷气不退,春冷后寒,暄暖不时。民病寒热,四肢烦痛,腰脊强直"。《素问·至真要大论》曰:"太阳在泉,寒复内余,则腰尻痛,屈伸不利,股胫足膝中痛";"厥阴在泉,客胜则大关节不利,内为痉强拘瘛,外为不便,主胜则筋骨繇并,腰腹时痛"。"六淫"中与痹病的产生较为密切的,莫过于风、寒、湿,上述《内经》条文,"地布湿蒸"示湿也,"少阴不迁正……春冷后寒""寒复内余"示寒也,"厥阴在泉"示风也。本为六气,当至而未至,当去而未去,不当来而来,均可导致疾病的产生。另一方面,如清·尤怡《金匮翼·热痹》言:"热痹者,闭热于内也",清·叶天士在《临证指南医案·卷七·痹》也指出:"有暑伤气湿热入络而为痹者"《儒门事亲》则认为"痹病以湿热为源,风寒为兼,三气合而为痹"。提示热邪致痹,也可见之。从临床上看,类风湿关节炎患者往往遇寒冷、潮湿的气候而发病,且往往因气候变化而加重或缓解,均说明四季气候变化异常是类风湿关节炎的重要外因。

2. 居处环境欠佳

《素问·痹论》指出:"食饮居处为其病本"。其人居住在寒冷、潮湿地区或长期在高温、水中、潮湿、寒冷、野外等环境中生活工作而易患痹病。《金匮要略·痉湿暍病脉证治》:"此病伤于汗出当风,或久伤取冷所致也"。临床上,也常有患者是因为长期生活在潮湿环境中,或者是长期在湿冷环境中工作,而导致病发。现代研究亦表明,寒冷和潮湿作为一种全身刺激因子,作用于具有某些遗传特征者的免疫系统,使其发生改变,从而促使类风湿发病。另外,寒冷和潮湿作为不良的环境因素,可能诱发或加剧某些致病因子的作用,从而通过自身免疫机制发生类风湿关节炎。

3. 调摄不慎

导致邪侵引发痹病的另一个原因是调摄不慎,即日常生活不注意防护。《素问·五藏生成篇》曰:"卧出而风吹之,血凝于肤者为痹"。《症因脉治·湿痹》也说:"或冲风冒雨,湿留肌肉,内传经脉,或雨湿之年,起居不慎,而湿之症作矣"。风寒湿为外在因素,如人能适时适地加衣添被,则可拒病于门外。如睡眠时不着被褥,夜间单衣外出,病后及劳后居外檐下、电扇下受风,汗出入水中,冒雨涉水等,则风寒湿之邪随而入体,成为致病因素。

因此,无论是季节气候异常、居处环境欠佳,还是调摄不慎均可引发外邪侵袭而为痹病。

(二)内伤脏腑

外邪,无论是风寒湿,还是暑热之邪,其于尪痹而言,更多的是作为诱因,而真正的病因在于内虚,尤其是肾之虚损。《中藏经》云:"五脏六腑,感于邪气,乱于真气,闭而不仁,故曰痹也",指出脏腑之亏虚而致痹也。同时,我们一再强调,尪痹有别于一般的痹病,因本病容易导致关节变形,若得不到有效的治疗,致残率相当高。"肾主骨生髓",关节变形与肾之虚损有着密不可分的关系。其次为肝,《金匮要略·中风历节病脉证并治》曰:"寸口脉沉而弱,沉即主骨,弱即主筋,沉即为肾,弱即为肝",阐述了肝肾先虚是外邪发为本病的决定性因素。再者为脾,肾为先天之本,而脾则为后天之本,先天有赖于后天的营养,故脾虚也在本病"内虚"中占有重要位置。凡可引起的肾、肝、脾亏虚的原因都有可能导致本病的发生。

1. 禀赋不足

历代医家早已认识到禀赋不足是痹病发生的主要因素之一。或年迈体弱受孕,或早婚早孕,或多孕多产,或妊期失养,上述种种情况下出生之儿,均有可能出现肾气不足情况。其于痹也,如《医门法律·中风门》言"非必为风寒湿所痹,多先天禀赋肾气衰薄,阴寒凝聚于腰膝不解",清·尤在泾指出:"盖非肝肾先虚,则先得水气,未便入筋骨;非水湿内侵,则肝肾先虚,未必便成历节。仲景欲举其标,而先究其本,以为历节多从虚得之也"。禀赋不足是痹病发生不可忽视的重要因素。先天禀赋不足,肾气亏虚,肾主骨生髓,肾气之亏虚,导致骨之破坏。

2. 劳逸过度

过度劳累或安逸均可损伤正气,成为痹病的发病因素之一。首先,劳力过度致正虚进而可致痹。《素问·宣明五气篇》曰:"久视伤血,久卧伤气,久坐伤肉,久立伤骨,久行伤筋,是谓五劳所伤"。是提示劳力过度而导致正气的亏虚,损及五脏。《金匮要略·血痹虚劳病脉证治》曰:"血痹病从何得之? 师曰……重因疲劳汗出,卧不时动摇,加被微风遂得之"。其次,劳神过度及劳欲过度同样有损正气而致痹。劳神过度,主要指长期思考用脑过度,劳伤心脾,损伤肝血。《三因极一病证方论·五劳证治》说:"以其尽力谋虑则肝劳,曲运神机则心劳,意外致思则脾劳。"其致痹也,如《中藏经》言:"气痹者,愁思喜怒过多,则气结于上"。劳欲过度,《中藏经·论骨痹》中说:"骨痹者,乃嗜欲不节,伤于肾也。"或以身强而不惜精,或不知衰老而强入房,均可导致肾精之亏虚,下元不足,一旦感受外邪则直中于肾,而伤骨成残。再次,不仅过劳易伤正气,过逸同样有所遗害。因为"生命在于运动",若长期不劳动、不锻炼,易使气血运动迟缓,营卫不足,运行不畅,而致痹矣。《金匮要略·血痹虚劳病脉证并治》提到"夫尊荣人骨弱肌肤盛",是对养尊处优者最贴切的描述。

3. 大病、久病或产后

首先是病后。无论患何种疾病,都是机体内外环境平衡失调的反映,病瘥之后,多具有以下基本特点:一为阴阳未和,二为气血亏虚,三为正虚邪恋。总之,此时机体防御、抗病、调节能力下降,而易感邪致痹。病后所致正虚,可有营卫气血阴阳之不同,此时感受外邪易致痹病发生。《素问·痹论》说:"病久入深,营卫之行涩,经络时疏故不通";其次是产后。妇女以血为本,《灵枢·五音五味》曰:"妇人之生,有余于气,不足于血,以其数脱血也。"这里"数脱血"

除经、孕、乳外,产后脱血更为突出,然气血之间相互依存,相互资生,血脱而气往往随之也脱,以致气血亏虚,易感邪罹痹。清·傅山《傅青主女科》中曰:"产后百节开张,血脉流散,气弱则经络间血多阻滞,累日不散则筋牵脉引,骨节不利,故腰背不能转侧,手足不能动履"。宋·陈自明《妇人良方》曰:"妇人鹤膝风症,因胎产经行失调……而为外邪所伤"。古代医籍多称之产后身痛,临床上所见产后防护不慎,引发痹病甚多,且产后表现为气血亏虚的痹病。

4. 饮食不当

首先,民以食为天,凡过饥或过饱均会导致脾胃受伤,长期的饥饿,或者长期的暴饮暴食,脾胃之气均会受损,是饮食不当的直接原因,如《素问·痹论》曰:"饮食自倍,肠胃乃伤……淫气忧思,痹聚在心"。《中藏经》曰:"肉痹者,饮食不节,膏粱肥美之所为也";"血痹者,饮酒过多,怀热太盛"。其次,为食物的偏嗜,《金匮要略·中风历节病脉证并治》曰:"味酸则伤筋,筋伤则缓,名曰泄,咸则伤骨,骨伤则痿,名曰枯"。五味有偏嗜,即五脏有所伤。过酸伤肝,过甘伤脾,过咸伤肾,肝脾肾之气有所伤,即又有痹成之机矣。再次,饮食不洁,污浊之气入侵,寒湿、湿热、疫毒三邪蕴积肠内,由里出表,闭阻经络,流注关节,发为肿痛。

5. 七情失调

七情者,喜、怒、忧、思、悲、恐、惊。七情与人体五脏密切联系,与五脏的生理、病理变化相关联。怒伤肝,喜伤心,思伤脾,悲忧伤肺,恐惊伤肾。《中藏经》曰:"气痹者,愁忧思喜怒过多,则气结于上,久而不消则伤肺,肺伤则生气渐衰,则邪愈盛。留于上,则胸腹痹而不能食;注于下,则腰脚重而不能行。"并提出"宜节忧思以养气,慎喜怒以全真,此最为良法"的防治原则。宋·陈自明《妇人良方》指出:"妇人鹤膝风……或郁怒亏损肝脾,而为外邪所伤"。临床上,也可见到因于家庭变故或自身情绪剧变而发病者,也有因情绪波动而加重病情者。

此外,痰浊瘀血是人体受某种病因作用后,在疾病过程中所形成的病理产物,这些病理产物能直接或间接作用于人体,引发新的病症。宋·陈言《叙痹论》谓:"凡人忽患胸背、手脚、颈项、腰胯隐痛不可忍,连筋骨,牵引钓痛,坐卧不宁,时时走易不定……此乃是痰涎伏在心膈上下,变为此疾"。清·林珮琴《类证治裁·痹证》云:"诸痹……良由营卫先虚,腠理不密,风寒湿乘虚内袭,正气为内所阻,不能宣汗,因而留滞,气血凝涩,久而成痹。"瘀血者,可以是久病而血气运行不畅成瘀,也可以是跌仆外伤,《灵枢·贼风》篇说:"若有所堕坠,恶血在内不去,卒然喜怒不节,饮食不适,寒温不时,腠理闭而不通,其开而遇风寒,则血气凝结,与故邪相袭同为寒痹。"《类证治裁·痹证》还指出:"必有湿痰败血瘀滞经络"。《临证指南医案》则曰:"经以风寒湿三气合而为痹,然经年累月,外邪留著,气血皆伤,其化为败瘀凝痰,混处经络"。痰瘀致病,可以单独致病,或痰浊致痹,或瘀血致痹,或痰瘀合而着于关节、肌肤,导致局部肿胀、疼痛,也可以相参致病,或参于风寒湿等外邪,或参于脾肾亏虚,甚者,贯穿于整个痹病过程中。

综上所述,类风湿关节炎病因在于气候异常,居处环境欠佳,起居不慎,禀赋不足,劳逸过度,久病大病之后、产后,七情,饮食,跌仆外伤等诸多因素,致邪侵、内伤、痰瘀相互作用而发病。即在正虚的基础之上,风寒湿邪侵入人体,注于经络,留于关节,或内生痰瘀之邪,痹阻经络,气血不通而发为本病。

二、病机

尽管对类风湿关节炎病因病机的认识不尽相同,但多数医家基本认可本病"正虚外感"这一病机,本病是本虚标实之证,虚实夹杂是其特点,以肝肾不足、脾胃亏虚为本,外邪侵袭、湿热阻滞及痰瘀互结为标。其中痰瘀既是病理产物,又是致病因素。

焦树德教授对本病有着深刻的认识,提出了"尪痹"的病名,以区别于其他痹病,并指出了"肾虚寒盛"是本病的根本病机,本病比一般的风寒湿痹更为复杂,病情更为深重,主要是风寒湿三气杂至之邪,尤其是寒湿之邪,已经深侵入肾,并影响到肝,而致骨损筋挛。然而因本病病程长,病情复杂,在疾病发展过程中、在不同的阶段又错杂了脾胃虚弱、湿热痹阻、痰瘀阻络等病机。分述如下:

(一)肾虚寒盛

焦树德教授认为,肾虚寒盛是尪痹的根本病机,其特点主要表现在:①素体肾虚,寒湿深侵入肾。或先天禀赋不足或后天失养,遗精滑精,房室过度,劳累过极,产后失血,月经过多等而致肾虚,正不御邪。肾藏精、生髓、主骨,为作强之官。肝肾同源,共养筋骨,肾虚则髓不能满,真气虚衰。风寒湿三气杂至之邪,如寒湿偏胜,则乘虚深侵入肾。肾为寒水之经,寒湿之邪与肾同气相感,故深袭入肾。肾主骨,肾虚邪侵,经络痹阻,血气不行,关节闭塞。肾虚不能生养肝木,肾主骨,肝主筋,筋骨失养,渐至骨松筋挛,关节变形不得屈伸。甚至卷肉缩筋,不得屈伸,尻以代踵,脊以代头,几成废人。②冬季寒盛,感受三邪,肾气应之,寒袭入肾。《素问·痹论》"所谓痹者,各以其时,重感于风寒湿之气也。""时"指五脏气旺之时(季节),肾旺于冬,寒为冬季主气。冬季寒盛,感受三邪时,肾先应之,故其中的寒邪可伤肾入骨,致骨重不举,痠削疼痛。肾为肝母,肝肾同源,肾主骨,肝主筋,筋骨失养,久而关节肢体变形,成为尪羸难愈之疾。人于冬季感受风寒湿三气杂至之邪,则寒湿之邪可首先侵肾入骨,而渐成尪痹。③复感三邪,内舍肾肝。宋·张锐:"夫痹者……此由人体虚,腠理开,则受于风邪也,其邪先中经络,后入于五脏。其以春遇痹者为筋痹,筋痹不已又遇邪者,则移入于肝……冬遇痹者为骨痹……骨痹不已又遇邪者则移入于肾"。痹病若迁延不愈,又反复感受三气之邪,则邪气可内舍其所合而渐深入,使病变复杂而深重。冬春之季,天气尚寒冷,此时复感三邪,寒风气胜则可内舍肾肝,筋骨同病,渐成尪痹。正如《素问·痹论》所说:"五藏皆有合,病久而不去者,内舍于其合。故骨痹不已,复感于邪,内舍于肾。筋痹不已,复感于邪,内舍于肝"。

(二) 脾胃虚弱

多年临床实践发现,除肾虚寒盛外,脾胃虚弱亦可引发尪痹。金·李东垣《脾胃论》曰:"脾病,体重节痛,为痛痹,为寒痹,为诸湿痹",并提出使用"诸风药,皆是风能胜湿也,及诸甘温药亦可"。《灵枢·百病始生》曰:"风雨寒热,不得虚,邪不能独伤人,卒然逢疾风暴雨而不病者,盖无虚,故邪不能独伤人,此必因虚邪之风,与其身形,两虚相得,乃客其形。"此虚也,一则虚邪贼风,一则人之正气虚也。脾位于中焦,主运化、升清和主统血,为气血生化之源,机体生命活动的维持和气血津液的化生有赖于脾所运化的水谷精微,脾为后天之本。脾胃虚弱致痹,其一,"太阴之上,湿气主之",太阴脾在天气即为湿,故湿气也最易伤及于脾,脾喜燥而恶湿也。《素问·至真要大论》曰:"太阴司天,湿淫所胜,则沉阴且布,雨变枯槁,胕肿骨痛阴痹,阴痹者按之不得,腰脊头项痛……病本于肾。太溪绝,死不治。"太阴司天,湿气偏胜,民病脾虚湿盛者,也会见及骨痛阴痹。其二,脾虚运化无力,气血生化之源不足,营卫失调,卫外不固。此时再加之调摄不慎,感受风寒湿邪,则易成痹。故《金匮要略·中风历节病脉证并治》曰:"营气不通,卫不独行,营卫俱微,三焦无所御,四属断绝,身体羸瘦,独足肿大,黄汗出,胫冷,假令发热便为历节也。"其三,脾虚也可导致先天之本功能失调,肾主骨,故直接与骨有关系非肾无疑,但脾为后天之本,肾的功能得以正常进行,也需脾的支持,如前所引《素问·至真要大论》言太阴司天"骨痛阴痹,阴痹者,按之不得,腰脊头项痛","病本于肾",是脾病及肾也。其四,脾虚不能运化水湿,《素问·至真要大论》曰:"诸湿肿满皆属于脾",水湿停滞于体内则形成痰,阻滞经络,影响气血运行,则成痹病。故脾胃虚弱是尪痹发生的重要原因之一。

(三) 湿热痹阻

岭南地处祖国的南端,其南濒临南海,北以五岭为屏障,属亚热带季节性气候。又由于长年受偏东或偏南暖湿气流影响,气候炎热多雨,空气湿度大。长居此者,易生湿热而致病,湿热郁结四肢、关节,则产生痹病,可见关节肿痛,触热,伴见发热,口干口渴。人体感受湿邪,随人体阴阳的盛衰以及湿浊停留的久暂发生转化。邪气侵入人体后,素体阳盛者,虽感受寒湿之邪,邪气入内之后,从阳化热,从而不见寒象,反而出现湿热证。如清·薛生白《湿热病篇》曰:"太阴内伤,湿饮停聚,客邪再至,内外相引,故病湿热。"湿热内生,影响气机运行,外则痹阻四肢,而产生关节红肿热痛等不适,如清·尤怡《金匮翼·热痹》言:"热痹者,闭热于内也……脏腑经络,先有蓄热,复遇风寒湿气客之,热为寒郁,气不得通,久之,寒也化热,则热痹翕然而热也。"又有因于暴饮暴食,饥饱无度,偏嗜醇酒厚味或过食辛辣,则损伤脾胃,导致中焦运化失司,湿浊内生,积久化热,而成湿热。金·李东垣《脾胃论》:"元气之充足,皆由脾胃之气无所伤,而后能滋养元气。若胃气之本弱,饮食自倍,则脾胃之气既伤,而元气亦不能充,而诸病之所由生也。"其致痹也,如明·张景岳《景岳全书》所言:"有湿从内生者,以水不化气,阴不从阳而然也,由于脾胃之亏败。其为证也……在经络则为痹,为重,为筋骨疼痛,为腰痛不能转侧,为四肢痿弱酸痛。"清·叶天士认为"湿热入络为痹",顾松园则于《顾氏医镜》中提出:"邪郁病久,风变为火,寒变为热,湿变为痛。"湿者,阴邪也,感受湿邪,与脾相求,而伤脾,阴邪则伤阳,轻者,脾阳受伤,重者,则更深侵于肾,脾虚失健运,肾虚则温煦、推动无力。湿邪凝聚则成痰,阻滞经脉。热者,阳邪也,易伤津耗气,津伤则结,气伤则推动无力,是又为痰为瘀。

(四)痰瘀阻络

瘀血痰浊可以是诱发类风湿关节炎的病因,也是类风湿关节炎病邪作用人体的病理性产物。痰、瘀的病理变化,似乎各有其源,然而追溯其本,痰来自津,瘀本乎血,津血同源,津液是血液重要组成部分,而血的一部分渗出脉,也成津液,二者均源于脾胃之水谷精微。二者皆属阴精,而阴精为病,必然表现为津血的亏耗和留滞,津灼为痰,血滞为瘀,此痰瘀实为同源。有因风寒湿邪侵袭,血气凝结可致津液停聚,变生痰饮而致痹。《素问·五藏生成》曰:"卧出而风吹之,血凝于肤者为痹。"指出瘀血与痹病的关系。《灵枢·周痹》:"风寒湿气客于外肉之间,迫切而为沫,沫得寒则聚,聚则排分肉而分裂也,分裂则痛,痛则神归之"。《灵枢·痈疽》:"寒邪客于经络之中则血泣,血泣则不通"。寒性收引,而致津血运行不畅,又湿性重浊黏腻,停聚日久则凝而为痰,又热伤津耗液,炼液为痰。《医林改错》言:"总滋阴,外受之邪,归于何处? 总逐风寒、去湿热,已凝之血,更不能活。如水遇风寒,凝结成冰,冰成风寒已散。明此义,治痹症何难。"提出了"痹有瘀血说"。有因脏腑功能失调而致痰瘀,如脾胃,脾胃化生津血,脾胃受损,失健运之能,推动无力,水液不能运行,停于体内,或注于关节,导致痰瘀内生。如《冯氏锦囊秘录》曰:"津液受病,化为痰饮,或吐咯上出,或凝滞胸膈,或留聚肠胃,或流注经络四肢,遍身上下,无处不到。其为病也……或四肢麻痹不仁,百病中多有兼痰者。"有因久病而入络者,久病不愈,必耗伤正气,气虚运行津血无力则津停为痰,血滞为瘀;阳气亏虚,温煦气化功能减退,虚寒内生,血行不畅,水液停聚,导致瘀血、水湿及痰饮内生;阴血亏虚则血脉不充,血行不畅而为瘀,阴血亏虚,虚火内生,灼津为痰。血行不畅或血溢脉外,留滞局部,而致使局部血行不畅,筋脉肌肉失养,抗御外邪能力低下,风寒湿或风湿热邪乘虚而入,加重脉络痹阻,导致痹病。如《痹证治验》曰:"血行不畅或血溢脉外,留滞局部,而致使局部血行不畅,筋脉肌肉失养,抗御外邪能力低下,风寒湿或风湿热邪乘虚而入,加重脉络痹阻,导致痹证。"痰浊瘀血致痹初起并不一定兼夹,而是以痰浊或瘀血为主。痰浊瘀血既是脏腑功能失调的病理产物,又是导致疾病发生的原因。所以痰浊瘀血导致的痹病往往病因互相交错,病机错综复杂,痰浊瘀血并见,病程较久,症状复杂怪异,诸多症状交互出现。

综上,类风湿关节炎是一种以正虚为本,邪实为标,全身属虚,局部属实的病证。类风湿关节炎整个发病过程中的病机特点是本虚标实,正气虚则易感受风寒湿等外邪而发病,随病情的发展,病邪的深入,又进一步损伤正气,正虚应贯穿于疾病的全过程,但疾病进程中的每一阶段又有其主要矛盾。临床重视本虚标实之病理基础,本虚主要是肾气不足、脾胃亏虚,标实为外邪及有形病理产物,如瘀血、痰浊等。

类风湿关节炎是一种比较特殊的关节炎,其有别于其他关节炎之处,主要在于一则病程长,缠绵不愈,二则会引起关节变形,三则会在疾病过程中出现其他脏器的病变。究其原因,本病之起病,起于其人体之正气虚衰,尤其是肾气亏虚。太阳为表,卫外而为固,少阴与太阳相表里,若少阴先虚于前,则太阳不能卫外于后,若此时或因于气候异常、或因于居处环境不佳等,风寒湿之邪袭于人体表,遂乘虚而入,直中于少阴,从阴内注于骨,而导致关节疼痛,肾不能生骨,则又会令骨节变形。因于体虚,如脾气亏虚,邪气深侵,其中又兼有湿邪或湿热之邪,久留而不去,故使疾病缠绵而难愈。痰瘀因滞而生,寒、湿、热、痰、瘀相互纠结,结节、痰核遂生,骨节亦为之变形,病势亦因之而缠绵。阳气者,养生之本,肾者,五脏六腑之精而藏之,而肾阳不足,则一身之根本动摇,余脏不能得肾精之温养,又加之寒湿痰瘀之纠结,故易使其他脏器受累。

第二节 辨 证 论 治

本病主要病机在肾虚寒盛,故本病的治疗原则是以补肾祛寒为主,佐以化湿散风,强壮筋骨,祛瘀通络。如有邪郁欲化热之势时,则须减少燥热之品,加用苦坚清热之品;脾虚湿盛者,加以健脾化湿之品;湿热重者,加以清热化湿之品;痰瘀重者,加以化痰祛瘀之品。

一、肾虚寒盛证

症状：肾虚寒盛证临床表现为腰膝酸痛，两腿无力，易疲倦，不耐劳作，喜暖怕凉，膝、踝、足趾、肘、腕、手指等关节疼痛、肿胀、僵硬变形。晨起关节发僵，筋挛骨重，肢体关节屈伸不利，甚至变形。舌苔多白，脉象多见尺部弱、小、沉细，余脉可见沉弦、沉滑、沉细弦等象。此乃肾虚为本，寒盛为标，本虚标实之证，临床上最多见。

治则：补肾祛寒，化湿散风，祛瘀壮骨

方药：补肾祛寒治尪汤

川续断 12~20g，补骨脂 9~12g，熟地黄 12~24g，淫羊藿 9~12g，制附片 6~12g（15g 以上时，需先煎 20 分钟），骨碎补 10~20g，桂枝 9~15g，赤、白芍各 9~12g，知母 9~12g，羌、独活各 10~12g，防风 10g，麻黄 3~6g，苍术 6~10g，威灵仙 12~15g，伸筋草 30g，牛膝 9~15g，松节 15g，炙山甲 6~9g，土鳖虫 6~10g。

方义：本方以《金匮要略》桂枝芍药知母汤合《太平惠民和剂局方》虎骨散加减而成。方中以川续断、补骨脂补肾阳、壮筋骨，制附片壮肾阳、祛寒邪，熟地补肾填精、养肝益血，共为主药。以骨碎补活瘀祛骨风，淫羊藿补肾阳、祛肾风，桂枝、羌、独活、威灵仙搜散少阴经、太阳经及肢体的风寒湿邪，白芍养血荣筋，缓急舒挛，共为辅药。又以防风散风，麻黄散寒，苍术化湿，赤芍活瘀清热，知母滋肾清热，穿山甲通经散结，土鳖虫活瘀壮筋骨，伸筋草舒筋活络，松节通利关节，共为佐药。其中赤芍、知母、土鳖虫兼具反佐之用，以防温药化热。牛膝益肾并能引药入肾为使药。诸药合用，共奏补肾祛寒、散风祛湿、活血通络之功。

加减法：上肢关节病重者去牛膝，加片姜黄 10g。瘀血明显者加红花 10g，皂刺 5~6g，乳香、没药各 6g 或苏木 15~20g。腰腿痛明显者去松节、苍术，加桑寄生 30g，并加重川续断、补骨脂用量，随汤药嚼服胡桃肉 1~2 个（炙）。肢体关节蜷挛僵屈者去苍术、防风、松节，加生薏苡仁 30~40g，木瓜 9~12g，白僵蚕 10g。关节痛重者加重附片用量，并再加制川乌 6~9g，七厘散 1/3 管（随药冲服）。舌苔白厚腻者去熟地，加砂仁 3~5g 或藿香 10g。脾虚不运、脘胀纳呆者去熟地，加陈皮 10g，焦麦芽各 10g。

在肾虚寒盛证基础上可有肾虚标热轻证、肾虚标热重证的变化。具体如下：

肾虚标热轻证

肾虚标热轻证：此证患者夜间关节疼痛时，自觉关节发热，但遇冷遇风时关节疼痛又会加重，并伴有自觉手足心发热，痛剧的关节或微有发热，但皮肤不红，肢体乏力，口干便涩。舌质微红，舌苔微黄，脉象沉弦细略数。此为肾虚邪实,寒邪久郁或服热药助阳而邪欲化热之证。此证虽时有所见,但较肾虚寒盛证少见。

对于肾虚标热轻证,可使用加减补肾治尪汤治疗。

加减补肾治尪汤:生地 15~20g,川续断 15~19g,骨碎补 15g,桑寄生 30g,补骨脂 6g,桂枝 6~9g,白芍 15g,知母 12g(酒炒),黄柏 12g,威灵仙 12~18g,炙山甲 9g,羌、独活各 9g,红花 9g,制附片 3~5g,忍冬藤 30g,络石藤 20~30g,土鳖虫 9g,伸筋草 30g,薏苡仁 30g。本方以补肾祛寒治尪汤减去温燥之品,加入苦以坚肾、活络舒筋之品。但未完全去掉羌活、独活、桂枝、附片等祛风寒湿之药。在临床上,本方较补肾祛寒治尪汤稍为少用。

肾虚标热重证

肾虚标热重证:此证关节疼痛而热,肿大变形,用手扪之,肿痛之处局部可有发热,皮肤也略有发红,故自觉关节发热,但遇冷遇风时关节疼痛又会加重,口干咽燥,五心烦热,小便黄,大便干。舌质红,舌苔微黄,脉滑或弦,尺脉多沉小。本证乍看起来,可诊为热证,但结合本病的病机特点和病程分析,实为本虚标实,标邪郁久化热或服温肾助阳药后,阳气骤旺,邪气从阳化热之证,与一般的热痹不同(热痹病程短,无关节变形,关节痛处红肿甚剧,皮肤也赤红灼热)。此证临床上虽也能见到,但较之肾虚寒盛证则属少见之证。本证有时见于年轻、体壮患者的病情发展转化过程中,但经过治疗后,则多渐渐出现肾虚寒盛之证,再经补肾祛寒、强壮筋骨、通经活络等治法而愈。

补肾清热治尪汤:生地 15~25g,桑寄生 20~30g,桑枝 30g,地骨皮 10~15g,酒浸黄柏 12g,知母 12g,川断 15~18g,骨碎补 15~18g,白芍 15g,威灵仙 12~15g,羌、独活各 9g,忍冬藤 30g,络石藤 20~30g,桂枝 6~9g,红花 9g,制乳、没各 6g,炙山甲 9g。

本方较以上两方均为少用。但遇邪已化热者,则须先用本方治疗,本方取丹溪先生潜行散合焦老自拟的清热散痹汤加补肾强骨之品组合而成。方中以生地补肾壮水,黄柏坚肾清热,川断补肾壮筋骨,骨碎补补肾祛骨风,共为主药。以桑寄生补肾强筋,除风通络,地骨皮益肾除劳热,威灵仙祛风湿、除痹痛,羌、独活搜肾、膀胱二经之风湿,共为辅药。以白芍养血以缓急,知母降火清热、除蒸消烦,忍冬藤、络石藤通经络、祛风热,红花活血通经,乳、没化瘀定痛,炙山甲通经活络,有虫蚁搜剔之能,桂枝温阳宣痹,配羌、独活之辛温,可以免除方中大队凉药抑阳涩滞之弊为佐药。以桑枝通达四肢,祛风湿利关节,共为使药。诸药共用,以补肾清热,疏风化湿,活络散瘀,强筋壮骨。但该方主治标热,故多数患者服用一段时间后,热证消除而又出现肾虚寒盛证时,仍需投以补肾祛寒治尪汤而渐收全功。

二、肾虚脾弱证

症状:此证临床表现同时兼有肾虚与脾胃亏虚之症。主要表现为关节疼痛、肿胀,僵硬变形,肢体重着,腰膝酸痛,易疲倦,倦怠乏力,少气懒言,喜暖怕凉,恶心欲呕,胸脘痞闷,纳差,大便稀溏或秘结,舌淡苔白,或兼腻,脉沉细濡或滑,尺脉弱。

治则:补肾健脾,散寒除湿

方药:补肾健脾治尪汤

川续断 12~20g,补骨脂 9~12g,制附片 6~12g(15g 以上时,需先煎 20 分钟),骨碎补 10~20g,桂枝 9~15g,赤、白芍各 9~12g,知母 9~12g,羌、独活各 10~12g,防风 10g,麻黄 3~6g,苍术 6~10g,牛膝 9~15g,炙山甲 6~9g,党参 15~20g,白术 10g,茯苓 12~15g,薏苡仁 30g,砂仁 10g(打碎后下),甘草 6g。

方义:本方以补肾祛寒治尪汤合参苓白术散加减化裁而成。方中以川续断、补骨脂补肾阳、壮筋骨,制附片壮肾阳、祛寒邪,党参健脾脾气,共为主药。以骨碎补活瘀祛骨风,桂枝温经通络,祛风寒湿邪,白术燥脾补气,培益中焦共为辅药。又以防风散风,麻黄散寒,苍术化湿,白芍养血柔筋,赤芍活瘀清热,知母滋肾清热,穿山甲通经散结,茯苓渗湿利水、健脾和胃,薏苡仁健脾渗湿除痹,砂仁行气宽中健胃,辅助君臣,为佐也。甘草和中益脾,牛膝益肾并能引药入肾,共为使药。诸药合用,共奏补肾壮骨,健脾除湿,疏风散寒,通络止痛的效果。加减法:瘀血明显者加红花 10g,皂刺 5~6g,乳香、没药各 6g 或苏木 15~20g。关节痛重者加重附片用量,并再加制川乌 6~9g。脾虚甚者,可加黄芪 30g,加重党参、白术、茯苓用量。脾虚湿浊盛者,加重苍术 15g。脾虚不运、脘胀纳呆者加神曲、焦麦芽各 10g。大便稀溏者,白术改为土炒白术 15g,藿香15g。大便秘结者,可加炒黄柏 15g,或加桃仁 10g。此处脾虚湿盛的症状比较明显,如关节肿胀突出,病变初期以健脾祛湿,后期多夹痰瘀,需配合涤痰祛瘀才能消除肿胀。

三、肾虚湿热证

症状:湿热伤肾证可见多个关节肿痛,痛处用手摸之有发热感,喜凉爽,皮肤不红,常伴有腰膝乏力、晨僵,也可有轻度身热或下午潮热久久难解,关节自感蒸热疼痛,痛发骨内,关节有不同程度的变形。舌苔黄腻或浮黄。脉象滑数或沉弦细数,尺脉多小于寸关。此证多见于气候潮湿炎热地域。

治则:补肾清热,化湿通络

方药:补肾清化治尪汤

骨碎补 15~20g,川断 10~20g,怀牛膝 9~12g,黄柏 9~12g,苍术 12g,地龙

9g,秦艽 12~18g,青蒿 10~15g,豨莶草 30g,络石藤 30g,青风藤 15~20g,防己 10g,威灵仙 10~15g,银柴胡 10g,茯苓 15~30g,羌、独活各 9g,炙山甲 6~9g,薏苡仁 30g。

方义:本证虽言湿热,但其伤仍在肾,故以补肾为主药,但毕竟不与寒湿同,故选以清热通络之品,同时也兼用活血、祛湿之物,共冶一炉,也体现本病的复杂。方中以川断补肾壮筋骨,黄柏坚肾清热,骨碎补补肾祛骨风,共为主药。以苍术化湿,秦艽祛风湿、清湿热、止痹痛,青蒿、银柴胡宣化湿热,威灵仙祛风湿、除痹痛,羌、独活搜肾、膀胱二经之风湿,共助君药清热通络为臣药。地龙活络通痹,豨莶草祛风湿、强筋骨,络石藤通络止痛、凉血清热、解毒消肿,青风藤祛风湿、通经络,防己利水消肿、祛风止痛,茯苓健脾渗湿,山甲通彻经络,薏苡仁健脾渗湿,辅于君臣而为佐也。牛膝引药下行成为使药。

加减法:四肢屈伸不利者加桑枝 30~40g,片姜黄 10g,减银柴胡、防己,疼痛游走不定者加防风 9g,荆芥 10g,去地龙。痛剧难忍者,可加闹羊花 0.3~0.6g,治疗一段时间如出现关节喜暖怕凉之症者,可参照加减补肾治尪汤加减。

四、肾虚痰瘀证

症状:此证临床表现同时兼有肾虚及痰瘀内阻之症。主要表现为肢体关节肌肉刺痛、固定不移、昼轻夜重,关节局部肌肤色黯、或有瘀斑。关节漫肿日久、按之稍硬,或有痰核、硬结出现,或肢体顽麻重着。或见关节肿大僵硬变形、屈伸不利。面色黯黧,严重时痛呈剧烈,缓解时疼痛程度多呈现隐痛。腰膝酸痛,易疲倦,喜暖怕凉,眼睑肿胀,或胸闷痰多,或口唇黯红。舌质紫黯或有瘀斑,舌苔白腻或黄腻。脉沉细涩或弦滑,尺脉弱。

治则:补肾壮骨,涤痰逐瘀

方药:补肾祛痰逐瘀治尪汤

川续断 12~20g,补骨脂 9~12g,制附片 6~12g(15g 以上时,需先煎 20 分钟),骨碎补 10~20g,桂枝 9~15g,赤、白芍各 9~12g,知母 9~12g,羌、独活各 10~12g,防风 10g,麻黄 3~6g,牛膝 9~15g,炙山甲 6~9g,陈皮 6~9g,茯苓 12~15g,川芎 6~9g,桃仁 9~12g,红花 9~12g,当归 9~12g,地龙 9~12,甘草 6g。

方义:本方以补肾祛寒治尪汤合二陈汤、身痛逐瘀汤加减化裁而成。方中以川续断、补骨脂补肾阳、壮筋骨,制附片壮肾阳、祛寒邪为主药。骨碎补活瘀祛骨风,桂枝温经脉、祛风寒湿邪,当归补血活血,川芎活血行血,共为辅药,且当归与川芎善治宿血,专生新血。同时该方又以桃仁、红花破瘀通经、行血润燥,赤芍散瘀,行血中之滞,白芍养血柔筋,陈皮、茯苓化痰祛湿、和胃健脾,加之地龙性寒,祛湿清热,以防瘀血久郁化热,并善通下肢经络,防风散风,麻黄散寒,知母滋肾清热,穿山甲通经散结,为佐也。甘草和中益脾,牛膝益肾并能引药入肾,共为使药。以上诸药共奏益肾蠲痹,涤痰通络之功,使该方补而不滞,攻而不过。

加减法:上肢关节病重者去牛膝,加片姜黄 10g,羌活 10g。关节痛重者加重附片用量,并再加制川乌 6~9g,七厘散 1/3 管(随药冲服)。瘀血明显者,可再加乳香 6g、没药 6g,或莪术 10g。若痰浊明显者,加白芥子 10g,制南星 30g(先煎 30 分钟)。

附:典型病例

患者,男,52 岁,修船工,广东人。2005 年 9 月 8 日初诊。

主诉:双膝、双踝、双肩关节肿痛 1 年。

现病史:患者于一年前无明显诱因下开始出现双膝、双踝、双肩关节对称性疼痛,后逐渐出现肿胀,左手中指近端指间关节肿痛,晨僵约 1 小时,遂于当地医院就诊,门诊医师予查风湿 3 项、血沉(erythrocyte sedimentation rate,ESR)示:类风湿因子(rheumatoid factor,RF)52IU/ml,C 反应蛋白(C reactive protein,CRP)15.8mg/L,抗链球菌溶血素"O"(anti-streptolysin O,ASO)37IU/ml,ESR 43mm/h,查双膝关节、骶髂关节 X 光片未见异常,结合患者症状、体征及辅助检查等,考虑"类风湿关节炎",予甲氨蝶呤 20mg qw po,尼美舒利 0.1g qd po,雷公藤多苷 20mg bid po。患者因服药后胃部不适,故不规律服用药物,疼痛虽时有缓解,但时常反复,双膝、双踝关节轻微肿胀变形,于 2005 年 9 月至我处寻求中医治疗。

既往史:既往体健,无糖尿病、高血压等内科病史,无肝炎、肺结核等传染病史,无重大外伤及手术史。

家族史:家人均体健,否认家族性遗传疾病史,其父母共育有 6 个子女,患者为最小。

现症:双膝、双踝、双肩及左手中指近端指间关节肿痛,疼痛以胀痛及冷痛为主,关节局部压痛、肿胀明显,无明显发红及热感,每于寒冷及潮湿天气关节疼痛复发或加重,关节变形不明显,活动尚可,晨僵约 40 分钟,伴有腰背酸痛,易疲劳,怕冷较明显,纳差,小便清长,夜尿 3~5 次,大便 2 日一行,舌淡红苔白腻,脉沉滑尺脉弱。

查体:双膝、双踝关节轻微肿胀变形,压痛(+),活动轻微受限;左手中指端指间关节梭形肿胀,压痛(+);余关节未见压痛、肿胀、变形。

辅助检查:风湿 3 项:RF 164IU/ml,CRP 149.1mg/L;类风湿自身抗体 3 项:抗 CCP 抗体 541.7U/ml,抗 RA33 抗体 429.9U/ml,AKA 阴性;ESR 118mm/h。

辨病辨证:患者为中老年男性,以"双膝、双踝、双肩关节肿痛 1 年"为主诉,症见双膝、双踝、双肩及左手中指近端指间关节肿胀、疼痛,疼痛以胀痛及冷痛为主,关节局部压痛、肿胀明显,晨僵约 40 分钟,伴有腰背酸痛,易疲劳,怕冷较明显,纳差,小便清长,夜尿 3~5 次,大便 2 日一行。病属中医"尪痹"范畴。肾为先天之本,藏有先天之精,禀受于父母,患者父母育有多胎,患者为最小,致患者先天禀赋薄弱,肾精不足,《素问·上古天真论》有云:"男子……五八肾气衰,发堕齿槁。六八阳气衰竭于上,面焦,发鬓颁白。七八肝气衰,筋不能动,天癸竭,精少。"患者病时年过五旬,肾肝渐衰,肾主骨,肝主筋,肝肾亏虚,则筋骨失养;加上长期从事重体力工作,过劳伤肝肾,致肝肾亏损。此外患者为修船工,长期水边作业,感受寒湿之邪,寒湿最易伤肾,肾虚不能御邪,寒湿乘虚深侵,肾主骨,寒邪入骨,久久留舍,骨失所养,则可致骨质变形;风寒湿致经络闭塞不通,出现关节肿胀、疼痛,寒湿痹阻则关节疼痛以胀痛及冷痛为主,且每于寒冷及潮湿天气关节疼痛复发或加重;腰为肾之府,肾气虚损,则见腰背酸痛,不耐劳作,易于疲劳;肾虚失于温煦,则见怕冷;肾虚失摄,则见小便清长、夜尿多。舌淡红苔白腻,脉沉滑尺脉弱均为肾虚寒凝之象。总之,肾虚为病之本,风寒湿外侵为病之标,久则痰浊瘀血相互交错,而使病情加重。四诊合参,诊为"尪痹",证属"肾虚寒凝,风湿痹阻"。

西医诊断:类风湿关节炎

中医诊断:尪痹 - 肾虚寒凝,风湿痹阻

治法:补肾驱寒,化湿通络

处方:补肾祛寒治尪汤加减:桂枝15g,赤芍15g,知母15g,防风15g,炙麻黄5g,薏苡仁30g,羌活15g,独活15g,熟附子15g(先煎),干姜15g,补骨脂15g,骨碎补20g,川断20g,杜仲20g,炒黄柏10g,厚朴15g,枳壳10g,苍术15g,白术15g,川牛膝15g,地龙20g,海桐皮15g,川木瓜15g,鸡血藤30g,老桑枝30g。7剂,每日1剂,水煎2次,早晚饭后半小时各服一次。

方义:补肾祛寒治尪汤直戳病机,具补肾祛寒、化湿疏风、活血通络、强筋壮骨的作用。方中以制附子、补骨脂、骨碎补、防风、干姜等温肾阳、祛少阴风寒之邪,川断、杜仲补肝肾、强筋骨,赤芍养血活血,川牛膝、羌独活、桂枝、鸡血藤通利关节,苍术、白术、生薏苡仁益气健脾升阳化湿、顾护脾胃,川木瓜利湿理脾、舒筋活络,海桐皮祛风湿、止痹痛,地龙血肉有情之品,对于顽固性痹病尤佳,能通经活络、引药直达病所,偏于下行,并能利湿消肿,老桑枝引药入手指关节,祛风湿,利关节,行水气以消肿止痛,厚朴、枳壳行痰消积,理气通便,在大队热药之中加入清润的知母以反佐,炒黄柏祛湿、坚肾阴,以防化热。诸药合用,共奏补肾祛寒、散风祛湿、活血通络之功。

二诊,诸症均减轻,左手中指近端指间关节轻微肿痛,双膝、双踝、双肩关节疼痛、肿胀均较前减轻,晨僵约20分钟,怕冷减轻,纳差改善,大便2日一行,夜尿2次,其他无明显不适感,舌淡红苔黄腻,脉沉滑。守上方,因患者久居岭南湿热之地,且病久有化热之势,此诊见舌苔黄腻,恐寒湿化热,故予上方熟附子、干姜减量至10g;患者夜尿频多,肾虚之甚,故加桑螵蛸15g以固精缩尿,补肾助阳;患者双肩关节仍轻微肿痛,予加僵蚕20g,片姜黄20g引药入上肢,以增强活血通络、祛痰散结之力。7剂,每日1剂,水煎2次,早晚饭后半小时各服一次。

三诊,双膝、双踝关节肿胀明显缓解,疼痛较前缓解,晨僵时间较前减少,夜尿1~2次,舌淡红苔薄白,脉沉滑。辅助检查:肝功2项、肾功2项未见异常。继续守方,稍作加减。

后患者每半月门诊随诊,予原方稍作加减,病情逐步改善,2006年9月复诊,关节疼痛已基本消失,仅感双膝、双踝关节晨起时僵硬感,稍作活动即可缓解,舌淡红,苔薄微腻,脉略滑尺沉。查体:双膝、双踝关节肿胀较前明显减轻,左手中指近端指间关节肿胀明显减轻,无明显压痛、晨僵。实验室检查:风湿3项:RF 25.9IU/ml,CRP 2.5mg/L;ESR 17mm/h;抗RA33抗体389.9U/ml,抗CCP抗体53.7U/ml,AKA阴性,全血分析、肝功3项、肾功5项未见异常。经治疗1年后,收效显著,症状均明显减轻,辅助检查表明炎症指标、抗CCP抗体明显下降,RF近趋正常范围,全血分析及肝肾功能未见异常。守方,3剂,研为细末,一次2~3g,每日2~3次,黄酒或温水冲服,长期服用,巩固疗效。

小结:本例患者盖因先天禀赋不足,加之年老肾亏,劳作伤肾,致肾气不足,复感风、寒、湿三邪而致。肾虚为病之本,风寒湿外侵为病之标,久则痰浊瘀血相互交错,而使病情加重。"肾虚寒凝,风湿痹阻"为本病主要病机,方以补肾祛寒治尪汤加减直戳病机,补肾祛寒、化湿疏风、活血通络、强筋壮骨以达标本兼治的效果。本病属尪痹,邪深入肾,非一二剂达到治疗效果,故效不更方,守方加减长期使用,病初用汤剂,维持巩固阶段改为散剂,缓缓图之,巩固疗效。

第三节 外 治 疗 法

外治疗法能直达病所,奏效迅捷,可多途径给药,使用安全,毒副作用少,是治疗类风湿关节炎的有效手段。外治疗法种类多样,目前常用的有针灸、推拿、拔罐、熏洗、药物离子导入等。

一、针灸

针灸具有疏通经络、调和气血、祛风除湿、活血化瘀和消肿止痛的效果。针灸治疗类风湿关节炎不仅能够有效的镇痛,同时能够调节免疫功能,既往的临床和实验还显示针灸疗法对类风湿关节炎具有良好的抑制疾病发生和发展的作用。

针灸的种类及手法多样,风邪偏盛或病邪以邪热为主用毫针泻法浅刺,并可用皮肤梅花针叩刺。若以寒邪偏盛多用艾灸或深刺留针,疼痛剧烈的可用隔姜灸。若湿邪痹阻需针与灸并用,或兼用温针、梅花针和拔罐法。

1. 体针

体针疗法是通过刺激穴位激发经络的功能而起作用,从而达到调节机体各组织器官功能失调的目标。

(1)风寒痹

治则:祛风散寒,温经止痛

取穴:风池、膈俞、血海、大椎。随证配穴:环跳、悬钟、秩边、阳陵泉、申脉、昆仑、解溪、犊鼻、商丘、膝阳关。

（2）风湿痹

治则：除湿通络、祛风散寒

取穴：阳陵泉配足三里、委中、曲池、下关，或阴陵泉、配水分、光明穴。

（3）行痹

治则：祛风通络，散寒除湿

取穴：肩关节痛：百会、肩井、曲池、肩贞；肘、腕关节痛：阳溪、曲池、尺泽、外关、合谷、曲泽、手三里；髋关节痛：环跳、腰眼、秩边；膝、踝关节痛：犊鼻、阳陵泉、血海、足三里、太溪、昆仑。

（4）虚痹

治则：调补气血，温经通痹

取穴：肾俞、关元。配穴：水沟、身柱、腰阳关、夹脊、环跳、悬钟、风市、阳陵泉、犊鼻、梁丘、膝阳关。

（5）痰瘀痹阻

治则：豁痰通络，活血化瘀

取穴：膈俞、血海、委中、曲泽、然谷、鱼际。

2. 腹针

腹针疗法是在中医理论指导下，通过针刺腹部特定穴位调整气机阴阳，实现人体阴阳动态平衡，从而治疗全身性疾病的一种针灸疗法。该疗法根据以神阙穴为中心的腹部先天经络系统理论，寻找与全身部位相关的反应点，并对其进行相应的轻微刺激，从而达到治疗疾病的目的（图1）。

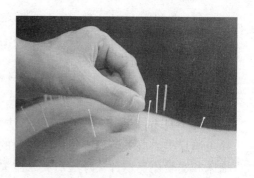

图 1 腹针

主穴：中脘、下脘、气海、关元、双侧天枢、大横。

（1）热毒内蕴型：主穴加双侧商曲、中脘上；

（2）气滞血瘀型：主穴加腹四关（双侧滑肉门、外陵）；

（3）寒湿阻络型：主穴加灸神阙穴；

（4）正虚邪恋型：主穴加双侧肓俞、气穴。

禁忌证：①凝血功能障碍者；②孕妇；③急腹症；④腹部肿瘤；⑤针刺穴位局部皮肤有破损、感染者。

注意事项：①在治疗过程中，应随时注意患者对腹针治疗的反应，若有不适,应及时进行调整,以防止发生意外事故;②饭后半小时后进行治疗,在治疗前应排空大、小便;③天气寒冷时针刺完成后,要注意腹部的保暖。

3. 蜂针

蜂针疗法是利用蜜蜂螫器官为针具,循经络皮部和穴位施行不同手法的针刺,以防治疾病的方法称为蜂针疗法。蜂针既给人体经络穴位以机械刺激,同时又自动注入皮内适量的蜂针液,具有独特的药理作用。其针后继发局部潮红充血,兼具温灸效应。可见它是针、药、灸相互结合的复合型刺灸法(图2)。

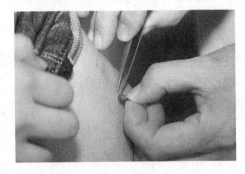

图2　蜂针

适应证:各期类风湿关节炎。

取穴:病变局部就近取穴。

操作:先做皮试,给患者前臂内侧皮内注射蜂毒皮试液,半小时内红肿反应直径不超过 5mm,24 小时内无全身反应者,即可开始治疗。根据患者病变部位及疾病轻重选取穴位,局部常规消毒,取活蜜蜂,用镊子轻夹其胸部,将尾部螫针对准穴位,接触皮肤,则蜜蜂自动将螫针刺入,移开蜜蜂,蜂针留于皮肤内 15 分钟。1 只蜜蜂螫刺 1 个穴位,首次用蜂量控制在 2~5 只之内,以后依据患者的敏感程度和病情增加,一般一次用量为 10~20 只蜂,可 1~2 天治疗一次,也可一周治疗一次,10 次为一个疗程。可连续治疗几个疗程。

蜂毒反应及其处理:在开始治疗时患者可有不同程度的发热、局部红肿瘙痒等情况,可嘱患者多饮水。反应轻微者,一般不需要处理。若反应明显,可减少蜂量及延长间歇时间,并对症处理,如口服抗过敏药等。

4. 温针

温针疗法是在毫针针刺后于针尾捻裹艾绒,燃点加温以治疗疾病的一种方法,又称为针柄灸法。早在《伤寒论》中就已提到这种方法,是针刺与艾灸治疗方法的结合(图3)。

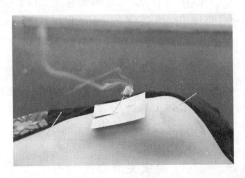

适应证:温针法主要用于寒湿型痹的类风湿关节炎。

取穴:一组肝俞、肾俞;二组膈俞、大杼;三组脾俞、命门。

图3　温针

操作:三组交替使用,一天一次,双侧取穴,轮流进行。常规消毒后,以 1.5 寸毫针指切进针法快速进针得气后根据患者体质情况决定留针深浅,以适宜(约 2cm)艾条套于针柄,患者有温热感为宜。

5. 电针

电针是利用电针器输出脉冲电流或音频电流,通过毫针作用于人体经络穴位,以治疗疾病的一种方法(图 4)。

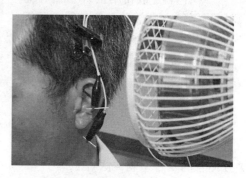

图 4 电针

适应证:各期类风湿关节炎。

取穴:膝眼、鹤顶、梁丘、血海、阳陵泉、阴陵泉、曲泉、委中、足三里、三阴交、昆仑、照海。

操作:每次选 2~4 对穴,交替使用;常规消毒针刺得气后,接通电针治疗仪,用疏密波,强度以患者能耐受为度,留针 20~30 分钟。

注意事项:①每次治疗前,检查电针器输出是否正常,治疗后,须将输出调节旋钮等全部退至零位,随后关闭电源,撤去导线;②电针感应较强,通电后会产生肌肉收缩,故须事先告诉患者,让其思想上有所准备,以便能更好地配合治疗。电针刺激强度应逐渐从小到大或从大到小,不要突然增强或减弱,刺激强度也应以患者舒适为度;③患有严重心脏病者,在应用电针时应严加注意,避免电流回路经过心脏;在邻近延髓等部位用电针时,电流强度要小些,切不可作强电刺激,以免发生意外;④有严重晕针反应及妊娠妇女应慎用电针;⑤仪器使用完毕应拔出电源插头,长期不用应取出干电池。更换电池时,正负电极不可倒置,以防损坏仪器。

6. 梅花针

梅花针疗法是运用梅花针叩刺相应皮肤,通过激发和调节脏腑经络,达到防病治病目的的一种治疗方法(图 5)。

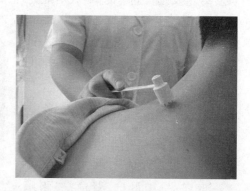

图 5 梅花针

适应证:梅花针治疗类风湿关节炎有一定的止痛作用,但一般适用于病情较轻及慢性期的患者,急性炎症期不适宜用梅花针叩刺。

取穴:受累关节周围的有关穴位,包括阿是穴(一般为疼痛最严重或最敏感的部位),进行重点打刺。

操作:在局部消毒后,手握针柄,运用腕力,在应叩刺部位上,以针尖在皮肤上垂直上下叩打,叩刺要准确,强度要均匀。叩刺强度要有轻、重之分,轻者用力较小,以皮肤呈现红润、充血为度;重者着力较重,以皮肤微微出血为度。每日或隔日1次,每15次为一个疗程。

禁忌证:有感染、溃疡、烧伤等的皮肤区域不宜叩刺。

注意事项:①治疗前检查针具,凡针面不平整、针尖有毛钩、锈钝者均不可用。②叩刺时针尖要垂直、避免斜、钩、挑等,以减少患者疼痛。初次治疗患者宜予轻叩刺。③针后如皮肤有过敏样丘疹,应向患者解释清楚,消退后可继续治疗。④重刺有出血者,先用干棉球将渗血擦净,随后再用乙醇棉球擦一遍,以防止感染。

7. 灸法

灸法是以艾为主要施灸材料,点燃后在体表穴位或病变部位灼烧,借其温热、药物的刺激,起到温经通络、行气活血止痛的作用而治疗疾病的方法。

适应证:灸法对风寒湿痹型类风湿关节炎。

常用方法有以下几种:

1) 隔姜(蒜)灸:是用姜片(蒜片)做隔垫物而施灸的一种灸法。将鲜生姜(蒜)切成厚约0.5cm的薄片,在中心处用针穿刺数孔,以便热力传导。将姜片置于穴位上,再将艾炷置于姜(蒜)片上,点燃施灸。当患者感觉温热,局部皮肤汗湿红晕时,可换艾炷再灸,不换姜(蒜)片,灸3~7壮。如初灸1~2壮时,自觉灼痛,可将姜(蒜)片略向上提起,然后放下,此种灼痛非真热,是药性刺激所致,故必须以小艾炷灸之,如灼痛不可忍耐,可移动姜片,然后再灸之。此法对久病体虚伴有寒湿证候的类风湿关节炎患者有较好的疗效(图6,图7)。

2) 温和灸:是将艾条燃着的一端靠近穴位熏灼,距皮肤2~3cm,以患者有温热舒适为度,可固定不移,每处灸5~10分钟,至皮肤稍有红晕。此法有温

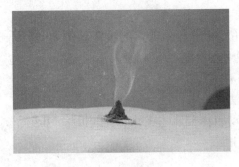

图6　隔姜灸

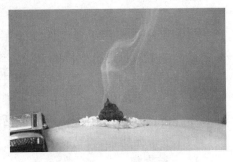

图7　隔蒜灸

通经脉,散寒祛邪作用。适用类风湿关节炎的风寒湿证候类型(图8)。

3)雷火灸:又称"雷火神针"。是用药物加上艾绒制成的艾条点燃后按压熨于穴位。制法:艾绒60g,沉香、木香、乳香、茵陈、羌活、干姜、穿山甲各9g,麝香少许,共研细末,和匀。取桑皮纸1张,宽约30cm,摊平。先取艾绒24g平铺在纸上,取药末6g均匀掺在艾绒里,卷紧,用鸡蛋清涂抹,再糊上桑皮纸一层,两头余空约3cm,捻紧即成,阴干勿令泄气。最好置备2支以便交替使用。用法点燃药条一端,在施灸的穴位上覆盖10层棉纸或5~7层棉布,将艾火隔着纸或布紧按在穴位上,使温热之药气,透入穴位深部。如患者感觉过烫,可将艾条稍提起,待热减再灸,如此反复,每穴按灸10次,每日灸1次,10

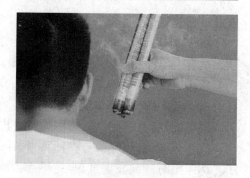

图8　温和灸

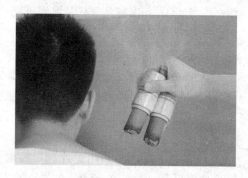

图9　雷火灸

次为一个疗程。此法以芳香走窜的药物作药引,有祛风散寒,利湿通络的作用。多用于风寒湿证候类型的类风湿关节炎(图9)。

4)瘢痕灸:又称化脓灸,先用大蒜汁涂敷,再放置艾炷在穴位或病变部位直接灸,使皮肤灼伤,起疱化脓,通常艾炷如黄豆或麦粒大,每穴10~20壮,每日一次,三日为一个疗程。此法适用于顽固性类风湿关节炎偏寒性证候的患者,应注意操作安全,以免对身体造成伤害。

二、推拿法

推拿手法是指用手或肢体其他部位,通过各种特定的技巧动作,在身体的某些部位或穴位进行操作的方法。这些操作方法可刺激人体的经络穴位或特定部位达到治疗、保健的目的。其中有的以按捏为主,如按法、压法、点法、拿法、捏法等;有的以摩擦为主,如平推法、擦法、摩法、搓法、揉法等;有的以振动肢体为主,如拍法、抖法等;有的以活动肢体关节为主,如摇法、扳法、引伸法等。临床上根据病情,可选择或综合应用。

1. 上肢疼痛

操作:①患者取仰卧位或坐位,先用推法和二指禅推法,继用㨰法,揉法沿指腕肘反复施术,在受累关节处做重点治疗;②捻指间关节,按四缝、劳宫,点阳溪、大陵、曲池、肩髃,拿合谷、曲池、肩井;③屈伸、摇、搓、拔伸各受累关节;④擦热患处,再施拍打诸法使热透入关节。

2. 下肢疼痛

操作:①患者取仰卧位,先用推法和一指禅推法沿足背踝膝反复施术,在受累关节处做重点治疗;②按内庭、太冲、丘墟、悬钟、阳陵泉、阴陵泉等穴;点解溪、昆仑、膝眼、足三里、髀关、梁丘;③屈伸、摇、搓、拔伸各受累关节;④患者仰卧,自足跟向上沿着足太阳经施推,滚揉运诸法;⑤拿太溪、昆仑、委中,点承扶、环跳、秩边,擦热患处,再施拍打诸法使热透入关节。

注意事项:伴有严重的高血压、心脏病、骨质疏松症、皮肤病等患者不适合行推拿手法。

三、拔罐法

拔罐法又名"火罐气""吸筒疗法",古称"角法"。这是一种以杯罐作工具,借热力排去其中的空气产生负压,使吸着于皮肤,造成瘀血现象的一种疗法。拔罐疗法通过排气造成罐内负压,罐缘得以紧紧附着于皮肤表面,牵拉了神经、肌肉、血管以及皮下的腺体,可引起一系列神经内分泌反应,调节血管舒、缩功能和血管的通透性从而改善局部血液循环(图10)。

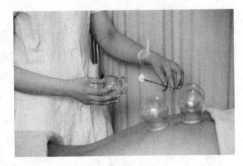

图10 拔罐

适应证:风寒湿型类风湿关节炎。

操作:将酒精棒稍蘸95%酒精,用酒精灯或蜡烛燃着,将带有火焰的酒精棒一头,往罐底一闪,迅速撤出,马上将火罐扣在应拔的部位上,此时罐内已成负压即可吸住。

取穴:压痛部位及病变关节周围。

禁忌证:孕妇、皮肤破溃或皮肤病变者、严重心脏病变患者。

注意事项:①若在拔罐后不慎起疱,一般直径在1mm内散发的(每个罐内少于3个),可不用处理,自行吸收。但直径超过1mm,每个罐内多于3个或伴有糖尿病及免疫功能低下者,应及时到医院处理;②拔罐时不易留罐时间过长(一般拔罐时间应掌握在8分钟以内),以免造成起疱(尤其是患有糖尿病者,应尽量避免起疱所带来的感染几率);③注意罐子的清洁。如1人应专用1套罐具,一般每使用5次后应对罐具进行1次清洗,以防止感染。

四、穴位注射法

穴位注射疗法即水针疗法。是选用中西药物注入有关穴位以治疗疾病的一种方法(图 11)。

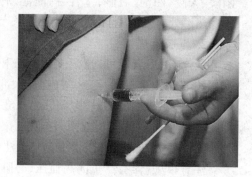

图 11 穴位注射

适应证:各期类风湿关节炎。

取穴:辨证选穴为主,邻近取穴为辅,尤其是用原穴、郄穴、合穴等特定穴位及一些经验穴。

操作:轻型疼痛选用中药活血化瘀类药物;中、重度疼痛采用作用强烈的具有消炎止痛的中药(如正清风痛宁注射液)及激素类制剂。注射剂量不宜过大,但宜多针,每次可选用 4 个以上的注射点,隔日一次,激素类每周一次。

注意事项:①严格遵守无菌操作、防止感染,最好每注射一个穴位换一个针头;②注意药物的性能、药理作用、剂量、配伍禁忌、副作用和过敏反应。副作用较严重的药物,不宜采用。刺激作用较强的药物,应谨慎使用;③一般药液不宜注入关节腔、脊髓腔和血管内。注射时如回抽有血,必须避开血管后再注射。如误入关节腔可引起关节红肿热痛等反应;如误入脊髓腔,会损害脊髓,切须注意。在神经干旁注射时,必须避开神经干,或浅刺以不达神经干所在的深度。如神经干较浅,可超过神经干之深度,以避开神经干。如针尖触到神经干,患者有触电感,就须退针,改换角度,避开神经干后再注射,以免损伤神经,带来不良后果;④躯干部穴位注射不宜过深,防止刺伤内脏。背部脊柱两侧穴位针尖可斜向脊柱,避免直刺而引起气胸。年老体弱者,注射部位不宜过多,用药剂量可酌情减少,以免晕针;⑤孕妇的下腹、腰骶部和三阴交、合谷等为禁针穴位,一般不宜作穴位注射,以免引起流产。

五、中药熏蒸法

1. 中药熏蒸疗法的作用机制

1) 药物的渗透作用:药物煎煮时产生大量的含药蒸汽,其中的中药有效成分呈离子状态,以离子特性渗透入体内,从而对病变部位产生药物治疗作用。

2) 皮肤的吸收作用:皮肤是人体最大的外周屏障,面积大,毛孔多,具有参与气体、水液的排泄和吸收的功能。熏蒸时皮肤毛孔开放,表皮的微循环加快,有利于药物蒸汽的吸收,而后随血液循环到达病变部位而起到治疗作用。

3) 改善局部微循环:熏蒸使关节周围皮肤温度升高,导致皮肤微小血管扩张,血流加快,组织温度升高,从而改善局部血液循环,促进新陈代谢,加快组织再生能力和细胞活力;血流加快还可以减少炎症及代谢产物的堆积,有利于炎症和水肿的消退,加速组织修复。

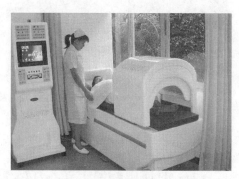

图 12　中药熏蒸

4) 蒸汽的温热刺激作用:蒸汽的温热刺激作用作为良性刺激,可降低末梢神经的兴奋性,消除皮肤紧张,缓解肌肉、肌腱、韧带痉挛及僵直状态,从而产生镇痛效果。温热刺激还能增强免疫力而达到抗炎消肿的目的。熏蒸疗法还具有消除疲劳及改善情绪的作用,故对慢性炎症有良好的治疗效果(图 12)。

2. 药物的选择

中药熏蒸的基本药物:羌活、独活、威灵仙、秦艽、防风、桂枝、木瓜、伸筋草、艾叶、川芎、海风藤等。

1) 寒湿痹阻型:加川乌、草乌、附子、桂枝、细辛、麻黄等明显加具有温热散寒的药物,以增加散寒止痛的功效。这类药物往往镇痛效果较强。

2) 气血瘀阻型:加川芎、红花、丹参、延胡索、刘寄奴、苏木、姜黄等。此类药物还可增加局部血液循环,以利于药物的吸收。

3) 湿热瘀阻型:加薏苡仁、川木瓜、秦艽等清热祛湿之药。

4) 肝肾亏虚型:加千年健、杜仲、续断、牛膝、桑寄生、狗脊等补肾强筋壮骨之药。

5) 病久入络、疼痛明显者:加全蝎、蜈蚣、地龙、土鳖虫、露蜂房、乌梢蛇等虫类药。

六、贴敷疗法

贴敷疗法是将药物局部或穴位外敷,有促进局部血液循环,散寒祛湿,消肿止痛的作用(图 13)。

1. 坎离砂(熨剂)

用铁屑和醋混合后,产生温热效应,直接熨敷局部。已被制成外用熨剂成药。适用于寒湿痹阻型类风湿关节炎。

2. 大黄、黄柏、黄连、黄芩各 15g 研末后温水、蜂蜜调成糊状,冷置后,贴敷于病患关节处,每日一次,每次 3~4 小时。适用于湿热痹阻型类风湿关节炎。

3. 桃仁、白芥子各 6g 研细末,用适量蛋清调成糊状,外敷关节痛处,3~4

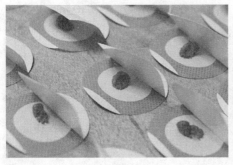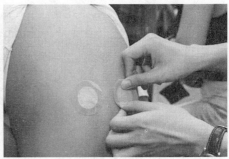

图 13 贴敷疗法

小时可止痛。适用于痰瘀痹阻型类风湿关节炎。

七、直流电药离子导入疗法

借助定向治疗仪及中频治疗仪的热磁疗波将正清风痛宁注射液或丹参针的有效成分直达病变部位,具有局部抗炎止痛作用。

适应证:类风湿关节炎各证型出现的肿胀、疼痛、僵硬。

操作:按照治疗部位的大小,选择相应的电极及衬垫,衬垫上浸上不同浓度的治疗药物,明确导入药物的极性,做好治疗前的一切准备工作,后通电进行治疗。

第三章

类风湿关节炎的西医诊治

类风湿关节炎是一种原因不明的慢性多系统疾病,对称性的累积外周关节的持续性滑膜炎则是 RA 的特征性表现。滑膜炎症可导致软骨破坏和骨质侵蚀,而最终影响关节的完整性是 RA 的标志。

RA 分布于世界各地,在不同人群中患病率为 0.18%~1.07% 不等,其发病具有一定的种族差异,印第安人高于白种人,白种人高于亚洲黄种人。我国的患病率相对较低,约为 0.32%~0.36%。RA 在各年龄均可发病,高峰年龄在 30~50 岁。RA 多发于女性,男女比例约为 1 : (2~4)。

第一节　病　因　病　理

一、病因

类风湿关节炎病因尚未完全阐明,目前认为其发病与感染、遗传、内分泌学、营养、吸烟等其他因素有关。

(一)感染因素

许多病原体与 RA 的发病相关,包括病毒、逆转录病毒及支原体,但是确切的病原学联系尚未确定。对 RA 的回顾性调查发现既往有扁桃体炎、风疹、腮腺炎病史的人患 RA 可能性成倍增加。

1. 细菌感染

据统计,50%~80% 类风湿关节炎患者是在反复链球菌感染之后 2~4 周开始发病;1958 年 Simian 等将溶血性链球菌注入家兔鼻旁窦内引起与类风湿关节炎相似的关节炎。实验研究表明 A 组链球菌及菌壁有肽聚糖可能为类风湿关节炎发病的一个持续的刺激原,A 组链球菌长期存在于体内成持续的抗原,刺激机体产生抗体,发生免疫病理损伤而致病。支原体所制造的关节炎动物模型与人的类风湿关节炎相似,但不产生人的类风湿关节炎所特有的类风湿因子。奇异变形杆菌和结核分枝杆菌可能是与类风湿关节炎最为相关的两类细菌。前者的菌体表面抗原与 HLA-DR$_4$,以及 II 型胶原 α1 链有相同序列。后者中的热休克蛋白(HSP)65 含一段与软骨中一种糖蛋白同序的氨基酸。这些细菌可能借助菌体蛋白与患者自身蛋白的交叉免疫反应而致病。

2. 病毒感染

EB 病毒被认为在 RA 发病机制中起到了间接作用。它是 B 细胞的多克隆活化剂,能够促进 RA 发生,而且巨噬细胞和 T 细胞在抑制这种 EB 病毒对人类 B 细胞的促增殖作用方面存在缺陷。与对照组相比,在 RA 患者的咽喉冲洗液中洗脱的 EB 病毒水平更高,患者血液中病毒感染 B 细胞的数量也增加,针对正常和瓜氨酸化 EB 病毒抗原的抗体水平也更高,以及 EB 病毒特异性细胞毒 T 细胞应答异常。

1985 年,White 和 Reid 等首次报道细小病毒 B$_{19}$ 感染与人类关节病有关。后有多个研究发现,RA 患者的骨髓、滑膜及关节积液中可检测到细小病毒 B$_{19}$ 的基因,B$_{19}$ 基因不直接导致关节炎的发生,但能增强关节炎相关基因对环境刺激的反应性。成人在感染 B$_{19}$ 后,90% 表现为关节炎症,且 B$_{19}$ 相关性关节炎有相当一部分患者符合 RA 诊断标准。

由于风疹病毒和风疹疫苗可以引起人类的滑膜炎,和细小病毒 B$_{19}$ 感染一样,一部分慢性多关节炎患者的发病可能与直接感染野生型或减毒风疹病毒有关。

对于炎性和非炎性关节病的滑膜组织的研究也显示有其他病毒 DNA 的存在,如巨细胞病毒、单纯疱疹病毒等。

3. 支原体、衣原体感染

支原体和衣原体在关节炎中的潜在作用已经受到广泛关注。例如来源于支原体的超抗原能够直接通过巨噬细胞诱导产生非 T 细胞依赖的细胞因子,促发或者加剧被 II 型胶原免疫的小鼠发生支原体关节炎。类风湿患者的外周血及关节滑液中均可检测到发酵支原体。2002 年,Antonio 等以发酵支原体 P-140 和 P-18 分别免疫家兔,成功地诱导出兔关节炎模型,提示发酵支原体感染可能与 RA 存在某种联系。

(二) 遗传因素

目前的研究表明,RA 的发病与遗传相关。在患有自身抗体 - 类风湿因子相关疾病患者的一级亲属中,严重 RA 的发病率约是预计值的 4 倍;而约 10% 的 RA 患者在一级亲属中患病。此外,单卵孪生同时患 RA 的可能性较双卵孪生至少高 4 倍,而双卵孪生患 RA 的风险与非孪生兄弟姐妹相近。但是,仅有

15%~20% 的单卵孪生共患 RA,因而提示除遗传外的其他因素对 RA 的发病也起着重要的作用。遗传危险因素不能完全解释 RA 的发病率,环境因素在基本的病因中起一定作用。流行病学研究依据强调了这一点的重要性,在非洲进行的流行病学研究说明,遗传背景相似的人群中,气候和城市化对 RA 的发病率和基本的严重程度有很大的影响。

(三) 内分泌因素

类风湿关节炎多见于女性,更年期发病率达高峰,妊娠期可缓解,产后病情加重,口服避孕药的女性中发病率较低,提示雌激素与 RA 发病有关。除性激素外,其他多种内分泌激素均与 RA 的疾病过程相关。早在 1949 年,Hench 等即提出皮质醇的缺乏是 RA 的重要发病因素之一,以后的研究也证明,HPA 在抑制 RA 炎症反应和免疫功能调节中具有重要作用。RA 的发生发展与 HPA 的功能失调、肾上腺皮质储备量下降有关,其病情活动(关节僵硬、手握力下降等)与血浆皮质醇水平的降低有明显联系。近年来 RA 病因及发病机制的研究证实,RA 患者 HPA 功能下降,可能是滑膜炎症产生和持续存在的重要因素。RA 患者常伴有甲状腺功能低下症或亢进症,甲状腺分泌减少。RA 患者肾上腺皮质激素水平减低,高峰分泌时间明显延迟,17- 羟皮质酮的需要量成倍增加。正常人皮质醇分泌在早上 7:00~8:00,而 RA 患者可推迟在 8:00~12:00 后,是导致晨僵的原因之一,用强的松治疗可明显缓解各种关节炎症。

(四) 其他因素

除感染、遗传及内分泌因素外,环境、吸烟、性别、营养不良、社会、心理精神因素、创伤等均可能在 RA 的发生和发展中发挥了一定的作用。

在环境方面,寒冷、潮湿的工作或居住环境可能导致 RA 发生或加重 RA 病情。作为不良环境因素,寒冷和潮湿对全身免疫系统可能具有刺激作用,或加剧其他致病因子的作用,在某些具遗传易感性的个体中促使 RA 发生。还有一些职业性暴露可能也与 RA 易感性有关,且男性似乎显著于女性。除此之外,某些化学物质,如染发剂等在生活中的接触也有可能影响 RA 的易感性。

在吸烟方面,在一些人群中吸烟是最明确的血清阳性 RA 的环境危险因素。吸烟除了可能与 RA 易感性有关外,还可能影响病情严重程度。因为吸烟可加重局部空气污染,以及吸烟者体内"污染",可能通过诱导类风湿因子(rheumatoid factor,RF)产生导致 RA;烟草中的某些成分(如尼古丁)可能激活炎症通路,改变免疫反应,诱发或加重 RA;吸烟与 HLA-DRB1 共享表位、抗 CCP 抗体之间可能存在相关性;还有学者认为吸烟可导致广泛的血管内皮损伤,通过一氧化氮等途径从而与血管炎的发生有关。

越来越多的研究显示,营养因素会影响 RA 的发病率。大量摄入烘焙或烤制的鱼类,特别是富含油脂的鱼类,如鲑鱼或鳟鱼,可减缓 RA 进展,因其富含脂肪酸 δ3。一项研究显示饮茶者与不饮茶者相比,RA 的危险性降低。

同时社会、心理因素、创伤等因素也可诱发 RA。

二、发病机理

其发病机理目前尚未明确,目前认为类风湿关节炎可能是由于携带类风湿关节炎易感基因者被某种病原体感染后导致机体免疫系统紊乱,通常认为与 T 细胞免疫反应和 B 细胞产生自身抗体有关,由多种细胞产生的细胞因子在类风湿关节炎滑膜病变中也起到了非常重要的作用。

(一) T 淋巴细胞

T 细胞介导的免疫反应是类风湿关节炎的主要发病机制,在 RA 的滑膜的细胞成分中 30%~50% 为 T 淋巴细胞,其中绝大多数为 CD4$^+$T 淋巴细胞,然而在部分病理组织中也观察到更高的比例。RA 滑膜 T 淋巴细胞端粒酶的活性与滑膜衬里内层细胞增生、新生血管生成和局部淋巴细胞聚集相关。

1. T 细胞库构成异常

类风湿关节炎患者全身功能性 T 细胞受体库发生改变,T 细胞自身稳定功能受损、外周耐受机制紊乱、增殖功能失常、多样性减少、浸润到滑膜的 CD4$^+$、CD8$^+$T 细胞不需要共刺激信号就能产生过量的干扰素(Interferon,IFN)-γ,它们还表达穿孔素、溶解细胞,诱发炎症。类风湿关节炎患者的 T 细胞全身性不正常是类风湿关节炎发病的内在因素。

2. T 细胞在体内的迁移

RA 中 T 淋巴细胞的增殖能力很差,但是在趋化因子作用下 T 细胞会发生由外周向滑膜的迁移,因此使炎症处于持续状态。尤其是产生白细胞介素(interleukin,IL)-17 的辅助 T 细胞(T helper cells,Th)17 细胞的浸润引起关节的破坏和产生防御性修复,造成关节滑膜损伤和关节变形。

3. T 细胞和其他效应细胞间的相互作用

在 RA 滑膜中 T 淋巴细胞与滑膜细胞之间的相互作用可强化免疫反应,加重骨质破坏的发生。T 细胞不仅与滑膜固有的基质细胞作用,而且与从血中迁移来的单核细胞、树突状细胞、B 细胞相互作用,诱导在类风湿关节炎病程中起主要作用的单核细胞激活和树突状细胞分化。T 细胞被激活后诱发炎症级联反应,刺激巨噬细胞和滑膜细胞释放致炎因子和基质金属蛋白酶(matrix metalloproteinase,MMPs),造成关节滑膜损伤。

(二) B 淋巴细胞与自身抗原、抗体

B 细胞在 RA 中发挥的作用包括:作为抗原递呈细胞处理和递呈抗原肽供 T 细胞识别,参与 T 细胞的活化,分泌包括 TNF-α 在内的促炎症细胞因子,产

生 RF 等自身抗体。

研究显示,RA 患者的滑膜组织中存在大量异位生发中心样结构,B 细胞浸润明显,提示自身反应性 B 细胞参与 RA 的发病机制。在 RA 患者中,成熟 B 细胞遇到 RA 相关抗原刺激后分化扩增为短寿命浆细胞或进入生发中心,产生记忆性自身反应性 B 细胞和长命浆细胞,进而产生 RA 相关自身抗体。这些自身抗体与相应抗原形成免疫复合物,通过作用靶细胞表面 Fact 受体或激活补体,进而激活免疫细胞内酪氨酸磷酸化免疫受体途径,引起抗体或补体介导的吞噬和超敏反应,导致 RA 的组织损伤。比如,作为自身抗体的 RF 对于维持 B 细胞的活化及参与免疫复合物激活补体而使炎症反应持续存在具有重要作用。已发现高滴度的 RF 与关节病变的侵袭性、关节外器官受累的发生率以及死亡和致残相关联。

(三) 巨噬细胞

巨噬细胞是 RA 发病机制中的重要参与者,在 RA 炎症滑膜和血管翳处存在大量活化的巨噬细胞,其与 RA 疾病严重程度密切相关。巨噬细胞主要以两种形式存在:滑膜内衬层 A 型滑膜细胞与间质内弥散分布的巨噬细胞。活化的巨噬细胞高表达主要组织相容性复合体(major histocompatibility eomplex,MHC)Ⅱ类分子(MHCⅡ),能分泌多种促炎因子、趋化因子、生长因子和 MMPs,参与炎症的启动和维持、白细胞的黏附和迁移、基质的降解和血管新生,具有广泛的促炎作用和组织破坏能力。

(四) 滑膜成纤维细胞

许多研究证实,类风湿滑膜成纤维细胞(RASF)在形态学及生物活性上发生了转变,包括信号级联和凋亡反应分子的变化以及黏附分子和基质降解酶表达的变化等,使之在不需要外界不断刺激条件下就处于稳定活化状态,其不仅直接和间接参与骨和软骨的侵蚀,而且参与调节 RA 关节炎中炎症的播散、血管翳结构的维持等病理过程,在 RA 的发生及病情迁延均有重要的作用。

(五) 细胞因子及细胞黏附因子

细胞因子是指由免疫细胞和某些非免疫细胞经刺激而合成、分泌的一类生物活性物质,调节多种细胞生理功能。研究证实,类风湿关节炎滑膜细胞及滑膜组织中浸润的单核 / 巨噬细胞、淋巴细胞等产生大量的细胞因子,这些细胞因子通过作用于多种细胞并相互调节,形成一个复杂的网络,此网络失衡促进了类风湿关节炎的发生和发展。其中主要的细胞因子有 IL-1 和 TNF-α、IL-6、IL-10、血管内皮生长因子(VEGF)等。

三、病理

RA 的病理损害最常累及全身各处关节滑膜,早期表现为关节滑膜的炎症反应,随之出现血管增殖并可侵蚀关节软骨形成肉芽组织,最后导致关节软骨破坏、纤维化、关节腔狭窄、关节畸形。RA 同时还可累及关节以外组织器官的结缔组织,包括皮下组织、心、肺、脾、血管、淋巴结、眼和浆膜等处,形成关节外病变。

RA 的基本病变包括三种:

1. 关节滑膜炎

表现为弥漫性或灶性淋巴细胞及浆细胞浸润,并伴有淋巴细胞滤泡形成(图 14)。

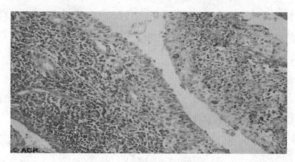

图 14 关节滑膜炎病理

2. 血管炎

主要发生于小动脉和小静脉。血管内皮细胞增生、管腔狭窄甚至阻塞,血管壁纤维素样变性或坏死,常伴有血栓形成,血管周围淋巴细胞及浆细胞浸润(图 15)。

3. 类风湿结节

结节中央为大片纤维素样坏死灶,坏死灶周围为呈栅栏状或放射状排列的上皮样细胞,外层为增生的毛细血管和聚集的成纤维细胞,伴淋巴细胞及浆细胞浸润,最后则纤维化。主要发生于皮肤,其次为心、肺、脾和浆膜等处(图 16)。

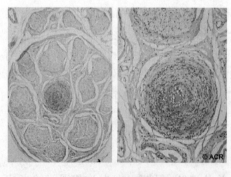

图 15 血管炎病理

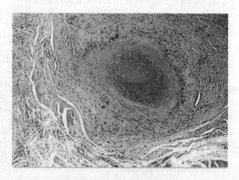

图 16 类风湿结节病理

第二节 临 床 表 现

一、关节表现

(一)疼痛和压痛

对称性、持续性关节疼痛和压痛,程度因人而异,主要累及掌指、指间、腕关节等小关节,亦常见于肘、膝等中大关节,其他如颈椎、颞颌关节、胸锁和肩锁关节也可受累(图 17)。

(二)肿胀

关节腔积液、滑膜肿胀、组织水肿可致关节周围肿胀,可见于任何关节,当注意与骨性膨大区分。

(三)晨僵

患者晨起或静止一段时间后出现关节发紧和僵硬感,活动及午后可逐渐缓解,时间长短与病情相关,大多持续超过半小时。

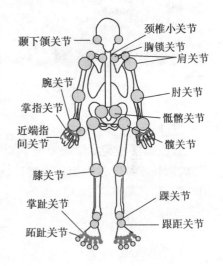

图 17 RA 常见受累关节

(四)关节破坏与畸形

晚期最常见关节畸形是掌指关节半脱位和手指尺偏。近端指间关节过伸使远端指间关节屈曲呈"天鹅颈"畸形,近端指间关节屈曲、远端指间关节过伸形成"纽扣花"畸形。重症患者关节呈纤维性或骨性强直,关节活动受限直至完全丧失功能(图 18~ 图 21)。

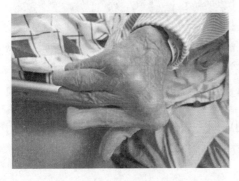

图 18 尺侧偏斜

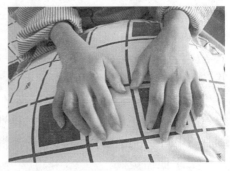

图 19 梭形肿胀

39

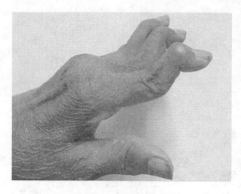

图20 天鹅颈畸形

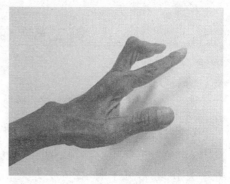

图21 纽扣花样畸形

(五) 骨质疏松

骨质疏松是类风湿关节炎早期和常见的 X 征象。其原因可能与疼痛、失用、微循环或神经营养变化激发破骨细胞活跃有关,但可能主要是关节强直失用性引起。

二、关节外病变

临床医生应对关节外表现有较全面的了解,才不致误治或贻误病情。一般 RA 的关节病变只能致残,但关节外表现或其并发症却有致死的可能。常可伴有低热、贫血、全身不适和乏力、重坠感、胃纳差等症。

(一) 类风湿结节

常见于关节周围、伸肌面、或经常承受机械压力的部位,直径数毫米至数厘米的结节,质硬,活动度差,无疼痛或触痛,见于约 25% 的典型 RA 患者,最常见在肘部、鹰嘴突等关节隆突部和经常受压处,还可见于心包、心内膜、胸膜、中枢神经组织及肺部等。若结节发生在肺部,X 线见块状、密度均匀的阴影。在组织学上,类风湿结节由中心为坏死物质包括

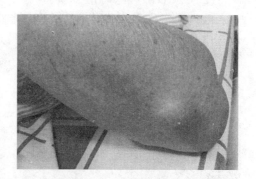

图22 类风湿结节

胶原纤维、非胶原纤丝和细胞碎片;排列成栅栏状的表达 HLA-DR 抗原的巨噬细胞的中间带和由肉芽组织形成的外带组成(图22)。

(二) 血管炎

见于严重的 RA 或有高滴度循环类风湿因子患者。主要累及病变组织的

中、小动脉以及静脉,多伴有淋巴结病变及骨质破坏(图23)。实验室检查可见补体下降、免疫复合物沉积、冷球蛋白阳性等。临床可表现为肾脏受累、尿常规异常;眼部患有巩膜炎、虹膜炎、角膜炎;雷诺现象、指端坏死、慢性溃疡和紫癜等。

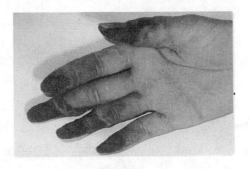

图23 类风湿血管炎病变

(三)胸膜和肺部

常见间质性肺炎、肺间质纤维化、肺类风湿结节、肺动脉高压、肺血管炎及胸膜炎等。肺间质纤维化最常见,临床症状为咳嗽难愈,静息或动后气促、气短。X线见肺纹理增粗、紊乱,或呈网状结节阴影(图24)。

(四)肾脏改变

临床表现为血尿、蛋白尿。其因可能是由于RA导致肾淀粉样变、肾实质病变(膜性、系膜增生性肾小球炎、间质性肾炎、局灶性肾小球硬化)以及药物毒副反应所致。活检可见

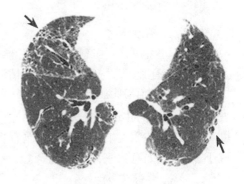

图24 肺间质纤维化

淀粉样蛋白沉积,血清抗淀粉蛋白P抗体阳性。

(五)神经系统损害

常见肢体远端麻木、烧灼感或不同程度的感觉减退,手套样、袜套样的痛、触觉减退,麻木感。因补体、免疫复合物等导致的神经脱髓鞘、末梢变性或血管炎病变。可见感觉型及混合型周围神经病、多发性单神经炎、颈脊髓神经病、硬膜外结节导致的脊髓受压等。

(六)骨骼肌肉的改变

可继发肌炎、骨质疏松、腱鞘炎,甚或病理性骨折。

(七)心脏

可出现心包炎、心内膜炎、心肌炎,可出现于病程任何阶段,可伴发血管炎。

(八)淋巴结病

30%的患者可出现淋巴肿大,伴有病情活动、ESR增快、RF阳性,病理显示淋巴滤泡散在性均匀增生,生发中心$CD8^+$T细胞浸润。

（九）其他

继发性干燥综合征,巩膜炎、角膜炎、慢性胃炎及消化道出血,感染(肺部感染多见,中枢神经系统隐球菌感染、特异性感染如结核等,近年来有增多的趋势)等。并发症大多很严重,有些可能与激素及免疫抑制剂的长期应用有关,构成目前 RA 的重要死因。

第三节　实验室和影像学检查

一、实验室检查

（一）血常规

RA 患者常见轻度贫血,一般是正细胞正色素性贫血,与 RA 的慢性病程及药物治疗有关,其程度与 RA 的病情活动度也有一定相关性。如果 RA 患者出现低色素贫血,则提示患者存在慢性失血的可能,尤其是使用 NSAIDs 的患者需警惕有无消化道慢性失血。RA 患者也常见血小板升高,并且和疾病活动度有相关;很少发生白细胞升高,偶有轻度升高。RA 患者很少出现白细胞和血小板减少,如有出现则多见于药物治疗的副作用,或者并发 Felty 综合征。

（二）炎性标志物

几乎所有的活动性 RA 患者均有 ESR 和 C 反应蛋白(C reactive protein,CRP)升高,并且与疾病活动性相关,其中 CRP 的升高还和骨破坏有一定的相关性。

（三）周围血清免疫学

急性活动期多见免疫球蛋白(Ig)的增高,以 IgG 最为明显,高滴度的 IgM 对本病的诊断有一定意义。总补体降低,C3 轻度升高(关节滑膜液可见 C3 明显升高)。活动期时可见 T 细胞亚群 CD4$^+$/CD8$^+$ 值增高。

（四）关节滑液

RA 关节滑液呈淡黄色、薄雾状,富含纤维蛋白,白细胞数在$(5\sim25)\times10^9$/L,至少 50% 的细胞为多形核白细胞,无结晶,滑液中葡萄糖水平正常,培养阴性。

（五）自身抗体

RA 患者自身抗体的检出,是 RA 有别于其他炎性关节炎,如银屑病关节炎、反应性关节炎和骨关节炎的标志之一。

1. 类风湿因子

RF 对于 RA 诊断的敏感性约 60%~78%,但特异性相对较低,为 40%~60%,但随着滴度的增加,其特异性亦有所提高。除 RA 外,高滴度的 RF 也可见于原发性干燥综合征和混合性冷球蛋白血症。同时,低滴度的 RF 还见于其他自身免疫性疾病及慢性感染性疾病,如细菌性心内膜炎、病毒性肝炎及结核等。此外,类风湿因子还可见于 5% 健康人和 10% 以上的老年人。虽然,类风湿因子的存在不能确定 RA 的诊断,也不能作为 RA 的筛查,但 RF 对于 RA 的预后判断确具有一定的意义,高滴度 RF 常提示病情较重,进展快,骨破坏严重,以及容易出现类风湿结节和血管炎等关节外表现。总之,当患者临床表现提示 RA 时,检查发现 RF 可确认诊断;如果为高滴度阳性,表明患者发生严重系统性病变的危险性高。

2. 抗环瓜氨酸多肽(CCP)

通过对 DAS(disease activity score)、HAQ(health assessment questionnaire)以及影像学评分的连续观察,抗 CCP 抗体阳性的 RA 患者骨破坏较抗体阴性者严重。

3. 抗核周因子(antiperinuclear factor,APF)

APF 可在早期 RA 出现,但其检出率与病程长短无相关性。APF 阳性往往提示预后欠佳,尤其是 RF 阴性而 APF 阳性患者。APF 对 RA 具有较好的敏感性(50%~80%)和高度的特异性(89%~94%),可以作为 RA 的血清特异性抗体。

4. 抗角蛋白抗体(keratin,AKA)

AKA 敏感性(40%~60%)相对 APF 和 RF 较低,但特异性(94%~98%)却比较高。AKA 的滴度与 RA 的病情严重程度相关,它的出现提示预后不良。

5. 抗聚丝蛋白抗体(antifliaggrin,AFA)

AFA 采用免疫印迹法或 ELISA 进行检测,结果的灵敏性和准确性较 APF 和 AKA 的间接免疫荧光法都有了极大的提高。AKA 可能参与 RA 的发病,并可能与软骨和骨的破坏相关。其与 APF、AKA 三者互补,能提高 RA 的早期诊断率。

6. 抗突变型瓜氨酸波形蛋白抗体(anti-mutated citrullinated vimentin antibody,MCV)

栗占国等发现 MCV 抗体和抗 CCP 一样可以出现在 RA 的早期,对 RA 诊断具有很高的敏感性和特异性,与 RA 的预后具有相关性。

7. 抗 Sa 抗体

抗 Sa 抗体可在疾病早期出现,并可提示病情严重,预后不良。虽然 Sa 抗体的敏感性低于 AKA、AFA 以及抗 CCP 抗体,但在 RF 阴性的 RA 患者中,抗 Sa 抗体的阳性率最高。

8. 抗 RA33 抗体

抗 RA33 抗体可见于早期 RA 以及 SLE 等自身免疫性疾病。

9. 葡萄糖 -6- 磷酸 - 异构酶(glucose-6-phosphateisomerase,GPI)抗体

该抗体在 RA 患者的阳性率很低,目前关于 GPI 是否是 RA 的标记性抗体

仍不能肯定。

但在这些抗体中,RF 的阳性率最高。抗 CCP 抗体、抗 MCV 抗体和抗 Sa 抗体的特异性最高。故联合 RF 与上述抗体的检测能极大地提高 RA 的早期诊断率。CCP 抗体是目前临床应用最广泛的 RA 早期诊断的一个自身抗体,且通过 DAS、HAQ 以及影像学评分的连续观察,抗 CCP 抗体阳性的 RA 患者骨破坏较阴性者严重。所以,目前绝大部分医院均开展了 RF 与抗 CCP 抗体的联合检测。虽然也与 AKA、RA33、GPI、Sa 等抗体联合检测,但因阳性率相对较低,目前仍未普遍开展。

二、影像学检查

在疾病早期,受累关节的影像学评估对诊断的帮助不大,随着疾病的进展,影像学异常变得更为显著,但没有一种影像学可确诊 RA。影像学检查的主要价值是明确由疾病导致的软骨破坏和骨质侵蚀程度,尤其是估计疾病的侵袭性、检查改善病情药物的疗效或决定是否需要手术干预。

(一) X 线检查

双手、腕关节以及其他受累关节的 X 线片对本病的诊断有重要意义。早期 X 线表现为关节周围软组织肿胀及关节附近骨质疏松;随病情进展可出现关节面破坏、关节间隙狭窄、关节融合或脱位。参照 1987 年美国风湿病学会标准,根据关节破坏程度可将 X 线改变分为 4 期(图 25~ 图 28)。

表 1　类风湿关节炎 X 线分期

Ⅰ期(早期)
1*. X 线检查无骨质破坏性改变
2. 可见骨质疏松
Ⅱ期(中期)
1*. X 线显示骨质疏松,可有轻度的软骨破坏,伴或不伴有轻度的软骨下骨质破坏
2*. 可有关节活动受限,但无关节畸形
3. 关节邻近肌肉萎缩
4. 有关节外软组织病变,如结节或腱鞘炎
Ⅲ期(严重期)
1*. X 线显示有骨质疏松伴软骨或骨质破坏
2*. 关节畸形,如半脱位,尺侧偏斜或过伸,无纤维性或骨性强直
3. 广泛的肌萎缩
4. 有关节外软组织病变,如结节或腱鞘炎
Ⅳ期(终末期)
1*. 纤维性或骨性强直
2. Ⅲ期标准内各条

注:标准前冠有 * 号者为病期分类的必备条件

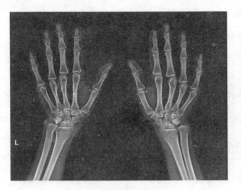

图 25 类风湿关节炎 X 线 I 期

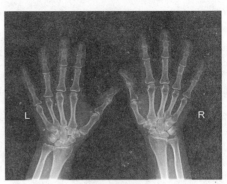

图 26 类风湿关节炎 X 线 II 期

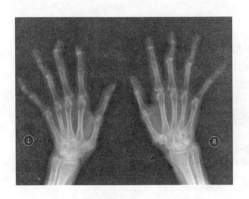

图 27 类风湿关节炎 X 线 III 期

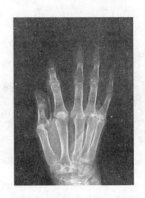

图 28 类风湿关节炎 X 线 IV 期

(二)磁共振成像(MRI)

研究发现 MRI 可以显示与类风湿关节炎有关的所有病理改变,包括滑膜、肌腱和韧带的炎症,关节内和关节外的积液,软骨的病变,以及骨的水肿和侵蚀。在显示关节病变方面优于 X 线,近年已越来越多地应用到 RA 的早期诊断中。典型的 RA 的 MRI 改变首先是关节炎性反应初期出现的滑膜增厚,继而产生骨髓水肿,最后形成骨侵蚀(图 29)。

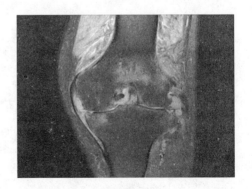

图 29 骨髓水肿 T2W1

（三）超声检查

高频超声能清晰显示关节腔、关节滑膜、滑囊、关节腔积液、关节软骨厚度及形态等,彩色多普勒血流显像(CDFI)和彩色多普勒能量图(CDE)能直观地检测关节组内血流的分布,反映滑膜增生的情况,并具有很高的敏感性。超声检查还可以动态判断关节积液量的多少和距体表的距离,用以指导关节穿刺及治疗(图30~图31)。

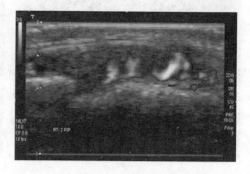

图30　滑膜炎彩色多普勒

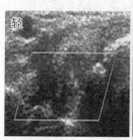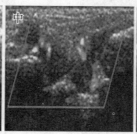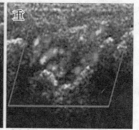

图31　能量多普勒对滑膜炎的分级

第四节　诊断与鉴别诊断

一、诊断

美国风湿协会在1987修订了RA的分类标准。与患有其他风湿病的患者对照,该标准诊断RA的敏感性为91%~94%,特异性为89%。尽管这一标准是以研究为目标而提出的基本分类,但可作为诊断的指南。

从RA起病到明确诊断的平均时间为9个月,通常与起始症状不特异有关。典型起病的RA诊断很容易,而多数患者在最初的1~2年内才表现出特征性的临床特点。在疾病早期仅有全身症状或间断的关节痛或不对称的关节炎症,诊断比较困难。

2009年ACR和欧洲抗风湿病联盟(EULAR)提出了RA分类标准和评分系统,即:至少1个关节肿痛,并有滑膜炎的证据(临床或超声或MRI);同时排除了其他疾病引起的关节炎,并有典型的常规放射学RA骨破坏的改变,可诊断为RA。另外,该标准对关节受累情况、血清学指标、滑膜炎持续时间和急性

表 2　1987 年美国风湿病学会的 RA 分类诊断

条件	定义
1. 晨僵	关节及其周围僵硬感至少持续 1 小时
2. ≥3 个关节以上关节区的关节炎	医生观察到下列 14 个关节区(两侧的近端之间关节、掌指关节、腕肘膝踝及趾关节)中至少 3 个有软组织肿胀或积液(不是单纯骨隆起)
3. 手关节炎	腕、掌指或近端指间关节区中,至少有一个关节区肿胀
4. 对称性关节炎	作用两侧关节同时受累(两侧近端指间关节、掌指关节及趾关节受累时,不一定绝对对称)
5. 类风湿结节	医生观察到在骨突部位、伸肌表面或关节周围有皮下结节
6. RF 阳性	任何检测方法证明血清中 RF 含量升高(该方法在健康人群中的阳性率 <5%)
7. 影像学改变	在手和腕的后前位相上有典型的 RA 影像学改变:必须包括骨质侵蚀或受累关节及其邻近部位有明确的骨质脱钙

注:以上 7 条满足 4 条或 4 条以上并排除其他关节炎可诊断 RA,条件 1~4 必须持续至少 6 周。

时相反应物 4 个部分进行评分,总得分 6 分以上也可诊断 RA。

表 3　ACR/EULAR 2009 年 RA 分类标准和评分系统

受累关节情况	受累关节数	得分
中大关节	1	0
	2~10	1
小关节	1~3	2
	4~10	3
	>10 个	5
血清学		
RF 或抗 CCP 抗体均阴性		0
RF 或抗 CCP 抗体至少 1 项滴度阳性		2
RF 或抗 CCP 抗体至少 1 项高滴度(> 正常上限 3 倍)阳性		3
滑膜炎持续时间		
<6 周		0
>6 周		1
急性时相反应物		
CRP 或 ESR 均正常		0
CRP 或 ESR 增高		1

二、鉴别诊断

在 RA 的诊断中,应注意与骨关节炎、痛风性关节炎、血清阴性脊柱关节病、系统性红斑狼疮、干燥综合征及硬皮病等其他结缔组织病所致的关节炎鉴别。

1. 骨关节炎

该病在中老年人多发,主要累及膝、髋等负重关节。活动时关节痛加重,可有关节肿胀和积液。部分患者的远端指间关节出现特征性赫伯登(Heberden)结节(图 32),而在近指端关节可出现布夏尔(Bouchard)结节。

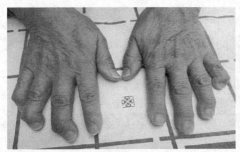 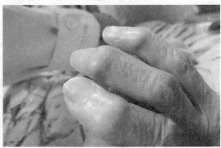

图 32 赫伯登(Heberden)结节

骨关节炎患者很少出现对称性近端指间关节、腕关节受累,无类风湿结节,晨僵时间短或无晨僵。此外,骨关节炎患者的 ESR 多为轻度增快,而 RF 阴性。X 线显示关节边缘增生或骨赘形成,晚期由于软骨破坏出现关节间隙狭窄。

2. 痛风性关节炎

该病多见于中年男性,常表现为关节炎反复急性发作。好发部位为第一跖趾关节或跗关节,也可侵犯膝、踝、肘、腕及手关节。本病患者血清自身抗体阴性,而血尿酸水平大多增高。慢性重症者可在关节周围和耳郭等部位出现痛风石。

3. 银屑病关节炎

该病以手指或足趾远端关节受累更为常见,发病前或病程中出现银屑病的皮肤或指甲病变,可有关节畸形,但对称性指间关节炎较少,RF 阴性。

4. 强直性脊柱炎

本病以青年男性多发,主要侵犯骶髂关节及脊柱,部分患者可出现以膝、踝、髋关节为主的非对称性下肢大关节肿痛。该病常伴有肌腱端炎,HLA-B$_{27}$ 阳性而 RF 阴性。骶髂关节炎及脊柱的 X 线改变对诊断有重要要意义。

5. 结缔组织病所致的关节炎

干燥综合征、系统性红斑狼疮均可有关节症状,且部分患者类风湿因子阳性,但它们都有相应的特征性临床表现和自身抗体。

6. 其他

对不典型的以单个或少关节起病的类风湿关节炎要与感染性关节炎（包括结核感染）、反应性关节炎和风湿热相鉴别。

三、特殊类型的类风湿关节炎

1. 缓和的血清阴性对称性滑膜炎伴凹陷性水肿综合征

缓和的血清阴性对称性滑膜炎伴凹陷性水肿综合征（remitting seronegative symmetrical synovitis with pitting edema，RS3PE）是 RA 的一种特殊类型。其特点为：①多见于老年人；②表现为突发的手背凹陷性水肿、腕关节滑囊炎及手指屈肌腱鞘炎，足与踝关节也可有类似表现；③RF 多为阴性；④HLA-B_{27} 多为阳性；⑤单用非甾体消炎药疗效差，小剂量激素或羟氯喹与非甾体消炎药合用效果好。

2. 复发性风湿病

复发性风湿病（palindromic rheumatism），也称回纹型风湿病，多见于 30~60 岁之间，以关节红、肿、热、痛间歇性发作为特征。关节常于午后发作，起病突然，疼痛在几小时至几天达到高峰，可以突然缓解。疼痛程度不一，可以从钝痛到严重的爆裂性疼痛。掌指关节和近端指间关节最常受累，其次为腕、膝、肩、踝、足、肘、髋关节。疼痛常伴有肿胀，但晨僵少见。实验室检查大部分患者无血象异常，补体、免疫复合物均正常。可有一过性急性期反应物（如 ESR、CRP）升高。有报道部分患者类风湿因子和（或）抗 CCP 抗体阳性，这部分患者最终演变为类风湿关节炎的概率增大。X 线检查除发作期软组织肿胀外，无异常发现。

3. 血清阴性类风湿关节炎

约有 20%~40% 的 RA 患者 RF 阴性，这类患者常被称为血清阴性类风湿关节炎（seronegative RA，SNRA），被认为是 RA 的一种特殊亚型。SNRA 是指长期随访检测 RF 始终阴性，而又符合 ACR 的 RA 诊断标准的一种特殊类型

表 4　1987 年 Gran 和 Husby 建议的关于 SNRA 的诊断标准

包括标准：
符合 ACR 关于 RA 的诊断要求
放射学检查有骨侵蚀性改变
病程大于 3 年
至少测定过 3 次 RF，结果均为阴性
排除标准：
放射学检查有骶髂关节炎或脊柱炎表现
银屑病
炎性肠病相关的关节病
其他风湿病
一级亲属患银屑病、强直性脊柱炎、Reiter 综合征或炎性肠病

的 RA。这里的 SNRA 不包括 Still 病和 RS3RE 等 RF 阴性的特殊类型,也不包括在治疗过程中 RF 由阳性转阴性或有阴性转阳性的患者。

4. 费尔蒂综合征

费尔蒂综合征(Felty syndrome,Felty 综合征)是 RA 的一种特殊类型。见于 1% 的 RA 患者。常表现为类风湿关节炎、脾大、粒细胞减少。常伴有淋巴结肿大、贫血、下肢溃疡及发热、乏力等全身症状,关节症状较重。本病多见于病程较长的重症 RA 患者。发病年龄多在 50 岁以上,其发生与 HLA-DR$_4$ 关系密切。

第五节　治疗与预后

RA 治疗的目的在于控制病情,改善关节功能和预后。应强调早期治疗、联合用药和个体化治疗的总原则。治疗方法包括一般治疗、药物治疗、外科手术和其他治疗等。

一、治疗目标

2012 年 ACR 对于 RA 目标治疗的 10 条推荐意见:

1. 类风湿关节炎的主要治疗目标是使病情达到临床缓解状态。

2. 病情临床缓解的定义是显著的炎症活动性症状和体征均消失。

3. "缓解"应该是根本目标,但从循证医学证据来看,"低病情活动度"也可作为长期患病者的替代目标。

4. 在达到预期治疗目标前,应至少每 3 个月调整 1 次治疗方案。

5. 定期评价和记录病情活动度:病情中高度活动者应每个月评估一次,而持续低活动度或持续缓解者可减少频率如 3~6 个月 1 次。

6. 临床工作中,应采用有效的病情活动度综合指标(应包括关节评估)如 DAS44、DAS28、SDAI、CDAI 等,以指导治疗决策。

7. 制定治疗方案时,除考虑病情活动度外,还要考虑关节的结构破坏和功能损害情况,如每年 1 次的关节 X 线检查或其他影像学检查。

8. 达到预期治疗目标后,其后的治疗仍要坚定不移地坚持。缓解期停用病情改善药可使病情复发和再次诱导治疗的难度增高 2 倍。

9. 患者的并发症、本身因素及药物相关风险因素可影响病情活动度综合评价手段的选择及治疗目标值水平。如慢性感染和肝肾功能不全者的治疗目标值要适当降低。

10. 患者必须了解治疗目标,并在医生的监督下实施"目标治疗"方案。

二、治疗方案及原则

治疗方案应强调早期治疗、联合用药和个体化治疗的总原则。治疗方法包括一般治疗、药物治疗、外科手术和其他治疗等。为达到治疗目标的治疗原则为:①患者和医师共同制定治疗决策;②治疗的根本目标是控制症状、防止结构破坏、恢复生理功能及提高日常生活能力,以最大限度改善健康相关的生活质量;③达到治疗目标最重要的方法是清除炎症;④"目标治疗"需不断评价病情活动度,并依此调整治疗方案,最大限度改善类风湿关节炎患者的预后。

(一) 一般治疗

强调患者教育及整体和规范治疗的理念。适当的休息、理疗、体疗、外用药、正确的关节活动和肌肉锻炼等对于缓解症状、改善关节功能具有重要作用。

(二) 药物治疗

治疗 RA 的常用药物包括非甾体消炎药(NSAIDs)、改善病情的抗风湿药(DMARDs)、生物制剂、糖皮质激素和植物药。

1. 非甾体消炎药

这类药物主要通过抑制环氧化酶(COX)活性,减少前列腺素合成而具有抗炎、止痛、退热及减轻关节肿胀的作用,是临床最常用的 RA 治疗药物(表5)。NSAIDs 对缓解患者的关节肿痛,改善全身症状有重要作用。其主要不良反应包括胃肠道症状、肝和肾功能损害以及可能增加的心血管不良事件。根据现有的循证医学证据和专家共识,NSAIDs 使用中应注意以下几点:

(1) 注重 NSAIDs 的种类、剂量和剂型的个体化;

(2) 尽可能用最低有效量、短疗程;

(3) 一般先选用一种 NSAID。应用数日至 1 周无明显疗效时应加到足量。如仍然无效则再换用另一种制剂,避免同时服用 2 种或 2 种以上 NSAIDs;

(4) 对有消化性溃疡病史者,宜用选择性 COX-2 抑制剂或其他 NSAID 加质子泵抑制剂;

(5) 老年人可选用半衰期短或较小剂量的 NSAID;

(6) 心血管高危人群应谨慎选用 NSAID,如需使用,建议选用对乙酰氨基酚或萘普生;

(7) 肾功能不全者应慎用 NSAIDs;

(8) 注意血常规和肝肾功能定期监测。

NSAIDs 的外用制剂(如双氯芬酸二乙胺乳胶剂、辣椒碱膏、吡罗昔康贴剂等)以及植物药膏剂等对缓解关节肿痛有一定作用,不良反应较少,应提倡在

表5 治疗 RA 的主要 NSAIDs

	分类	半衰期(h)	最大剂量 (mg/d)	每次剂量	服药次数 (次/d)
丙酸类	布洛芬	1.8	2400	400~800	3
	洛索洛芬	1.2	180	60	3
	精氨洛芬	1.5~2	1.2	0.2	3
	酮洛芬	3	200	50	3
	萘普生	13	1500	250~500	2
苯乙酸类	双氯芬酸	2	150	25~50	3
吲哚乙酸类	吲哚美辛	4.5	150	25~50	3
	舒林酸	18	400	200	2
	阿西美辛	3	180	30~60	3
吡喃羧酸类	依托度酸	7.3	1200	200~400	3
非酸类	萘丁美酮	24	2000	1000	1
昔康类	吡罗昔康	50	20	20	1
	氯诺昔康	4	16	8	1
	美洛昔康	20	15	7.5~15	2
磺酰苯酰类	尼美舒利	2~5	400	100~200	2
昔布类	塞来昔布	11	400	100~200	2
	依托考昔	22	120	120	1

临床上使用。

2. 改善病情抗风湿药(DMARDs)

该类药物较 NSAIDs 发挥作用慢,大约需 1~6 个月,故又称慢作用抗风湿药。这些药物不具备明显的止痛和抗炎作用,但可延缓或控制病情的进展。常用于治疗 RA 的 DMARDs 见表6。

甲氨蝶呤(methotrexate,MTX):多数风湿科医生建议将甲氨蝶呤作为起始的 DMARD,尤其是对有侵袭性证据的 RA 患者。近期研究证实了甲氨蝶呤的有效性,并且证实其起效性较其他 DMARD 快,而且患者维持甲氨蝶呤治疗的时间比其他 DMARD 更长,因为其临床疗效更好且副作用小。口服、肌内注射、关节腔内或静脉注射均有效,每周给药 1 次。必要时可与其他 DMARDs 联用。常用剂量为 7.5~20mg/ 周。常见的不良反应有恶心、口腔炎、腹泻、脱发、皮疹及肝损害,少数出现骨髓抑制。偶见肺间质病变。是否引起流产、畸胎和影响生育能力尚无定论。服药期间应适当补充叶酸,定期查血常规和肝功能。

来氟米特(1eftunomide。LEF):来氟米特的活性代谢产物可抑制二氢乳清

表6　治疗 RA 的主要 DMARDs

药物	起效时间（月）	常用剂量(mg)	给药途径	毒性作用
甲氨蝶呤	1~2	7.5~20mg/周	口服、肌内注射、静脉注射	胃肠道症状、口腔炎、皮疹、脱发、骨髓抑制、肝脏毒性、偶有肺间质病变
柳氮磺胺吡啶	1~2	500~1000mg，每日3次	口服	皮疹、胃肠道反应、偶有骨髓抑制。对磺胺类过敏者不宜服用
来氟米特	1~2	10~20mg，每日1次	口服	腹泻、瘙痒、转氨酶升高，脱发、皮疹
羟氯喹	2~4	200mg,每日2次	口服	偶有皮疹,腹泻,视网膜毒性
硫唑嘌呤	2~3	50~150mg	口服	胃肠道症状,肝肾功能异常
环孢素 A	2~4	1~3mg/(kg·d)	口服	胃肠道反应、高血压、肝肾功能损害、齿龈增生及多毛等
环磷酰胺	1~2	1~2mg/(kg·d)　400mg/2~4周	口服　静脉注射	恶心、呕吐、骨髓抑制、肝功能损害、脱发、性腺抑制等

酸脱氢酶,后者是嘧啶生物合成途径中必需的酶。其突出作用是抑制 T 淋巴细胞增殖。来氟米特可和甲氨蝶呤一样有效地控制 RA 的症状和体征,减缓关节破坏程度。来氟米特可单独给予,也可与甲氨蝶呤同时给予,是治疗 RA 时最常用的免疫抑制剂。在使用甲氨蝶呤出现不良反应或对甲氨蝶呤治疗疗效不佳的患者可以单独用药。剂量为 10~20mg/d,口服。主要不良反应有腹泻、瘙痒、高血压、转氨酶增高、皮疹、脱发和白细胞下降等。因有致畸作用,故孕妇禁服。单独应用时转氨酶升高发生率为 5%,与甲氨蝶呤合用时 >50%。服药期间应定期查血常规和肝功能。

柳氮磺吡啶(salicylazosulfapyriding,SASP):可单用于病程较短及轻症 RA,或与其他 DMARDs 联合治疗病程较长和中度及重症患者。一般服用 4~8 周后起效。从小剂量逐渐加量有助于减少不良反应。可每次口服 250mg 开始,每日 3 次,之后渐增至 750mg,每日 3 次。如疗效不明显可增至每日 3g。主要不良反应有恶心、呕吐、腹痛、腹泻、皮疹、转氨酶增高,偶有白细胞、血小板减少,对磺胺过敏者慎用。服药期间应定期查血常规和肝功能、肾功能。

抗疟药(antimalarials):包括羟氯喹和氯喹两种。可单用于病程较短、病情较轻的患者。对于重症或有预后不良因素者应与其他 DMARDs 合用。该类药起效缓慢,服用后 2~3 个月见效。用法为羟氯喹 200mg,每天 2 次。氯喹

250mg,每天 1 次。前者的不良反应较少,但用药前和治疗期间应每年检查 1 次眼底,以监测该药可能导致的视网膜损害。氯喹的价格便宜,但眼损害和心脏相关的不良反应(如传导阻滞)较羟氯喹常见,目前已很少使用。

硫唑嘌呤(azathioprine,AZA):常用剂量为 1~2mg/(kg·d),一般 100~150mg/d。主要用于病情较重的 RA 患者。不良反应有恶心、呕吐、脱发,皮疹、肝损害、骨髓抑制,可能对生殖系统有一定损伤,偶有致畸。服药期间应定期查血常规和肝功能。

环孢素 A(cyclosporin A,CysA):与其他免疫抑制剂相比,Cys A 的主要优点为很少有骨髓抑制,可用于病情较重或病程长及有预后不良因素的 RA 患者。常用剂量 1~3mg/(kg·d)。主要不良反应有高血压、肝肾毒性、胃肠道反应、齿龈增生及多毛等。不良反应的严重程度、持续时间与剂量和血药浓度有关。服药期间应查血常规、血肌酐和血压等。

环磷酰胺(cyclophosphamide,CYC):较少用于 RA。对于重症患者,在多种药物治疗难以缓解时可酌情试用。主要的不良反应有胃肠道反应、脱发、骨髓抑制、肝损害、出血性膀胱炎、性腺抑制等。

艾拉莫德(iguratimod):有抗炎、抑制免疫球蛋白和细胞因子生成,抗骨吸收和促进骨形成作用。用于活动期类风湿关节炎患者。可单用,也可与 MTX 等其他免疫抑制剂联用。口服,一次 25mg,饭后服用,一日 2 次,早、晚各 1 次。累积用药时间暂限定在 24 周内(含 24 周)。常见不良反应有:骨髓抑制、胃肠道反应、肝功能损害、皮疹、脱发、失眠等。

3. 糖皮质激素

糖皮质激素(简称激素)能迅速改善关节肿痛和全身症状。在重症 RA 伴有心、肺或神经系统等受累的患者,可给予短效激素,其剂量依病情严重程度而定。针对关节病变,如需使用,通常为小剂量激素(泼尼松≤7.5mg/d)仅适用于少 RA 患者。激素可用于以下几种情况:

(1)伴有血管炎等关节表现的重症 RA。

(2)不能耐受 NSAIDs 的 RA 患者作为"桥梁"治疗。

(3)其他治疗方法效果不佳的 RA 患者。

(4)伴局部激素治疗指征(如关节腔内注射)。

激素治疗 RA 的原则是小剂量、短疗程。使用激素必须同时应用 DMARDs。在激素治疗过程中应补充钙剂和维生素 D。

关节腔注射激素有利于减轻关节炎症状,但过频的关节腔穿刺可能增加感染风险,并可发生类固醇晶体性关节炎。

4. 植物药制剂

雷公藤:对缓解关节肿痛有效,是否减缓关节破坏尚乏研究。一般给予雷公藤多苷 30~60mg/d，分 3 次饭后服用。主要不良反应是性腺抑制，导致男性不育和女性闭经。一般不用于生育期患者。其他不良反应包括皮疹、色素沉着、指甲变软、脱发、头痛、纳差、恶心、呕吐、腹痛、腹泻、骨髓抑制、转氨酶升高和血肌酐升高等。

白芍总苷（帕夫林）：常用剂量为 600mg，每日 2~3 次。对减轻关节肿痛有效。其不良反应较少，主要有腹痛、腹泻、纳差等。

5. 生物制剂

随着基础免疫学研究的进展，对风湿免疫病的发病机制有了更深入的了解，特异性地抑制某个异常免疫反应的缓解成为可能。因此，生物制剂就是选择性地以参与免疫反应或炎症过程的分子或炎症过程的分子或受体为靶目标的单克隆抗体或天然抑制分子的重组产物。根据药物作用靶位的不同，目前生物制剂分类及具体用法如下：

（1）针对促炎细胞因子生物制剂，如已经广泛应用于临床的肿瘤坏死因子（tumor necrosis factor，TNF）拮抗剂（adalimumab、etanercept 和 infliximab），白细胞介素（IL）-1 受体拮抗剂和抗 IL-6 受体单克隆抗体；该类制剂主要特点是起效快、抑制骨破坏的作用明显、患者总体耐受性好。TNF- 拮抗剂中依那西普的推荐剂量和用法是 25mg，皮下注射，每周 2 次或 50mg，每周 1 次。英夫利西单抗治疗 RA 的推荐剂量为 3mg/kg，第 0、2、6 周各 1 次，之后每 4~8 周 1 次。阿达木单抗治疗 RA 的剂量是 40mg，皮下注射，每 2 周 1 次。阿达木单抗主要用于中重度 RA 患者，对 TNF-α 拮抗剂反应欠佳的患者可能有效，推荐的用法是 4~10mg/kg，静脉输注，每 4 周给药 1 次。IL-1 受体拮抗剂阿那白滞素可改善 RA 的症状和体征，减少致残，减缓影像学相关的关节破坏。可单独用药，或与甲氨蝶呤同用。推荐剂量为 100mg/d，皮下注射。

（2）针对抗 B 淋巴细胞的特异性抑制剂，如已经用于治疗类风湿关节炎的抗 CD20 单克隆抗体（利妥昔单抗）；用于治疗 TNF 拮抗剂疗效不佳的中重度 RA 患者。推荐剂量和用法是：第一疗程可先予静脉输注 500~1000mg，2 周后重复 1 次。根据病情可在 6~12 个月后接受第 2 个疗程。每次注射利妥昔单抗之前的半小时内先静脉给予适量甲泼尼龙。

（3）抗 T 淋巴细胞特异性抑制剂，如细胞毒性 T 淋巴细胞抗原 4- 免疫球蛋白（cytotoxic Tlymphocyte antigen 4-immuno-globulin，CTLA4-Ig）。阿巴西普（abatacept）用于治疗病情较重或 TNF-a 拮抗剂反应欠佳的患者。根据患者体质量不同，推荐剂量分别是：500mg（<60kg）、750mg（60~100kg）、1000mg（>100kg），分别在第 0、2、4 周经静脉给药，每 4 周注射 1 次。

这些药物不仅可持续控制大多数 RA 患者的症状和体征，而且可减缓影像学相关的关节破坏的进程，并改善致残的情况。其最常见的不良反应为感染,有上呼吸道感染、尿路感染、中耳炎、带状疱疹、鼻窦炎和肺炎等,因此,对接收 TNF-α 拮抗剂治疗的患者,在治疗前必须严格筛查各种活动性或潜在的感染灶,如结核、病毒性肝炎及艾滋病等。其他副作用包括输液或注射部位的局部反应,发生脱髓鞘性中枢神经系统疾病者罕见。尽管这些副作用不常见,但它们的发生也警示这些生物制剂必须在有经验的医师监督下使用。

根据临床经验建议当成年 RA 患者治疗中同时出现以下两种情况下,推荐使用 TNF-a 拮抗剂治疗:①疾病持续活动,并且疾病活动性得分 DAS28>5.1,判定为严重 RA(疾病活动性的测量应当测量两次来确定,间隔一个月);②已经接受了至少两种传统 DMARDs(其中应包括甲氨蝶呤,除非患者有禁忌证)的"充分试验"治疗。"充分试验"定义为:①治疗时间至少持续 6 个月,包括至少 2 个月的标准剂量(除非由于明显的毒性而导致剂量耐受);②由于药耐受或毒性问题,治疗持续时间少于 6 个月,但通常要求至少在治疗剂量下持续 2 个月时间。

在大部分患者,TNF 拮抗剂常与传统 DMARDs 合用,最常用的是甲氨蝶呤,也可与柳氮磺胺和来氟米特合用。TNF 拮抗剂也可用于未曾应用 MTX 治疗的 RA 患者,也可作为治疗某些 RA 患者的首选药物。阿达木单抗和依那西普已被批准可以单独用于 RA 的治疗,英夫利昔单抗仅被批准与 MTX 合用。

(三) 外科治疗

RA 患者经过积极内科正规治疗,病情仍不能控制,为缓解疼痛、纠正畸形、改善生活质量可以考虑手术治疗。手术在处理关节严重破坏的患者可以起到减轻疼痛及缓解残疾作用,但并不能根治 RA,故术后仍需药物治疗。

1. 滑膜切除术

对于经积极正规的内科治疗仍有明显关节肿胀及滑膜增厚,X 线显示关节间隙未消失或无明显狭窄者,为防止关节软骨进一步破坏可考虑滑膜切除术,但术后仍需正规的内科治疗。

2. 人工关节置换术

对于关节畸形明显影响功能,经内科治疗无效,X 线显示关节间隙消失或明显狭窄者,可考虑人工关节置换术。该手术可改善患者的日常生活能力,但术前、术后均应有规范的药物治疗以避免复发。

3. 关节融合术

随着人工关节置换术的成功应用,近年来,关节融合术已很少使用,但对于晚期关节炎患者、关节破坏严重、关节不稳者可行关节融合术。此外,关节融合术还可作为关节置换术失败的挽救手术。

4. 软组织手术

RA 患者除关节畸形外,关节囊和周围的肌肉、肌腱的萎缩也是造成关节畸形的原因。因此,可通过关节囊剥离术、关节囊切开术、肌腱松解或延长术等改善关节功能。腕管综合征可采用腕横韧带切开减压术。肩、髋关节等处的滑囊炎,如经保守治疗无效,需手术切除。腘窝囊肿偶需手术治疗。类风湿结节较大,有疼痛症状,影响生活时可考虑手术切除。

附:ACR 推荐的 RA 诊治流程(图 33)

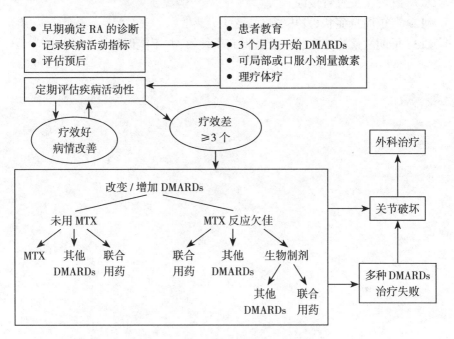

图33　2012 年 ACR 推荐的 RA 诊治流程

三、预后

RA 患者的预后与病程长短、病情程度及治疗有关。对具有多关节受累、关节外表现重、血清中有高滴度自身抗体和 HLA-DR1/DR4 阳性,以及早起出现骨破坏的患者应给予积极的治疗。大多数 RA 患者经系统规范的内科治疗可以达到临床缓解。RA 不会直接引起死亡,常见死于感染、血管炎、心脏炎、淀粉样变等并发症。目前多数认为 RA 预后不良的指标:

1. 性别　一般男性比女性转归预后好
2. 年龄　起病于年轻女性者预后不佳
3. 起病时受累关节涉及关节数 >20
4. 骨侵蚀发生在 2 年内,或累积骨侵蚀增多

5. 关节功能丧失出现在起病后一年内并累积增加

6. 治疗前病史已有 5 年

7. 类风湿结节,尤其数目多

8. 类风湿因子,效价高

9. 有关节外表现

10. 有持续血沉增快,C 反应蛋白高,血嗜酸性粒细胞增高

11. 趾滑膜炎及骨侵蚀

12. 严重周身症状(发热、贫血、乏力)

13. 早期激素治疗症状不能获得完全缓解,并不能以每日 10mg 维持

第四章

强直性脊柱炎的中医诊治

强直性脊柱炎相当于中医的大偻,即病情深重,脊柱弯曲,背俯的疾病。大偻亦属于痹病范畴,也不完全等同于痹病,同样也具有自身的病机特点和诊治规律。

第一节 病 因 病 机

一、病因

大偻之病因,与尪痹类似,与外邪、正虚密切相关,感受外邪是标,正气亏虚,尤其肾督亏虚是本。而导致外邪入侵,肾、督、肝、脾不足的原因,均可视为本病的病因。

(一) 外邪侵袭

外邪者,即六淫,风寒暑湿燥火,与大偻的产生,或者说是与痹病的产生相对密切的,自然是风寒湿三邪,凡可导致此三邪入侵人体的因素,均可视为病因,此与尪痹类似,也可以从三个方面讲述,分别为:

1. 季节气候异常

四季变化,春温夏热秋凉冬冷,各有特点。当至而不至,当去而不去,太过或是不及,均可致病。其次,春之温,多夹有风;夏之热,多夹有湿;而秋凉冬冷,则为寒。感受风寒湿之邪,则易为痹。外邪之侵袭,足太阳经脉首当其冲,太阳与少阴相表里,若其人肾气虚于前,又有外邪袭于后,则会入于少阴之经脉,继而肾督二脉受累,经络之气受阻,气血闭阻,肾督阳气被遏,则腰脊筋骨失于温煦,则发为本病。《素问·刺腰痛》曰:"足太阳脉令人腰痛,引项脊尻背如重状"。风寒湿三邪之中,又以寒湿为主。陈念祖《时方妙用·痹》曰:"深究其源,

59

自当寒与湿为主。盖风为阳邪,寒与湿为阴邪,阴主闭,闭则郁滞而为痛。是痹不外寒与湿,而寒与湿亦必假风以为帅,寒曰风寒,湿曰风湿,此三气杂合之谈也"。《诸病源候论·腰痛不得俯仰候》曰:"肾主腰脚,而在三阳、十二经、八脉,有贯肾络于腰脊者,劳损于肾,动伤经络,又为风冷所侵,血气搏击,故腰痛也,阳病者不能俯,阴病者不能仰,阴阳俱受邪气者,故令腰痛,不能俯仰。"《证治准绳》论腰胯疼说:"若因伤于寒湿,流注经络,结滞骨节,气血不和,而致腰胯脊疼"。寒湿之邪易伤人之阳气,太阳之气易受其所损。同时,太阳为寒水,同气相求,寒湿亦易袭之,折损阳气,随而入于相为表里的少阴。腰为肾之府,寒湿之邪侵袭足少阴肾经,可以发生腰痛、脊椎骨痛,向上则引发肩背痛,向下则牵掣耻骨联合少腹痛,发展至胸椎时则沿胁肋呈束带样疼痛。清张璐谓:"肾痹……浊阴湿邪伤其阳气,所以脚挛不能伸,身偻不能直也"。

2. 居处环境欠佳

凡居住在寒冷、潮湿地区、或长期在高温、水中、潮湿、寒冷、野外等环境中生活工作而易患大偻。《金匮要略·五藏风寒积聚病脉证并治》曰:"肾着之病,其人身体重,腰中冷,如坐水中……身劳汗出,衣里冷湿,久久得之"。唐·孙思邈在《备急千金要方》指出"腰背痛者,皆由肾气虚弱,卧冷湿,当风所得也"。朱丹溪《丹溪心法》:"大率因血受热,已自沸腾,其后或涉冷水,或立湿地,或扇取凉,或卧当风,寒凉外搏,热血得寒,汗浊凝涩。"

3. 调摄不慎

睡眠时不着被褥,夜间单衣外出,病后及劳后居外檐下、电扇下受风,汗出入水中,冒雨涉水等,则风寒湿之邪随而入体,成为致病因素。尤在泾《静香楼医案》曰:"背脊为督脉所过之处,风冷乘之,脉不得通……背脊中藏有督脉,不通而痛"。《外台秘要·卷十三·白虎方五首》:"大都是风寒湿之毒,因虚所致,将摄失理,受此风邪,经脉结滞,血气不行,蓄于骨节之间,或在四肢,肉色不变。"《诸病源候论·背偻候》说:"肝主筋而藏血,血为阴,气为阳,阳气精则养神,柔则养筋,阴阳和同则气血调适,共相荣养也,邪不能伤。若虚则受风,风寒搏于脊膂之筋,冷则挛急,故令背偻"。故平素要注意保护腰背不受于风寒之侵也。

(二) 内伤脏腑

若以脏腑论,本病之虚,也与脾肾相关。但与尪痹相比,同中有异,因本病还涉及督脉,在肾虚的同时,还往往伴有督脉的空虚。肾为先天之本,禀之父母,赖后天精血不断滋养,藏之于肾而生髓主骨,充养脊柱。督脉为奇经八脉之一,行于背之中,总督一身之阳经,有"阳脉之海"之称,能调节阴阳,交通心肾,督脉为病,则出现经脉所行部位受病的临床表现。如《医学衷中参西录》说:"凡人之腰痛,皆脊梁处作痛,此实督脉主之……肾虚者,其督脉必虚,是以腰疼。"

1. 肾督亏虚

强直性脊柱炎其病变主要以腰背部为主,为督脉之所过,其病也,与肾虚、督脉亏虚密切相关。《灵枢·五癃津液别》云"五谷之津液和合而为膏者,内渗入于骨空,补益脑髓,而下流于阴股。阴阳不和,则使液溢而下流于阴,髓液皆减而下,下过度则虚,虚故腰背痛而胫酸。"《素问·逆调论》中说:"肾者水也,而生于骨,肾不生则髓不能满,故寒甚至骨也……病名曰骨痹,是人当挛节也。"《灵枢·经脉》所云:"督脉之别,名曰长强,挟背上脊,散头上……实则脊强,虚则头重"。《素问·骨空论》也谓:"督脉为病,脊强反折。"

导致肾虚督亏的原因有如下几点:先天禀赋不足,肾为先天之本,来源于父母的元精元阳,父母的体质会影响下一代的体质。肾藏精,主骨生髓,若先天不足,即易表现出骨之病变。大偻之为病,也常于年少所发,与肾虚,元精元阳不足以养骨有密切的关系。《景岳全书·腰痛》亦云:"所以凡病腰痛者,多由真阴之不足,最宜培补肾气为主";房事不节,纵欲过度,则可致使精液流失过多,肾阴、肾阳因之缺损而致肾虚;久病失养,各种慢性疾病随着病程的延长,正气逐渐衰弱,有先伤于脾,脾为后天之本,为人体运化水谷精微,也为先天之本的肾提供能量,若脾伤日久,肾精得不到有益的补充,也会出现肾精的亏虚。

2. 脾胃虚弱

脾胃为后天之本,主运化水谷而为气血化生之源,脾胃失运化,则水谷精微不能化生气血以充养机体,气血不足则筋脉拘急挛缩。

导致脾胃虚弱的原因,有以下几点:长期居住在潮湿的环境下,或是汗出入水中,冒雨涉水,感受湿邪,"太阴之上,湿气主之",同气相求,入脾而伤脾,如岭南地区,天气潮湿,民多感受湿气,久之,则常见脾胃之虚也;饮食不当,长期处于饥饿状态,会引起脾胃的虚弱,长期的暴饮暴食,也会加重脾胃的负担,而引起脾胃的虚弱;情绪的波动,长期处于抑郁状态,木郁克土,肝的疏泄功能受损,影响脾胃的运化功能,而导致脾胃的虚弱;肾督亏虚,肾为下焦元气所发之源,督脉统一身之阳,脾胃的运化有赖肾气、督阳的功能发挥,若肾气不足、督阳亏虚,则致釜底无火,腐熟无权。

3. 肝失疏养

肝主疏泄,主筋,开窍于目,大偻之为病,与肝失疏养密不相分,《诸病源候论·背偻候》明确指出:"肝主筋而藏血,血为阴,气为阳,阳气精则养神,柔则养筋,阴阳和同,则气血调适,其相荣养也,邪不能伤,若虚则受风,风寒搏于脊膂之筋,冷则挛急,故令背偻"。

导致肝失疏养的原因,有以下几点:七情过激,情志所伤。肝主疏泄,主谋虑,性喜条达,情志所伤,肝郁气滞或数谋不决,导致肝气壅遏,气机不畅或阻滞,气血转枢不利,欲伸不达,四肢不利。郁久化热化火,肝为刚脏,内寄相火,肝火内炽,上犯目窍,而见睛红之症。肝藏血,肝气郁结,疏泄不利,血运受阻,关节痹痛;饮食不当,如恣食肥甘,或嗜酒过度,日久积热,肝病夹热火,上炽而伤目伤筋。如进食过多寒凉之物,伤及肝之阳气,肝阳主疏泄,疏泄不力,气滞血瘀,关节痹阻;失血、产后、久病,可以导致肝血不足,肝体阴而用阳,主藏血主筋,肝血不足,不能濡养筋骨,关节拘挛不舒。

(三) 痰瘀痹阻

痰、瘀是疾病过程中的病理产物,同时又可以成为致病因素。痰,包括饮,是水液代谢障碍的病理产物。瘀血,乃是血液停积,运行失常的病理产物。

1. 瘀血痹阻

《景岳全书·风痹》曰:"盖痹者,闭也,以血气为邪所闭,不得通行而病也。"先天禀赋不足之人,肾虚督空,复感六淫外邪,痹着腰部,津血凝滞不行,影响筋骨的荣养,而致腰部疼痛、脊柱伛偻。跌仆外伤直接损伤筋脉骨骼,或离经之血阻滞脉络,不通则痛,此为外伤而诱发。

(1) 先天不足,肾虚致瘀　本病的内因是先天禀赋不足,肾督亏虚。肾为先天之本,寓元阴、元阳,为人身阴阳之本,对全身脏腑、组织起着滋养、濡润、温煦、气化作用;督脉督一身之阳。若肾督亏虚,阳气无力温煦、推动血液的运行,机体功能活动低下。"阳虚则阴盛,阳虚则寒",血受寒则凝,寒凝经脉,气血不运,虚热煎灼,津亏不足以载血运行,所谓"热之所过,血为之凝涩也"。

(2) 风寒湿阻,经脉血瘀　风寒湿热之邪阻滞经脉,气血运行不畅,流注经络,深入骨节,使邪欲外达而无出路,气血欲行而无通道,故邪恋于内,气滞血瘀。正如《医学传心录·痹症寒湿与风乘》所说:"风寒湿气侵入肌肤,流注经络,则津液为之不清,或变痰饮,或成瘀血,闭塞隧道,故作痛走注,或麻木不仁"。

(3) 跌仆损伤,血脉瘀滞　扭挫、坠堕、跌仆外伤不仅损伤腰肌、脊柱,而且使气血运行不畅,气滞血瘀,经络阻塞,诱致本病的发生。《景岳全书·腰痛》亦云:"跌仆伤而腰痛者,此伤在筋骨而血筋凝涩也。"《金匮翼·腰痛》指出:"盖腰者一身之要,屈伸俯仰,无不为之,若一有损伤,则血脉凝涩,经络壅滞。"

(4) 痹病日久,久病致瘀　强直性脊柱炎病程缠绵,久病入络而致瘀。叶天士认为:"经年累月,外邪留著,气血皆伤,其化为败瘀凝痰,混处经络,脉络中气血不行,遂至凝塞为痛。"痹病日久,脏腑内伤,阳气虚弱,络中血运行无力,络血瘀阻。《素问·痹论》说:"病久入深,荣卫之行涩,经络时疏,故不通。"痹病日久,邪气深入经隧筋骨,气血运行不畅,终则血瘀固结,着筋伏骨,正所谓"久病血停为瘀"、"病久入络"。《类证治裁》曰:"痹久必有浊痰败血,瘀滞经络。"

2. 痰邪痹阻

《证治准绳·腰痛》曰："有痰积郁滞督脉,流搏瘀血内,亦作痛。"寒遏阳气,温煦蒸化失司,则津液凝结形成痰浊。一则,肾虚是痰瘀的内在因素,肾督亏虚,寒湿内侵,则气血行涩,津液聚止,日久酿湿成痰,流注腰脊,闭阻经络。正如《杂病源流犀烛》中说:"痰之为病,流动不测,故其为害,上自巅顶,下至涌泉,随气升降,周身内外皆到,五脏六腑俱有"。强直性脊柱炎常表现为腰背僵痛,上至颈椎,下至尾椎,时发时止。二则,六淫侵袭是痰瘀的外在因素,风寒湿邪入侵,阻滞经络,血脉阻塞,使气血运行不畅,而成瘀血、痰饮。或因久居湿热之域,化热灼阴伤津,炼液为痰,阴虚血滞为瘀。清·董西园论痹"痹非三气,患在痰瘀"。三则,久病多痰,本病为慢性病,病程长,久病则气血渐虚,推动无力,水湿蕴结,痰饮内生,流注关节,则为肿痛,且缠绵不愈。

二、病机

强直性脊柱炎的基本病机为"阳气不得开阖,寒气从之"。古代医家把人体的阳气比做天体中的太阳,具有护卫生命、温煦脏腑、抵御外邪、推动、升提、气化等与天体中阳气一样的作用,《内经》中也有"阳气者若天与日,失其所则折寿而不彰,是故阳因而上,卫外者也"的精辟论述,指出阳气的重要性。《素问·生气通天论》还谓:"阳气者,精则养神,柔则养筋。开阖不得,寒气从之,乃生大偻"。对于强直性脊柱炎来说,肾督阳虚是根本,寒湿痰瘀是外在因素,也波及脾胃及肝。

(一)肾虚督寒

焦树德教授根据多年临床经验提出肾虚督寒是本病的根本病机,认为肾督阳虚是本病的内因,寒邪入侵是外因,内外合邪,阳气不化,寒邪内盛,影响筋骨的荣养濡泽,而致脊柱伛偻。

肾为水火之脏,内藏元阴元阳。"主骨生髓",肾精充实,则骨髓生化有源,筋骨得以充养而强劲;肾精亏虚,则骨髓生化失源,骨髓空虚、腰膝酸软无力。痹总关肾,《中藏经·论痹》:"骨痹者,乃嗜欲不节伤于肾也。肾气内消,则不能关禁;不能关禁,则中上俱乱……下流腰膝,则为不遂;旁攻四肢,则为不仁。"《素问·脉要精微论》曰:"腰者肾之府,转摇不能,肾将惫矣。"

督脉为奇经八脉之一,行于背之中,总督一身之阳经,有"阳脉之海"之称,能调节阴阳,交通心肾。《素问·骨空论》说:"督脉者……贯脊属肾,夹脊抵腰中……督脉为病,脊强反折。"《脉经·评奇经八脉病》"……此为督脉,腰背强痛,不得俯仰"。肾精不足,髓窍空虚,易招致外邪入侵,尤其寒湿之邪,侵于肾、督两经,而出现腰痛脊强之症。

寒湿为阴邪,易伤人体阳气,寒与肾相合,故易受寒之侵袭而直中于肾,侵犯腰脊,致使经脉闭阻,不通则痛,故腰痛,难以俯仰。临床患者常表现为畏寒肢冷,疼痛遇寒则剧,得温则舒,关节肿痛均为寒湿侵犯人体,阻碍气血运行之候。而寒湿久恋,两邪相搏,更使病情缠绵难愈,致使病程漫长,治疗困难。《备急千金要方》云:"腰背痛者,皆由肾气虚弱,卧冷湿地,当风所得也。"《证治准绳》论腰胯疼说:"若因伤于寒湿,流注经络,结滞骨节,气血不和,而致腰胯疼痛。"

(二) 脾胃虚弱

脾胃虚弱与痹病的关系,主要体现在脾胃虚弱,气血生化失调,卫气不足,易受风寒湿邪的外袭,而伤人体阳气;气虚则血瘀,血虚则气滞,气血亏虚,则气滞血瘀,痹阻疼痛;脾失健运,湿浊内生,聚湿成痰;脾气虚不足以推血,则血必有瘀,痰瘀合邪,下注腰脊,则僵硬难以屈伸。与痹病一样,脾胃虚弱在大偻当中也有类似的病机。

大偻的辨证中,肾虚督寒是根本,脾胃虚弱,也会直接导致肾虚,是以脾为后天之本,其功能下降,就会直接导致先天之本功能的失调,即肾的功能失调。肾的功能得以正常进行,也需脾所生气血的支持。脾与肾相关,依据脏腑在生理上相互资助,病理上互相影响,体现了脏腑同病的病机和整体观念。一,肾为先天之本,主藏精,脾为后天之本,气血生化之源,二者相互资生,相互促进,维持人体的生命活动。前人有"先天生后天,后天济先天"之说。《傅青主女科》曰:"脾非先天之气不能化,肾非后天之气不能生"。二,气血化生在脾,真精封藏在肾,精中生气,气中生精。张景岳云:"以精气言,则肾精之化,因于脾胃,以火土而言,则土中阳气,根于命门""精能生气,气能生精","精之与气,本自互生"。三,在病理情况下,脾肾也相互影响,其中任何一脏发生病理改变,都势必影响到另一脏正常的生理功能的发挥,《景岳全书》曰:"或先伤于气,气伤必及于精,或先伤于精,精伤必及于气。"

李东垣在《脾胃论》中有这样的记载:"脾病则下流乘肾,土克水,则骨乏无力,是为骨蚀令人骨髓空虚,足不能履地,是阴气重叠,此阴盛阳虚之证。因此,脾胃虚弱是疾病发生原因,且可以直接影响于肾,在治疗上应注意调理脾胃。

在大偻的发病过程中,或者说是脊柱关节病的发病过程中,有一点区别于其他痹病的,就是易合并出现肠道疾病,如溃疡性结肠炎、克隆恩病等。即使无上述疾病,也有相当一部分患者合并有慢性的腹泻症状。这也可作为脾病与大偻关系的佐证。因于长期的慢性肠胃疾病,导致脾胃虚弱,化源不足,影响致肾精空虚,督脉亏乏,从而发为大偻。另一方面,大偻是慢性病,其肾督亏虚,督脉统一身之阳,肾督亏虚,也会导致阳气不足,温煦不力,后天之脾,得不到阳气的温养,也会导致脾胃亏虚,水湿下注,蕴结肠道,而出现反复腹泻之症状。其次,大偻为慢性病,需长期服药治疗,很多患者,因长期使用消炎止痛药,甚至不规范的使用激素,导致脾胃受损,继之影响肾督,加重病情,迁延不愈。

(三) 肝失疏养

大偻在整个发病过程中,与肝有着密不可分的关系。首先体现在与筋的关系上,筋者,即肌腱、韧带和筋膜等。筋有连接和约束骨节、主持运动、保护内脏等功能。筋附着于骨而聚于关节,《素问·五脏生成》说:"诸筋者,皆属于节";《素问·脉要精微论》说:"膝为筋之府"。筋与肝的关系十分密切,《素问·宣明五气》"肝主筋"。肝之气血可以养筋,《素问·经脉别论》说:"食气入胃,散精于肝,淫气于筋"《素问·平人气象论》"藏真散于肝,肝藏筋膜之气也。"可见肝所获得的精气,都会布散至筋,发挥濡养作用,若肝之气血不足,筋得不到充足的滋养,就会发生病变。《素问·上古天真论》:"丈夫……七八,肝气衰,筋不能动"。肝病及筋引起诸筋病变,如《素问·痿论》:"肝气热则胆泄口苦,筋膜干,筋膜干则筋急而挛,发为筋痿"。说明肝病日久可传于筋,引起筋的各种病变。同时筋病日久,也会内传于肝,引起肝病,如《素问·痹论》"筋痹不已,复感于邪,内舍于肝"。大偻首先是肌腱端病,附着点的炎症,即为筋之病,及后,患者会表现出筋强拘挛,屈伸不利,是筋之挛急也,是肝之气血不足,筋失所养,肝气失用,伸缩功能受影响也。《诸病源候论·背偻候》明确指出:"肝主筋而藏血,血为阴,气为阳,阳气精则养神,柔则养筋,阴阳和同,则气血调适,其相荣养也,邪不能伤,若虚则受风,风寒搏于脊膂之筋,冷则挛急,故令背偻"。

其次,大偻与肝的关系密切,表现在目病上。大偻易合并结膜炎、葡萄膜炎,表现为目赤、视物模糊等。《素问·金匮真言论》肝"开窍于目",肝藏血,眼赖肝血濡养才能发挥正常功能,《素问·五藏生成》:"肝受血而能视",《灵枢·脉度》:"肝气通于目,肝和则目能辨五色矣"。肝病时,如肝血不足,则视物不清,肝经风热,则目赤痒痛。

再次,肝主疏泄,其疏,可使气的运行通而不滞,其泄,可使气散而不郁。这对于气机的疏通、畅达、升发是一个重要的因素。肝的疏泄功能正常,则气的运动疏散通畅,血的运行和津液的输布也随之而畅通无阻,经络通利。若肝失疏泄,则气机郁滞,血液的运行障碍,则可形成血瘀,出现胸胁疼痛,关节变形疼痛。肝主疏泄,还表现在对情志的调控上。肝的疏泄功能正常,则气机调畅,气血和调,心情亦开朗,肝失疏泄,气机不畅,就会出现郁郁寡欢,情志压抑。肝经脉布于两胁,胆附于肝,其脉亦循于胁,肝失疏泄,肝脉不通,肝络失养,则会引起胁痛,呼吸时加重。

大偻的主要病机在肾虚督寒上,如何累及于肝,自然与肝肾同源有着莫大关系。肝藏血,肾藏精,精和血之间存在着相互滋生和相互转化的关系,血的化生,有赖于肾中精气的气化,肾中精气的充盛,亦有赖于血液的滋养。即精能生血,血能化精。在病理上,两者也相互影响,如肾精亏损,可导致肝血不足,反之,肝血不足,也可引起肾精亏损。另外,肝主疏泄与肾主封藏之间亦存在着相互制约、相反相成的关系。由于肝肾同源,肝肾阴阳之间的关系极为密切,肝肾阴阳,息息相通,相互制约,协调平衡,在病理上也常相互影响,如肾阴不足可引起肝阴不足,肝阴不足,可导致肾阴的亏虚。反之,肝火太盛也可下劫肾阴。如本病,起病首在肾虚,因于肾虚,而导致肝之气血亏虚,肝血不足,筋失所养,则筋强疼痛,目失所养,目赤视矇。

(四) 痰瘀痹阻

寒湿胶合,饮湿积聚为痰浊,寒湿阻碍气血运行,导致血瘀产生。《素问·平人气象论》云:"脉涩曰痹",四字概括了痹病病因病机的真谛。清·董西园《医级·杂病》中说:"痹非三气,患在痰癖。"强直性脊柱炎患者由于肾虚督寒,阳气不足,水液代谢失常,气血失于正常运行,而致体内痰浊内生,瘀血停留。张景岳说:"至虚之处,便是留邪之所。"痰浊、瘀血着于督脉,随于经络,流注脊柱,充塞关节,深入骨骸,至脊柱强直转侧不能。风寒湿邪日久,三邪留滞筋骨关节,致气血闭阻,经脉不畅,胶合成瘀。《素问·举痛论》曰:"寒气入经而稽迟,泣而不行,客于脉外而血少,客于脉中则气不通,故卒然而痛"。《灵枢·百病始生》曰:"是故虚邪之中人也,始于皮肤,皮肤缓则腠理开,开则邪从毛发入,入则抵深,深则毛发立,毛发立则淅然,故皮肤痛。"又《素问·五藏生成》言:"卧出而风吹之,血凝于肤者为痹。"示风可以凝滞气血。气血凝滞,经脉痹阻,关节不利。或跌扑闪挫,外伤术后,导致血行凝滞局部,形成瘀血,清·沈金鳌《杂病源流犀烛·跌扑闪挫流源》言:"忽然闪挫,必气为之震,因所壅而凝集一处,气凝则血亦凝矣"。或于产后气血亏虚,瘀血阻络,累及肝肾,而筋拘而腰背疼痛,如清·傅山《傅青主女科》言:"产后百节开张,血脉流散,气弱则经络间血多阻滞,累日不散则筋牵脉引,骨节不利,故腰背不能转侧,手足不能动履"。痰瘀既成,则交互为患,痹阻经脉,使病情更加复杂,缠绵难愈。痰浊瘀血致痹初起并不一定兼夹,而是以痰浊或瘀血为主,然久则痰病累血、血病累痰,出现痰浊瘀血交阻之象;痰浊瘀血易阻滞经络,气血运行不畅,出现肢体麻木、屈伸不利、局部刺痛、固定不移、昼轻夜重,关节或肢体肿胀、水肿;病变局部肤色紫黯或有瘀斑,皮肤甲错或面、唇紫绀。痰浊瘀血既是脏腑功能失调的病理产物,又是导致疾病发生的原因,所以痰浊瘀血导致的痹病往往是病因互相交错,病机错综复杂,诸多症状交互出现,病情多变。瘀血痰浊可为诱发大偻的病因,也是病邪作用人体的病理性产物。

三、与经络、经筋的关系

督脉为奇经八脉之一,行于背之中,总督一身之阳经,有"阳脉之海"之称,能调节阴阳,此脉一通,百脉皆通,督脉为病,则出现经脉所行部位及相关经络受病的临床表现,因此大偻与经脉密切联系。

(一) 与经络的关系

从人体的腰、骶、脊、胯、尻部有关的经络来看,肾脉与督脉密切相关,并在腰、骶、臀、胯、尻处又与肝脉、任脉、冲脉相互联系,有的同起、有的同行、有的贯脊、有的入肾。

强直性脊柱炎的主要病变部位为脊柱属督脉循行的部分。督脉的主干:《灵枢·营气》云:"上额,循巅,下项中,循脊,入骶,是督脉也。"《素问·骨空论》:"督脉为病,脊强反折。"故腰脊疼痛,与督脉相关。督脉与肾密切相关。足太阳膀胱经循行于脊柱两侧,与足少阴肾经相表里。督脉的第一分支"其络循阴器,合篡间,绕篡后,别绕臀至少阴,与巨阳中络者合,少阴上股内后廉,贯脊属肾"。此支说明督脉由下而上,贯脊属肾。督脉的第三分支"与太阳起于目内眦,上额交巅上,入络脑,还出别下项,循肩膊内,侠脊抵腰中,入循络肾"。此支说明督脉由上而下,与太阳经通而络肾。

督脉为"阳脉之海",《针灸大成》:"督任原是通真路",这是指督脉是斡旋元阳的通路,督脉联络诸经,且通过其分支与肾相连;而元阳正是发源于肾中之阳,因此督脉的生理功能的物质基础在于肾中之阳。

《素问·经脉》:"肾足少阴之脉……上股内后廉,贯脊属肾"。肝经之脉也有一段与肾督密切联系,"肝,足厥阴之脉……循股阴入毛中,过阴器抵小腹",又如《证治准绳》:"督脉者与冲任本一脉,初与阳明合筋于阴器,故属于肾而为作强也"。《灵枢集注》:"任督二脉,并由于肾,主通先天之阴阳"。《类经》说:"故启玄子引古经云:'任脉循背谓之督,自少腹直上者谓之任脉,由此言之,则是以背腹分阴阳而言任督,若三脉者,则名虽异而体则一耳,故曰任脉、冲脉、督脉一源而三歧也'"。中医学认为肾主骨、主腰膝和二阴,为肝之母,肝主血海,脉络阴器主筋,为肾之子;冲脉为五脏六腑之海,注足少阴之大络,"合并于少阴肾之经";任脉与冲脉同起于胞中,上循背里,为经络之海。所以"大偻"之病与任脉也有关系,但主要是肾督二经之病。

大偻患者的症状除以腰痛、脊背痛之外,足跟痛、肩背痛、外周关节红肿也是常见的症状,这些症状也是跟肾虚有关。

足跟痛是大偻的特征性表现。足跟是足少阴肾经循行所过,《灵枢·经脉》:"足少阴之别,名曰大钟,当踝后绕跟",肾虚致足少阴肾经经脉空虚,经脉失养,或风寒湿热、痰瘀之邪乘虚侵袭,足少阴肾经经气运行不畅,阻于足跟而致痛。

大偻累及肩关节时可见肩背疼痛。肩背为手太阳小肠经循行所过,《灵枢·经脉》:"小肠手太阳之脉……上循外后廉,出肩解,绕肩胛,交肩上",李东垣说过"肩背痛不可回顾,此手太阳气郁不行也"。手太阳小肠经与足太阳膀胱经为手足同名经,经气相接,故肾虚致足太阳膀胱经经气亏虚,手太阳小肠经的经气亦虚,虚则易受邪气的侵袭而致病。

大偻累及颈椎时,颈椎旋转等活动受限,表现为疼痛、头部不可以转动。颈项是督脉与膀胱经循行所过,《灵枢·经脉》:"督脉之别,名曰长强,挟膂上项","膀胱足太阳之脉……其直者,从巅入络脑,还出别下项",《素问·至真要大论》:"诸痉项强,皆属于湿","太阴司天,湿淫所胜……腰脊头项痛"。当督脉、膀胱经空虚,外感风湿或寒湿之邪,痹阻经脉,气血运行受阻,瘀滞而致疼痛、僵直。

(二) 与经筋的关系

中医学理论中除经脉、络脉理论外,还有"经筋"、"经别"的理论,十二经筋、经别各有自己的循行部位及所主疾病。足少阴肾经的经筋(含足太阳经筋,因少阴与太阳相表里)和督脉经的经别。

足少阴肾,《灵枢·经筋》说:"足少阴之筋,起于小指之下,并足太阴之筋,邪走内踝之下,结于踵,与太阳之筋合而上,结于内辅之下,并太阴之筋而上循阴股,结于阴器,循脊内挟膂,上至项,结于枕骨,与足太阳之筋合"。同篇说:"足太阳之筋起于足小指上,结于踝,邪上结于膝,其下循足外踝,结于踵,上循跟,结于腘。其别者,结于腨外,上腘中内廉,与腘中并上结于臀,上挟脊上项。其支者,别入结于舌本。其直者,结于枕骨,上头下颜,结于鼻。其支者,为目上网,下结于顺。其支者,从腋后外廉,结于肩髃。其支者,入腋下,上出缺盆,上结于完骨。其支者,出缺盆,邪上出于顺"。再看其所主疾病,《灵枢·经筋》说:足少阴经筋"其病足下转筋及所过而结者皆痛及转筋。病在此者主痫瘛及痉,在外者不能俯,在内者不能仰。故阳病者腰反折不能俯,阴病者不能仰"。足太阳经筋"其病小指支,跟肿痛,腘挛,脊反折,项筋急,肩不举,腋支,缺盆中纽痛,不可左右摇"。《灵枢·经脉》:"督脉之别,名曰长强,挟膂上项,散头上,下当肩胛左右,别走太阳,入贯膂。实则脊强,虚则头重,高摇之,挟脊之有过者,取之所别也。"经筋结聚之处,是大偻常常累及之处,其病也,或是跟肿痛,项筋急、肩不举,或是不能俯、不能仰也,有如大偻的活泼描述。

总之,强直性脊柱炎以正虚为本,邪实为标,虚实夹杂。肾督亏虚为其根本,而同时累及脾胃、肝脏,风寒湿外邪为其重要诱因,病久痰瘀乃生,进一步加重病情。外感邪气尤其寒湿之邪,深入经络筋骨,侵袭肾督,阳气失于开阖,筋骨失于濡养,而致脊柱伛偻,乃形成大偻之病。

大偻、尪痹均为特殊的关节炎,易于变形,病程缠绵,而大偻有别于尪痹之处,在于其病变以脊柱为主,其为督脉之所过,而足少阴经"贯脊属肾",故大偻之病变主在于肾、督两脉。足少阴肾与足太阳膀胱相表里,太阳为开,主表,若因于先天禀赋不足或后天房事过度,导致肾脉亏虚,则太阳主表的功能也会下降,又因太阳为寒水,若太阳亏虚,寒湿之邪最易入侵,阳气不得开阖,乘虚而入,深侵入足少阴肾经,以及其所贯之督脉,肾督受损,乃生大偻。足太阴与足少阴同属于里,一则先天,一则后天,因于长居潮湿,或饮食不当,脾胃受损,足太阴虚于前,后天不能濡养先天,则足少阴又虚于后。足厥阴肝主筋,主藏血,"阳气者,精则养神,柔则养筋",若然肾督之阳气不足,肝主之筋也会受累,复加感受寒邪,寒性收引,受寒则筋挛,若为背脊之筋,则见背板直,若为外周关节之筋,则见关节变形挛缩。疾病缠绵,又寒湿阻滞,痰瘀内生,痰瘀一旦形成,既可互结,亦可与外邪胶结相合,深入骨骱经隧之中,因而痼疾根深,使病情更加复杂。

第二节　辨 证 论 治

本病主要病机在肾虚督寒,故本病的治疗原则是以补肾强督为主,佐以祛寒化湿,通活血脉,强化筋骨。如有邪郁化热者,可佐用苦以坚肾,化湿清热之品;痹阻肢节者,可适加疏风、散寒、通利关节活血通络之品;犯于肝者,助以疏肝养肝之品;脾虚湿盛者加以健脾化湿之品;痰瘀重者,加以化痰祛瘀之品。

一、肾虚督寒证

症状:腰胯疼痛,喜暖畏寒,膝腿酸软或腰腿疼痛,腰部不能转摇,俯仰受限,遇寒加重,得热则舒,或兼男子阴囊寒冷,女子白带寒滑,舌苔薄白或白厚,脉象多见沉弦或尺脉沉弦略细,或弱小。

治则:补肾祛寒,强督助阳,活瘀通络,壮骨舒筋

方药:补肾强督治偻汤

骨碎补 18g、补骨脂 12g、熟地 15g、淫羊藿 12g、金狗脊 30g、鹿角胶(或片、霜)6~9g、羌活 12g、独活 10g、川断 18g、杜仲 20g、牛膝 12g、土鳖虫 6g、桂枝 15g、赤白芍各 12g、知母 15g、制附片 12g、炙麻黄 5g、干姜 6g、白术 6~9g、威灵仙 15g、白僵蚕 12g、炙山甲 6g、防风 12g。

方解:本方以仲景桂枝芍药知母汤合补肾强督之品化裁而成。方中以熟地味甘性温,质重而沉,能补肾肝二经,生血填精,长骨中、脑中之髓,金狗脊补肾健骨,坚脊利俯仰,益血滋督脉,强脚壮腰,淫羊藿补肾阳,坚筋骨,除风冷,益气力,共为主药。鹿角胶能通督脉,补肾生精血,强骨壮腰膝,骨碎补、补骨脂补肾行血,壮骨接骨,善祛肾风,附片大补肾命真火,祛在里之寒湿,善医"拘挛风痹,督脉为病,脊强而厥",羌活辛温散风,入太阳、督脉二经,主治脊强而厥,刚痉柔痉,脊项强痛,独活善搜少阴肾经伏风而治脊痉湿痹,川续断补肝

肾,壮腰膝,强筋骨,共为辅药。以桂枝温太阳经而通血脉,赤芍行血散血滞,白芍养肝缓筋急,知母润肾滋阴,能防辛燥之药化热,土鳖虫搜剔血积,接骨疗伤,防风祛风胜湿,善治背项强痛,麻黄散寒祛风,干姜逐寒温经,白术健脾益气,威灵仙通十二经,祛风邪,白僵蚕祛风,除僵结,共为佐药。牛膝引药入肾,治腰膝骨痛,炙山甲散瘀通络,引药力直达病所,合为使药。诸药共同组成补肾强督、祛寒活络、强壮筋骨之剂。

加减法:寒甚疼重者加制川、草乌各3g;舌苔白厚腻者去熟地,加苍术10g,炒白芥子6g,茯苓10~20g;大便溏软者减羌活、牛膝用量,加茯苓20g,白术加至12g;久病关节强直,不能行走者加透骨草15g,自然铜6~9g(先煎),炒神曲12g。

二、督寒标热证

症状:腰胯疼痛,性情急躁,五心烦热,膝腿乏力、腰脊僵困,下午(或夜间)低热,喜凉爽,大便或干,或欠爽,舌苔薄黄或少津口燥,脉象多见沉弦细数,或数大有力。

治则:补肾强督,清热化湿,活血通络

方药:补肾强督清化汤

骨碎补18g,生地15g,炒黄柏12g,川续断18g,杜仲20g,苍术10g,川牛膝12g,金狗脊30g,鹿角霜6g,羌活10g,秦艽15g,土鳖虫6~9g,桑枝30g,桂枝6~9g,赤、白芍各12g,知母15g,制附片6~9g,白术6g,威灵仙15g,白僵蚕12g,薏苡仁30g。

方解:本方以骨碎补祛骨风,疗骨痿,活瘀坚肾;生地甘寒益肾,凉血清热;黄柏清热坚肾,共为君药。川断补肝肾,强筋骨;杜仲补腰膝,健筋强骨;鹿角霜主入督脉,补肾强骨,壮腰膝;金狗脊补肝肾,强机关,利俯仰;羌活主治督脉为病,脊强而厥;共为臣药。苍术化湿健脾;秦艽治潮热骨蒸,通身挛急;土鳖虫剔积血,有接补骨折之能;桑枝祛风清热,通活经络;桂枝辛温和营卫通经络,本方配附片在凉药中稍佐辛温,以防寒凝;赤白芍活瘀养血;知母滋肾清热;白僵蚕祛风除僵;威灵仙疏十二经风邪;薏苡仁利湿舒筋;白术健脾化湿;共为佐药。川牛膝引药入肾为使药。诸药共同组成既补肾强督又能清热化湿、活血通络之剂。

加减法:下午潮热明显者加银柴胡10g,地骨皮12g,青蒿12g;腰部怕风明显者加独活10g;口燥咽干(或痛)者加元参15g,并加重生地为20g;兼有腿疼痛者加地龙6g,焦槟榔10g,伸筋草20~30g;疼痛游走者加青风藤15~20g,独活10g,防风10g;病久腰背僵曲者骨碎补加量为20g,白僵蚕为15g,另加炒白芥子6g,透骨草15~18g,自然铜6~9g(先煎)。

三、痹阻肢节证

症状:除腰、脊、胯、尻疼痛外,并兼见膝、踝、肩、肘等关节疼痛或上下肢游走串痛,一般痛处喜暖怕凉,女子或兼有痛经、乳少等症。但邪气久郁化热或从阳化热者,则痛处不怕寒反喜凉爽。不化热者舌苔多白,脉多沉弦或浮大兼弦,化热者脉象可兼数,舌苔可见薄黄或黄。

治则:补肾壮督,疏风散寒,通利关节

方药:补肾强督利节汤

骨碎补 18g,补骨脂 12g,金狗脊 30g,鹿角胶(或片、霜)6~10g,土鳖虫 6~9g,杜仲 20g,防风 12g,羌、独活各 10g,川牛膝 12g,片姜黄 10g,桂枝 15g,赤、白芍各 12g,知母 15g,制附片 12g,制草乌 3~5g,炙麻黄 5g,白术 6g,青、海风藤各 30g,松节 30g,威灵仙 15g,白僵蚕 12g、伸筋草 30g。

方解:本方以骨碎补活瘀强骨,补肾,祛肾风;补骨脂温补肾阳,暖丹田,壮腰膝,共为君药。鹿角胶补督脉,养精血,益督阳;金狗脊补肾督,强腰脊,利俯仰;羌活主治督脉为病,脊强而厥;杜仲补肾强筋骨;制附片性温热大壮肾督阳气,共为臣药。防风散风胜湿;制草乌祛寒助阳;独活搜少阴伏风;桂枝和营卫,助行阳气,通达四肢;赤、白芍养血活血;知母滋肾以防温性药生热;麻黄散风寒;松节通利关节;威灵仙通行十二经而祛风邪;白术健脾益气,配附片为术附汤能治四肢关节痛;白僵蚕祛风邪,化僵结;青风藤、海风藤达四肢,祛风止痛;伸筋草通经络祛风邪;共为佐药。以川牛膝引药力入下肢,益肾活络;以片姜黄配桂枝横走肩臂,活血通络引药力祛除上肢疼痛,共为使药。诸药共同组成补肾强督、祛寒湿、利关节之剂。

加减法:有化热征象者去草乌、麻黄,减小附片、桂枝用量,加秦艽 12~15g、炒黄柏 10g;若同时关节疼痛喜凉爽者加忍冬藤 30g、络石藤 30g;踝关节肿痛喜暖者加地龙 6g、吴茱萸 6g;上肢关节痛重闭者改羌活为 12g,片姜黄 12g;上肢关节痛而不怕凉者加桑枝 20~30g;关节痛喜暖怕冷明显者加制川乌 3g。余可参考上两方的加减法。

四、肝失疏养证

症状:脊背僵痛,俯仰受限,遇寒加重,得热则舒,腰膝酸软,胸部憋闷,气短,两胁隐痛,深吸气胁痛,生气时症状加重,脘腹胀闷不舒,舌苔白,脉象弦急,尺脉弱。

治则:补益肝肾,壮督散寒,理气祛瘀

方药:补肾强督调肝汤

骨碎补 18g,补骨脂 12g,川断 18~20g,炒杜仲 20g,川牛膝 10~12g,泽兰

15g,金狗脊 30g,土鳖虫 6~9g,鹿角镑 6~10g,白蒺藜 10~12g,炒枳壳 10~12g,片姜黄 10~12g,桂枝 15g,赤、白芍各 12g,知母 15g,防风 12g,制附片 12g,炙麻黄 5g,羌、独活各 10g,干姜 3~6g,白僵蚕 12g,炒白术 10g。

方解:本方由补肾强督治尪汤加减而成,可参考补肾强督治尪汤的方解。是在补肾祛寒治尪汤中去掉威灵仙、生薏苡仁、淫羊藿,加入了白蒺藜、枳壳、片姜黄,后两药是"推气散"的主要药物,功能调和肝经气血,活瘀定痛。又加白蒺藜入肝肾肺三经,补肾气,泻肺郁,平肝解郁,活血祛风,是治疗气血郁滞两胁的有效药物。本方特点是加了这三味调理肝肺的药。

本证不宜用柴胡,因柴胡有升提作用,加用后常使病情从下向上发展较快。此证相当于焦老所称"邪及肝肺证",在临证中,以肾督亏虚、肝失疏养的证型更为多见,焦老的补肾强督调肝汤已涵盖该证候的病机,故沿用此方。

加减法:兼有胃部胀满,食欲不振者,加厚朴 12g,枳实 10,陈皮 10g;有微咳者,可加杏仁 10g,炒苏子 10g,紫菀 15g;深吸气胁痛者,加丝瓜络 10g,茜草 10~15g,乌贼骨 5g;有低热者,去麻黄,减少干姜用量,加炒黄柏 10g,秦艽 10~15g,玄参 12g,附片用量可酌减;颈部僵硬明显者加葛根 10~12g,羌活改为 12g。

五、督寒脾湿证

症状:脊背僵痛,遇寒加重,得热则舒,疲倦乏力,少气懒言,头身困重,口淡不渴,口腻纳呆,大便溏泄不爽,舌淡有齿痕苔薄腻,脉细。

治则:补肾壮督,化湿健脾,祛寒止痛

方药:强督健脾治尪汤

骨碎补 18g,补骨脂 12g,淫羊藿 12g,金狗脊 30g,鹿角胶(或片、霜)6~9g,羌、独活各 10g,川断 18g,杜仲 18g,川牛膝 12g,土鳖虫 6g,桂枝 15g,赤、白芍各 12g,知母 15g,制附片 12g,炙麻黄 5g,干姜 6g,炒白术 12~15g,防风 12g,党参 20g,黄芪 20g,茯苓 20~30g,薏苡仁 30g,甘草 6g。

方解:本方可参考补肾强督治尪汤的方解。本方是补肾强督治尪汤合参苓白术散加减化裁而成。本方以骨碎补、补骨脂祛骨风,疗骨痿,活瘀坚肾,共为君药。川断补肝肾,强筋骨;杜仲补腰膝,健筋强骨;淫羊藿补肾阳,强筋骨,祛风湿;鹿角霜主入督脉,补肾强骨,壮腰膝;金狗脊补肝肾,强机关,利俯仰;羌活主治督脉为病,脊强而厥,共为臣药。赤、白芍养血活血;知母滋肾以防温性药生热;黄芪、白术、党参补气健脾,扶正祛邪,通过补后天以养先天;白术配附片为术附汤能治四肢关节痛;茯苓,健脾利水渗湿;薏苡仁利湿舒筋;麻黄散风寒;防风祛风邪;独活补肾除湿通经络;土鳖虫破瘀血,续筋骨,又可引药至督脉,共为佐药。川牛膝引药力入下肢为使药。本方在补肾壮督、祛寒止痛基础上又起到化湿健脾作用。

加减法:寒甚疼重者加制川、草乌各3g;舌苔厚腻者,加苍术15g;大便溏泄者,加藿香15g,布渣叶15g;血虚痹痛者,加当归10g。痰浊重者,加白芥子10g,制南星15g;血瘀重者,加莪术10g。

六、肾督痰瘀证

症状:脊背僵硬,甚至板硬,关节强直,难以屈伸转动,动则痛剧,甚至不能屈伸,疼痛,以刺痛为主,舌黯或有瘀斑,苔白腻,脉滑。

治则:补肾强督,蠲痹通络,涤痰止痛

方药:强督祛浊治尪汤

骨碎补18g,补骨脂12g,金狗脊30g,鹿角胶(或片、霜)9~15g,独活10g,川断18g,杜仲20g,川牛膝12g,土鳖虫6g,桂枝15g,赤、白芍各12g,知母15g,制附片12g,炙麻黄5g,干姜6g,白术6~9g,防风12g,陈皮6~9g,茯苓12~15g,炮山甲5~10g,川芎6~9g,当归9~12g,地龙9~12,白芥子10g,莪术10g。

方解:本方可参考补肾强督治尪汤的方解。本方为补肾强督治尪汤合二陈汤、身痛逐瘀汤加减化裁而成。补肾强督治尪汤基础上,合二陈汤化痰祛湿、和胃健脾,身痛逐瘀汤祛瘀止痛,并加炮山甲、白芥子、莪术。炮山甲,通经络,引药直达病所,加量后活血化痰通络作用加强。白芥子,能利气散结,通络止痛,善除皮里膜外之痰;莪术,破血行气,消积止痛,为破血消癥要药。诸药共用,增强涤痰散瘀、通络止痛之力。本方为补肾强督,涤痰化瘀,通络止痛之剂。

加减法:寒甚疼重者加制川草乌各3g;有化热征象者去草乌、麻黄,减小附片、桂枝用量,加秦艽12~15g,炒黄柏10g;瘀血明显者,加三棱、莪术用量至15g,或加桃仁15g,红花15g;久病关节强直,不能行走者加透骨草15g,炒神曲15g,自然铜6~9g(先煎)。

附:典型病例

患者,男,33岁,香港人。2011年1月14日初诊。

主诉:腰髋部及双膝关节、双足跟反复疼痛伴晨僵1年。

病史:患者于2010年1月开始无明显诱因反复出现腰髋部及双膝关节、双足跟疼痛,伴晨僵1小时,于当年6月到当地西医院就诊。查:HLA-B$_{27}$(+),ESR 60mm/h,CRP 30.2mg/L。给予西乐葆口服消炎止痛,间断服药半年,效果改善不明显。2011年1月至我院骨科住院治疗,查:RF(-),ESR 71mm/h,CRP 30.8mg/L,骶髂关节CT片提示:双侧骶髂关节面致密、模糊、表面不规则,部分呈锯齿状,以髂骨关节为著,关节间隙稍变窄,未见软组织肿块影。双侧骶髂关节改变,符合强直性脊柱炎(图34)。诊断为"强直性脊柱炎",予丹红注射液、骨肽注射液、活血通络及行气活血等中药汤剂口服治疗,症状有所缓解,但仍感关节疼痛、僵硬明显。遂至我处寻求中医治疗。诉腰骶部及双膝关节、双足跟疼痛,夜间痛醒,久坐后疼痛加重,伴晨僵,约1小时,天气阴冷时上述症状加重,怕冷,纳眠一般,夜尿1~2次,大便可。查体:骶后上棘压痛,腰椎前弯、后仰、侧弯活动稍受限,具体测量值见表7。舌淡黯,苔薄白,脉沉细尺弱。

辨病辨证:患者为青年男性,以"腰骶部及双膝、双足跟疼痛伴晨僵1年"为主诉,症见腰骶部及双膝关节、双足跟疼痛,夜间痛醒,久坐后疼痛加重,伴晨僵,约1小时,天气阴冷时上述症状加重,怕冷,纳眠一般,夜尿1~2次,病属中医"大偻"范畴。肾主骨生髓,肾虚受邪,则骨失淖泽,而腰为肾之府,膝、足跟亦归肾所主,故见腰骶、膝及足跟关节疼痛,腰部活动受限;督脉通脊,督一身之阳,肾督阳虚,阳失布化,寒邪凝滞故见晨僵;夜间阴盛阳弱,故见夜间痛;久坐后气血凝滞更甚,故疼痛明显;阳虚失于温煦,故见怕冷,天气阴冷时,寒邪更甚,故上述症状加重;肾虚气化失常,膀胱失煦,故见夜尿;舌淡黯,苔薄白,脉沉细尺弱均为肾虚督寒之象。四诊合参,知为肾督阳虚,寒邪深侵,伤骨损筋而成"肾虚督寒"之证,病性为虚实夹杂,以虚为本,病程较长。

治疗:治以补肾驱寒,强督壮阳,散风除湿,活血通痹,拟补肾强督治偻汤加减治疗,同时停用全部西药及中成药。

处方:补骨脂15g、骨碎补20g、续断20g、杜仲20g、狗脊30g、鹿角霜10g、土鳖虫10g、桂枝15g、赤芍15g、白芍15g、知母15g、薏苡仁30g、羌活15g、独活15g、透骨草15g、自然铜5g(先煎)、神曲15g、川牛膝15g、泽泻20g、木瓜15g、蕲蛇15g、桃仁15g、红花10g、鸡血藤30g。14剂,每日一剂,水煎二次,早晚饭后半小时各服一次。

方解:本方以骨碎补补肾祛瘀强骨,补骨脂补肾阳暖丹田,熟地补肾填髓,生精养血,共为君药。鹿角霜补督脉,养精血,羌活主治督脉为病,脊强而厥,共为臣药。狗脊补肾壮腰膝,续断补肝肾,强筋骨,杜仲补肾壮腰,强健筋骨,独活搜少阴伏风,桂枝和营卫,通经络,助阳气,赤白芍祛瘀补血,配桂枝和营卫,知母滋肾清热,以防温热药燥血生热,麻黄散风寒,配熟地温肌腠,化阴疽,鸡血藤补血行血,通经络,强筋骨,薏苡仁健脾除湿,土鳖虫、蕲蛇祛风通络,除僵结,桃仁、红花祛瘀止痛,透骨草、自然铜、神曲代替虎骨强骨祛风,共为佐药;川牛膝活血益肾,泽泻利湿化浊,并能引药入肾,共为使药。

2011年1月28日二诊:服上方2周后复诊,患者已出院,完全进行门诊中药治疗,诉疼痛程度有所减轻,晨僵时间缩短,约20分钟,仍怕冷,纳眠一般,夜尿1~2次,大便偏稀,2次/日。舌淡黯,苔薄白,脉沉细尺弱。处理:中药守法,在原方基础上加大狗脊剂量至35g增强补肾力量,加丹参30g加强活血止痛,加炒白术15g健脾化湿顾护脾胃。

2011年2月28日三诊:诉疼痛僵硬感缓解,晨僵约5分钟,活动后缓解,仍怕冷,纳眠一般,夜尿1~2次,大便仍偏稀,2次/日。舌淡黯,苔白,脉沉细尺弱。处理:中药守法,在原方基础上继续加大狗脊剂量至40g增强补肾力量,考虑桃仁、红花久用伤正,去桃仁、红花加三七活血补血,考虑大便偏稀为中焦湿浊下注大肠所致,加藿香15g、苍术15g增强化湿祛浊力量,加金樱子15g固精缩尿。

2011年4月15日四诊:诉疼痛明显减轻,天气阴冷时时有疼痛,无明显晨僵,怕冷改善,纳眠可,夜尿0~1次,大便成形,1~2次/日。舌淡黯,苔白,脉沉细尺弱。处理:中药守法,在原方基础上继续加大狗脊剂量至45g增强补肾力量,加穿山甲5g增强搜风通络剔痰力量。嘱1个月复诊1次,症状持续改善,服上方半年后,汤药逐渐减量,1周3~4剂。

2011年11月26日复诊:患者症状基本消失,纳食增,眠改善,关节活动较前灵活,二便调。舌淡黯,苔薄白,脉沉细尺微弱。复查CT结果提示:与2011年1月13日CT结果相比,双侧骶髂关节关节面虫蚀状骨质破坏减少,边缘骨质增生硬化;左侧骶髂关节间隙局部变窄(图35)。余查体及辅助检查结果见表7。处理:嘱将前方中药研成粗末冲服,每次3g,每日二次,同时每周服用一剂汤药煎剂,坚持功能锻炼。

2014年1月6日再次复诊:患者症状消失,纳眠可,二便调,关节活动基本正常。舌淡红,苔薄白,脉沉细。复查CT结果提示:患者CT片在同一层面上显示治疗后较治疗前:骶髂关节面清晰,关节间隙增宽(图35)。余查体及辅助检查结果见表7。

小结:强直性脊柱炎属中医"大偻"范畴,以肾虚督寒为基本病机,治疗以补肾祛寒强督为法,配以祛风活血止痛,健脾祛痰化浊,本病病情复杂,病深入骨,补肾药物力量需足,见效后不要轻易更方,守方加减长期使用,疾病缓解半年到1年药物可逐渐减量,病初宜用汤剂,维持巩固阶段可改为散剂,缓缓图之。

表 7　病情活动度相关指标

变量	初诊 (2011-01-14)	二诊 (2011-01-28)	复诊 (2011-11-26)	复诊 (2014-01-06)
BASDAI(0~100)	45	9	0	0
BASFI(0~100)	41	6	0	0
晨僵	>60min	20min	0min	0min
夜间痛(0~100)	70	20	0	0
C反应蛋白	30.8mg/L	6.5mg/L	0.1mg/L	0.1mg/L
血沉	71mm/h	23mm/h	2mm/h	3mm/h
BASMI(0~10)	3	2	1	1
枕墙距	0	0	0	0
腰椎前屈(schober)	3.5cm	5.5cm	5.5cm	5.5cm
颈椎旋转度	60°	75°	75°	75°
腰椎侧屈	4cm	8cm	10cm	10cm
踝间距	70cm	90cm	110cm	110cm
总体评价(0~100)				
患者	70	20	5	5
医生	60	25	5	5

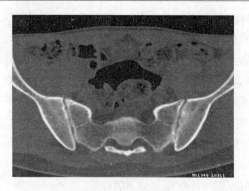

图 34　治疗前 CT

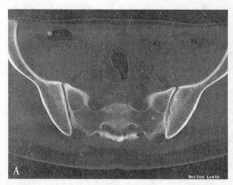
（2011-11-26）

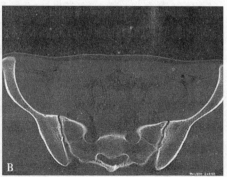
（2014-01-06）

图 35　治疗后 CT

第三节　外 治 疗 法

　　AS 是致残率较高的疑难病之一,临床上多采用内外兼治的综合方法积极治疗,综合治疗对改善关节炎症、控制疾病发展,以及提高远期疗效,增强患者肢体关节功能和提高生存质量均有较好的效果。综合疗法包括中药内服及外治疗法,如体针、督灸、蜂针、推拿、小针刀、熏蒸疗法等。

一、体针

　　毫针刺入人体穴位,可起到调整阴阳、疏通经络、补虚泻实的效果。根据大偻的不同证候特点,可选用不同的体针取穴部位。

1. 肾虚督寒型
治则:补肾祛寒
取穴:督脉穴及足太阳膀胱经腧穴为主,关元、命门、腰阳关、肾俞。

加减:腰膝酸软者可加太溪补肾固本;遗精者可加三阴交,调补肝、脾、肾三经之气而固摄精关;阳痿者可加中极温补元气,直接兴奋宗筋。

2. 痹阻肢节型

治则:温经散寒、除湿利痹

取穴:病变涉及的华佗夹脊穴、大椎、风门、风池、委中、飞扬、昆仑、阳陵泉。

加减:肢体困重者加足三里、阴陵泉、三阴交。

3. 湿热瘀阻型

治则:清热祛湿除痹

取穴:病变涉及的华佗夹脊穴以及足太阳膀胱经的背俞穴、阴陵泉、中极、丰隆、足三里。

加减:发热者加大椎、曲池、合谷、外关;目赤肿痛者加攒竹、瞳子髎、太阳、合谷、太冲;大便干、小便黄加曲池、支沟、丰隆、上巨虚、下巨虚。

4. 肝肾亏虚型

治则:补益肝肾、充养气血

取穴:相应病变部位的夹脊穴,肝俞、肾俞、命门、腰阳关、太溪、气海、关元。

加减:肌肉消瘦者可加脾俞、胃俞、中脘、足三里以健脾和胃;盗汗、手足心热者可加照海、复溜以滋阴降火。

二、督灸

督灸是指在督脉的脊柱段上的大椎穴至腰俞穴部位施以隔药隔姜发泡灸的中医外治法特色技术,独取督脉脊柱段,通过汇经络、腧穴、艾灸、药物及发泡的综合治疗作用于一炉,达到补肾脉祛寒邪的目的。

适应证:寒湿痹阻型强直性脊柱炎患者。

操作:患者裸背俯卧于床上,取督脉大椎至腰俞的脊柱部位。常规消毒后在治疗部位涂抹生姜汁,再在治疗部位上撒上督灸粉(主要成分丁香、肉桂、麝香、斑蝥等)呈线状之后,敷贴 10cm×100cm 大小桑皮纸,其上再铺姜末呈梯形,上窄下宽,厚度在 1~2cm,宽度 4cm,最后在姜末的上面置三角锥形艾炷,艾炷要搓紧,前后放置要均匀、平稳以免掉落,艾炷衔接要紧凑,以线香点燃艾炷的头、身、尾 3 点,任其自燃自灭,1 壮灸完后再换 1 壮,连续灸完 3 壮后移去姜末,取下桑皮纸,用温水、毛巾轻滚擦药粉和姜末,不能损伤皮肤,待自然起泡。灸后局部皮肤红赤,4~6 小时后起泡(泡的大小、多少因个体略有差异),24 小时后在无菌操作下刺破所起水泡,将泡液放掉,嘱患者要保持局部干燥,敷以消毒纱布,自然结痂,自然脱落,或涂上龙胆紫,让其结痂脱落。每月治疗1 次,3 次为一个疗程(图 36)。

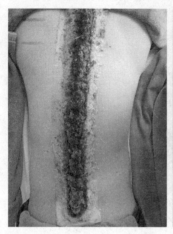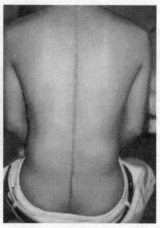

图 36　督灸

三、蜂针

蜂针疗法是将民间蜂蛰疗法与针灸学原理相结合的一种疗法。蜂针的机械性刺激作用、蜂毒的药理作用和腧穴的调整作用,三者协同,对缓解炎性症状、消除疼痛、防止脊柱、髋关节强直畸形等有一定的帮助。

操作:患者首次蜂针时均需做蜂毒过敏试验,用乙醇在患者一侧足三里穴无菌操作后,用镊子夹取一只中华蜜蜂直接蛰刺在穴位上,并立即将蜂刺拔出,15~30 分钟后观察其反应情况,无全身反应者,为试针阴性,可接受蜂针治疗。常规治疗操作:用镊子轻夹住蜜蜂的腰部,蛰刺在患者已无菌操作的穴位,一般留针 5~10 分钟后将蜂刺拔出。蜂针治疗后观察 15~30 分钟,若局部红肿直径小,且无全身反应者,可接受常规的蜂针治疗。1 只蜂蛰 1个穴位。

取穴:以病变脊柱及其附近的夹脊穴为主穴,颈夹脊、腰夹脊、华佗夹脊穴,配合大杼、膈俞、肾俞、秩边、阳陵泉、委中等穴交替进行,再配合阿是穴;骶髂关节疼痛明显加环跳、阴廉、阿是穴;疼痛沿坐骨神经放射加承扶、殷门、委中等穴;双膝关节肿痛的选犊鼻、内膝眼穴;颈椎疼痛不适选大椎穴。平均每次取 10 个穴。最初治疗蜂量为 1~2 只,隔次加 2~3 只。视患者的体质和病情而定,一天蜂量可达 8~20 只,每 1~2 天蜂疗 1 次。

注意事项:有的初针患者可有全身发热、皮肤瘙痒、淋巴结肿大、食欲减退、风疹等现象,一般开始蜂针后的 20 天以内,约 5~8 次时达到高峰,以后自行消退,食欲恢复。一般可不做特殊处理,反应明显者可减少蜂量或延长间歇时间,必要时对症处理。

四、推拿疗法

推拿疗法是针对强直性脊柱炎患者的一种简便有效的疗法。针对病情,通过不同的推拿治疗手段可以起到滑利关节,松解粘连,改善局部血液循环,活血化瘀、祛痹止痛的功能,改善和恢复脊柱的活动度(图37)。

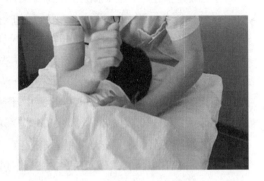

图 37　推拿

1. 一般常规手法

手法:为一指禅推法、滚法、揉法、弹拨法、踩背法。部位为脊柱、双侧骶髂关节、膝关节。取穴在胸背部两侧膀胱经背腧穴及骶髂关节、膝关节周围穴位。

操作:患者取俯卧位,尽可能放松整个背部及双侧骶髂关节、膝关节周围的组织。按照手法操作由面到点、由上而下、由轻到重的原则。操作时间原则上为 30 分钟。

2. 推拿整脊平衡治疗

(1) 预备手法:患者取俯卧位,解除腰带、全身放松,术者位于床边,用滚法自颈肩、胸背、腰臀、腿至足跟滚法反复 10 次,主要使组织放松和温通足太阳膀胱经脉,再用左右拇指分别置于脊柱两侧,顺足太阳膀胱经的大杼、肺俞、心俞直至膀胱俞进行推按,顺双下肢膀胱经和少阳经自臀部至足跟推按。一指禅推大椎、命门、肾俞、腰俞、腰阳关、肝俞、脾俞、膀胱俞、四髎穴、欢跳、承扶、殷门、委中、阳陵泉、承山、昆仑等穴 3~5 遍,一呼一吸为一息,以上手法要 10 分钟的治疗前准备,使局部肌膜放松,以利于推拿整脊平衡治疗。

(2) 推拿整脊平衡手法:采取脊柱生物学的被动运动法。其方法是:①脊柱前后运动法:令患者俯卧或侧卧,术者双手拇指按压两棘突间做前后运动200 次。②棘突左右侧运动法:令患者俯卧位,术者双手拇指放置于棘突左右旁侧,向对侧推动 200 次。③棘突左、右斜 45° 运动法:术者双手拇指置于棘突旁侧,用力方向向对侧呈 45° 推动 200 次。④脊柱小关节前后运动法:术者双手拇指按压棘突旁小关节,力的方向向腹侧直线进行,起伏按压 200 次。治疗顺序为自上而下,上自环椎下至骶椎,每个运动节进行手法调整平衡运动频率以 60 次 / 分为宜,手法中应在肩、肘、腕关节放松空虚进行起浮性按压局部,动作要柔和、轻、巧,手到心会,由轻到重,逐渐用力,达到局部力学平衡的治疗作用,每 20 次为一个疗程。

3. 推拿特效手法

手法:为擦法、拿法、振法、不倒翁动作、捏脊法、侧扳法。

操作:上述手法在一般手法完成后进行。擦法要求力透脊柱深层,以擦至全身出汗为度;拿法要求两手同时分上下拿住一侧脊柱旁的深层肌,同时用力往上提,以听到"喀"的一声声响为度;振法要求两手分置脊柱两侧,边振边移动,以振后患者有明显舒适感为度;捏脊法要求每个脊柱节段都能听到"喀"的一声声响为度;侧扳法要求力点集中于病变节段;不倒翁动作为结束手法,患者坐床上,双手交叉叠抱紧膝关节,胸部向前贴紧,头部尽量前屈,医生一手扶住患者胸背部,另一手扶住患者膝关节,两手协同用力,使患者身体以臀部为中心进行前后滚动,反复 10 次,在操作过程中勿使患者身体左右摇晃,并嘱患者始终抱紧膝关节。

五、小针刀

小针刀疗法是一种不开刀的闭合性微创手术疗法,是在切开性手术方法的基础上结合针刺方法形成的。操作特点是在治疗部位刺入深部到病变处进行轻松的切割、剥离等刺激,以达到止痛祛病的目的。小针刀疗法它可以松解组织粘连、消除硬结条索、减轻组织压力、改善血液循环、促进炎症消退、加快水肿吸收、解除血管神经卡压,达到消炎镇痛、祛除麻木、恢复功能的目的(图38,图39)。

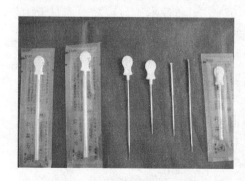 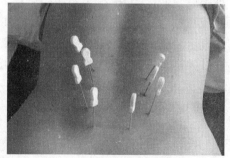

图38　小针刀　　　　　　　　　图39　小针刀治疗

适应证:主要是软组织损伤性病变和关节病变。

操作:①颈背部软组织小针刀松解术:患者取坐位或俯卧位,首先用2%利多卡因和曲安奈德为镇痛液进行松解部位注射,在寰椎棘突至第七颈椎棘突上扪诊敏感的压痛点、机化点、弹响点及钙化点,小针刀刀口线与颈椎棘突顶线平行,针身与颈部平面成 90°角垂直进针,达颈椎棘突骨面,作左右横行剥离松解,在将小针刀退至项韧带机化、钙化点处,作纵行切开松解。在项韧带两侧缘、斜方肌、头夹肌、肩胛提肌、菱形肌等浅层肌和深层半棘肌的分布触诊,确定肌纤维组织的挛缩、机化点和肿胀的压痛范围,用小针刀对这些损伤点进行切开松解。②髋关节周围软组织小针刀松解术:患者取仰卧或侧卧,从前侧进针时,选腹股沟韧带下相当髋节投影处,应避开股神经、动脉及静脉。一般前侧选3~4点小针刀纵行切割减压关节囊。侧路进针,取健侧卧位,也选择髋关节投影处以及股骨大转子尖部与其前后方,每次选8~9点小针刀纵行松解局部软组织。

禁忌证:孕妇、严重高血压、心脏病、麻醉药过敏患者。

注意事项:注意无菌操作,特别是做深部治疗,重要关节如膝、髋、肘、颈等部位的关节深处切割时尤当注意。必要时可在局部盖无菌洞巾,或在无菌手术室内进行;小针刀进针法要速而捷,这样可以减轻进针带来的疼痛。在深部进行铲剥、横剥、纵剥等法剥离操作时,手法宜轻,不然会加重疼痛,甚或损伤周围的组织;在关节处做纵向切剥时,注意不要损伤或切断韧带、肌腱等。

六、熏蒸疗法

熏蒸疗法,是通过药物蒸汽的作用,使患部瘀滞通畅,具有温经散寒、祛风通络、活血止痛的功效。熏蒸时,药物煎煮中产生大量药蒸气,中药有效成分呈离子状态,以离子特性渗透皮肤,进入体内;运用中药熏蒸,充分利用热效应改善给药途径,扩张毛孔,使蒸气中的药物成分通过全身大面积皮肤吸收,直达病所,增加了局部的药物浓度,使药物产生最大效能。

适应证:强直性脊柱炎各证型患者。

方药:青风藤30g,雷公藤15g(先煎),海风藤20g,络石藤20g,忍冬藤30g,赤芍15g,当归15g。

加减法:寒甚者加制川草乌、桂枝温经散寒;热甚者加白花蛇舌草、虎杖清热解毒;湿重者加薏苡仁、苍术健脾利湿;痛甚者加全蝎、蜈蚣、蕲蛇等虫类药物以搜风透骨、通络止痛;肝肾不足者加牛膝、千年健、枸杞子、杜仲、淫羊藿等。

操作:预先配制好的上述药物和水倒入中药熏蒸仪的药箱内,煎药沸腾20分钟后开始使用,此时产生含药蒸气使熏蒸舱内温度达38℃。按患者的个体差异及耐受能力设定时间及温度,一般温度在37~41℃之间,每次治疗20分钟左右,每日一次。10次为一个疗程。两个疗程之间间隔20天,连续进行三个疗程。

注意事项:高血压、心脏病、重度贫血、传染病、伤口感染患者及年老体弱,处于发热、月经、妊娠期等的患者不宜进行中药熏蒸治疗。

第五章

强直性脊柱炎的西医诊治

强直性脊柱炎是一种原因不明的,以中轴关节慢性炎症为主的全身性疾病,病变主要累及骶髂关节,还可侵犯脊柱旁软组织及外周关节,并可伴发关节外表现,严重者可出现脊柱畸形和关节强直。其特征性病理变化是肌腱、韧带、骨附着点病变。

AS在全球发病的基本分布为北方多于南方,并且存在着明显的种族和地区差异。据估计,欧洲白人的患病率大约为0.3%,中国AS发病率为0.32%~0.38%。

AS一直被认为好发于青壮年男性,80年代流行病学资料男女比例(9~16):1,一般被国内外公认为10:1,随着近些年人们对AS重视和认识水平的提高,女性强直性脊柱炎患者的比例在逐年提高。目前本病男女之比约为2~3:1,女性发病较缓慢及病情较轻。发病年龄通常在13~31岁,高峰在20~30岁,40岁以后及8岁以前发病者少见。

第一节 病 因 病 理

一、病因

虽然有多种重要理论,但目前AS的确切病因尚不清楚。首先,遗传因素起重要作用。虽然已经肯定HLA-B_{27}和本病的发病机制有直接关系,但其病理生理作用还不明了,而且非MHC基因也和本病的发病风险相关。其次,软骨似乎是异常免疫反应的重要靶组织。第三,伴有TNF-α过度表达的细胞因子失调,以及炎性肠炎是本病的突出特点。第四,有证据表明,骨形成蛋白在强直性脊柱炎的发病机制中具有一定作用。

(一) 遗传因素

MHC 类基因

(1) HLA-B$_{27}$: AS 是一种具高度遗传性的疾病,最近关于 AS 的家系和孪生研究显示,存在遗传易感性多基因模式。HLA-B$_{27}$ 基因是人类 MHC 类分子 B 位点上的等位基因,它位于人的第 6 号染色体的短臂上,由 8 个外显子和 7 个内含子组成,编码分子量为 43Ku 的糖蛋白。HLA-B$_{27}$ 分子由 α 链(重链)和 p 链(轻链,即 β2 微球蛋白)2 条多肽链组成。

HLA-B$_{27}$ 是一种与强直性脊柱炎相关的致病基因,其相关强度居于与 HLA 有关联的疾病之首,其编码的 B$_{27}$ 抗原在细胞免疫应答中起着重要作用。HLA-B$_{27}$ 基因具有广泛的地理分布,携带情况存在种族和地区差异,欧洲、北非、北美、东方人均发现携带,而在南美、澳大利亚未与外界通婚的土著人中未发现 HLA-B$_{27}$,亦不患 AS,并且发病与该地区人群中的 HLA-B$_{27}$ 频率有关。有报道证实,强直性脊柱炎患者的 HLA-B$_{27}$ 阳性率在 83%~95% 之间,而正常人群 HLA-B$_{27}$ 阳性出现的频率平均大约为 4%~8% 之间。据流行病学调查,在 HLA-B$_{27}$ 阳性人群中,强直性脊柱炎的发病率较高,可达 20% 左右,强直性脊柱炎患者的一级亲属中 HLA-B$_{27}$ 阳性者非常易患本病,患病率可达 11%~24%,比一般的 HLA-B$_{27}$ 阳性群体高 10 倍,比正常人群高出 120 倍甚至高 200 倍。

(2) HLA-B 基因:通过对同卵和异卵双胞胎 AS 患者研究发现 HLA-B$_{27}$ 与 AS 的相关性大约只占 16%。提示除了 HLA-B$_{27}$ 外,其他的基因也可能与 AS 具有相关性。国外资料显示,HLA-B60 是次于 HLA-B$_{27}$ 的 AS 易感基因。据统计,同时携带 B$_{27}$ 和 B$_{60}$ 的人 AS 的发病可能性是仅 B$_{27}$ 阳性者的 3-6 倍,且症状重。2004 年在中国台湾的研究发现:HLA-B$_{60}$ 和 B61 独立于 HLA-B$_{27}$ 与 AS 强相关。在加拿大的 AS 多发家系中也发现 HLA-B$_{40}$(B$_{60}$、B$_{61}$)对 B$_{27}$ 阳性 AS 患者有 35% 的危险性。在墨西哥混血儿中所做调查显示,AS 不仅与 HLA-B$_{27}$ 连锁,也与 HLA-B$_{39}$ 连锁。HLA-B$_{39}$ 与 HLA-B$_{27}$ 在 B 口袋上结构很相似,且在 B$_{27}$ 阴性的 AS 患者中频率增高。西班牙的 AS 患者的调查研究中发现,HLA-Ag(A*2402)在 AS 患者中的频率明显高于 B$_{27}$ 阳性的健康对照组,且在外周关节炎的患者中也有所增高。

(3) HLA-DR 基因:近年来,HLA-DR 与 AS 的关联在不同人群中均有报道,英国发现 DRI、DRS 在 AS 患者组中明显增高,且 DRI 纯合子更易致病,认为 DRI 是不依赖于 B$_{27}$ 而与 AS 关联,而 DR$_{12}$ 与 AS 呈负相关。但在国内实验结果认为,DPBI*0401 在 B*2704 发个体中具有降低 AS 易感性的作用。法国 SpA 家系研究中发现,SpA 患者中 DR$_4$ 等位基因比 HLA-B$_{27}$ 阳性健康同胞有明显的异常传递,其余的 DR 等位基因未见这种异常,这提示 SpA 患者

DR_4 的传递可能不依赖 HLA-B_{27} 而独立进行,进一步说明了 HLA-DR 是 AS 的易感基因。

(二)感染因素

60% 以上的 AS 患者出现亚临床炎症改变,血清 IgA 抗体水平明显升高,且血清浓度与反应蛋白水平显著相关。研究发现,抗克雷白杆菌抗体与 AS 患者的肠道损害是密切相关的。研究者利用基因转殖技术将人类的 HLA-B_{27} 植入老鼠体内的基因,这种转基因老鼠(Transgenicmice)经过暴露于某些环境因素(如细菌感染)之后,也像人类一样会产生类似脊柱炎的症状且以腹泻而发病,而在无菌环境中培育的转基因鼠和携带 HLA-B_{27} 基因数量少的大鼠则没有关节炎症和肠道病变出现。转基因鼠在无菌环境中,并不发生与 SpA 相似的病变,必须生活在有菌环境中才发病,提示环境因素是 B_{27} 相关疾病发生不可缺少的条件。

二、发病机理

(一)遗传因素

1973 年,Brewedon 和 Schlosstein 研究发现 AS 与 HLA-B_{27} 密切相关,其直接证据来源于人类 B_{27} 转基因大鼠,这种带有人类 B_{27} 等位基因的动物可以发生类似 AS 的疾病。双胞胎研究显示,在 AS 遗传风险中 HLA-B_{27} 只占 10%~30%,而 MHC 占 40%~50%。同卵双胞胎 B_{27} 阳性患病一致率是 63%,而异卵双胞胎患病一致率是 23%;一级亲属是 AS 的 HLA-B_{27} 阳性个体患病率是无家族病史 HLA-B_{27} 阳性的个体 6~16 倍,因此 HLA-B_{27} 的遗传因素在 AS 发病中具有重要意义。

(二)细胞因子

人类 CD4 T 细胞受到抗原刺激后,不同细胞因子诱导其向不同亚群分化。根据其产生细胞因子不同,主要分为 3 个亚型:1 型(Th1)、2 型(Th2)、3 型(Th0)细胞。Th1 细胞主要分泌 IL-2、IL-17、干扰素、TNF;Th2 细胞主要分泌 IL4、IL-5、IL-6、IL-10、IL-13,这些细胞因子可介导体液免疫,B 细胞活化等超敏反应。Th1/Th2 的激活失衡与多种自身免疫性疾病的炎性反应有关,AS 的发病与 Th1 细胞因子增加、Th2 细胞因子减少有关。

目前已经证实的参与 AS 的细胞因子还有:肿瘤坏死因子 -α(TNF -α)、白介素(IL)- 1 前列腺素 E2(PGE2)、单核 - 巨噬细胞集落刺激因子(M-CSF)以及 NF-κB 受体活化因子配体(RANKL)等。AS 的滑膜是产生这些细胞因子的主要部位。

(三)细菌感染

Toll 样受体(Toll-like-receptor,TLR)是病原微生物识别受体,在宿主对微生物防御中起重要作用。其中 TLR-4 以革兰氏阴性杆菌内毒素、透明质酸、热休克蛋白等内外源物质为配体,可产生多种促炎症因子,引起人体全身或局部的炎性损伤。在 Crohn 病和溃疡性结肠炎的小肠上皮细胞 TLR-4 表达是上调的。应用流式细胞术检测发现 AS 患者中无论 HLA-B$_{27}$ 阳性与否,患者外周血的 TLR-4 表达量均高于健康对照,这个结果进一步提示感染是 AS 发病的原因之一。

三、病理

AS 特征性病理表现包括中轴关节炎、外周大关节炎以及伴有软骨下骨髓炎的附着点炎。骨修复,即软骨骨样转化,继以软骨钙化和骨形成,也是本病病理特点之一,在中轴关节尤其明显。

骶髂关节炎通常是 AS 的最早期表现之一,包括附着点炎和滑膜炎。早期病变包括软骨下肉芽组织、淋巴细胞和巨噬细胞在韧带和骨膜的浸润、软骨下骨髓水肿。滑膜炎随后出现,可能进展为血管翳形成伴新骨岛形成。被侵蚀的关节边缘逐渐被再生的纤维软骨、然后被骨化所替代(图 40)。因为破骨细胞形成和软骨下骨板侵蚀,在 X 线平片上可表现为典型的关节间隙增宽。骨关节囊附着部位附着点炎在病变后期也很明显。最终,关节间隙完全消失。

在脊柱,首先在纤维环外层,尤其是脊椎终板边缘的插入部,可见淋巴细胞、浆细胞和巨噬细胞浸润的慢性炎症。外纤维环被侵蚀,最终被骨所替代,形成韧带骨赘,然后持续地软骨内骨化,最终在相邻椎体间形成桥。这个过程的上行性进展导致放射学上的"竹节样脊柱"。脊柱的其他病变包括广泛的骨质疏松、椎间盘边缘椎体的侵蚀,"椎体方形变",椎间盘 - 骨边界的炎症和破坏。骨突关节的炎症性关节炎常见,伴血管翳造成的软骨侵蚀,随后常出现骨性强直(图 41)。

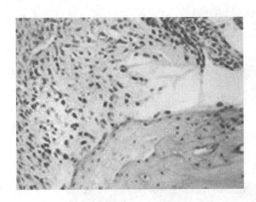

图 40　骶髂关节炎病理

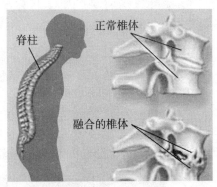

图 41　脊柱椎体变形示意图

第二节　临床表现

一、中轴病变

（一）炎性腰痛

隐匿起病，患者逐渐出现腰背部或骶髂部疼痛，活动后好转，休息时加重，夜间痛明显，翻身困难，可伴有晨僵。部分患者有臀部钝痛或骶髂部剧痛，偶尔向周边放射。咳嗽、打喷嚏、扭腰可加重症状。

（二）臀部疼痛

早期臀部疼痛为间断性一侧疼痛，或交替性双侧疼痛，逐渐演变为双侧持续疼痛。

（三）脊柱活动受限

最先出现腰椎受累，腰椎向各个方向活动可能受限，尤其指地距增大，或呈"板状腰"。随着病情进展，整个脊柱可发生由下而上的强直，先是腰椎前凸曲线消失，接着胸椎后凸而呈驼背畸形，进而颈椎受累，颈椎活动受限，此时患者体态变为头向前俯，胸部变平，腹部突出，呼吸靠膈肌运动，最后脊柱各方向活动完全受限，此阶段疼痛、晨僵反不明显（图42，图43）。

二、外周关节病变

（一）下肢大关节炎

常为非对称性寡关节炎，膝、踝和肩关节受累常见，偶见肘、手、足等小关节。多出现在疾病早期，较少导致关节破坏。

（二）髋关节

多起于发病前5年内，表现为疼痛、活动受限、屈曲挛缩及关节强直，常双侧受累。年幼及外周关节炎起病者易出现髋关节病变。

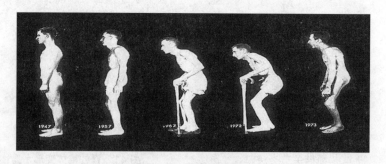

图42　AS病情演变图

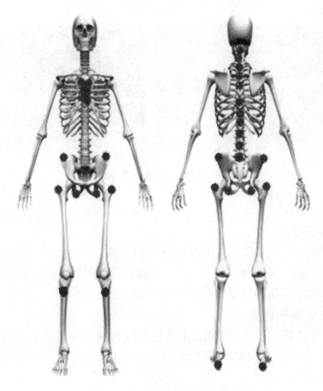

图 43　AS 易受累关节示意图

（三）附着点炎

肌腱、韧带骨附着点炎症为本病特征性的临床表现。如胸肋关节、胸骨柄等部位的附着点炎症，可出现胸痛，咳嗽或喷嚏时加重，有时被误诊为"胸膜炎"；也可见于肋胸连结、脊椎、髂嵴、大转子、坐骨结节、胫骨结节和足跟等部位。约半数以上病例出现外周关节症状，以髋、膝、踝等下肢大关节多见，也可累及肩、腕等上肢大关节，指、趾等末梢小关节受累者则少见，较少表现为持续性和破坏性。

三、关节外病变

本病的全身表现轻微，少数重症者有发热、疲倦、消瘦、贫血或其他器官受累。

（一）葡萄膜炎或急性虹膜炎

10%~30% 的患者在病程中发生急性前葡萄膜炎或急性虹膜炎，可发生在病程的任何时期。典型的发展方式为单侧急性发作，主要症状包括眼痛、畏光、流泪和视物模糊等。角膜周围充血、虹膜水肿。裂隙灯下可见前房大量渗出

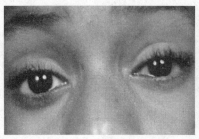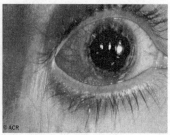

图 44　葡萄膜炎或急性虹膜炎

和角膜沉积(图 44)。

(二) 肾脏损害

IgA 肾病有不少报道。镜下血尿和蛋白尿发生率达 35%。这些表现对其后发生的肾功能损害的意义尚不清楚。淀粉样变形较罕见。通过腹部皮下脂肪抽吸出的淀粉沉积和肾脏预后不良不一定相关。

(三) 神级系统病变

神经系统症状多发生在晚期,来自压迫性脊神经炎或坐骨神经痛、椎骨骨折或不全脱位以及马尾综合征,后者可引起阳痿、夜间尿失禁、膀胱和直肠感觉迟钝、踝反射消失。

(四) 肺部病变

极少数患者出现肺上叶纤维化。有时伴有空洞形成而被误认为结核,也可因为并发霉菌感染而使病情加剧。

(五) 心血管表现

约 3.5%~10% 的缓和可并发主动脉瓣关闭不全及传导障碍。合并心脏病的 AS 患者,一般年龄较大,病史较长,脊柱炎及外周关节病变较多,全身症状较明显。

(六) 骨质疏松

AS 早期即可见骨质疏松。这类患者因骨质疏松引起的胸椎畸形是姿势异常、特别是驼背的主要原因。

四、体格检查

骶髂关节和椎旁肌肉压痛为本病早期的阳性体征。检查坐骨结节、大转子、棘突、胸肋关节、冈上肌附着点以及髂嵴,可确定是否存在附着点炎。足跟痛,尤其是下床时疼痛,是足跟和足底筋膜附着点炎的一个特征性表现。直接按压骶髂关节可引起疼痛,虽然缺乏特异性和敏感性,也属于一个特殊的检查方法。此体征早期可能阴性,而后期炎症被纤维化或骨性强直所取代,因此也可能阴性。随病情进展可见腰椎前凸变平,脊柱各个方向活动受限,胸廓扩展范围缩小,及颈椎后凸。

以下几种方法可用于检查骶髂关节压痛或脊柱病变进展情况:

(1)枕壁试验:正常人在立正姿势双足跟紧贴墙根时,后枕部应贴近墙壁而无间隙。而颈僵直和(或)胸椎段畸形后凸者该间隙增大至几厘米以上,致使枕部不能贴壁。

(2)胸廓活动度:在第4肋间隙水平测量深吸气和深呼气时胸廓扩展范围,两者之差的正常值不小于2.5cm,而有肋骨和脊椎广泛受累者则使胸廓扩张减少。

(3)Schober试验:患者直立,在背部正中线双髂后上棘连线中点上方垂直距离10cm及下方5cm处分别作出标记,然后嘱患者弯腰(保持双膝直立位)测量脊柱最大前屈度,正常移动增加距离在5cm以上,脊柱受累者则增加距离少于4cm。

(4)Patrick试验(下肢4字试验):患者仰卧,一侧膝屈曲并将足跟放置到对侧伸直的膝上。检查者用一只手下压屈曲的膝(此时髋关节在屈曲、外展和外旋位),并用另一只手压对侧骨盆,可引出对侧骶髂关节疼痛则视为阳性。有膝或髋关节病变者也不能完成4字试验。

第三节　实验室和影像学检查

一、实验室检查

血常规可有轻度白细胞和血小板增高。

活动期患者可见血沉增快,C反应蛋白增高及轻度贫血。类风湿因子阴性和免疫球蛋白轻度升高。

血清IgA可有轻或中度升高,与病情活动有关,伴有外周关节受累者还可能伴有C3、C4升高。

虽然AS患者HLA-B$_{27}$阳性率达90%左右,但无诊断特异性,因为正常人也有HLA-B$_{27}$阳性。HLA-B$_{27}$阴性患者只要临床表现和影像学检查符合诊断标准,也不能排除AS可能。

二、影像学检查

1. X线表现具有诊断意义

AS最早的变化发生在骶髂关节。脊柱的X线片表现有椎体骨质疏松和方形变,椎小关节模糊,椎旁韧带钙化以及骨桥形成。晚期广泛而严重的骨化性骨桥表现称为"竹节样脊柱"(图45)。耻骨联合、坐骨结节和肌腱附着点(如跟骨)的骨质糜烂,伴邻近骨质的反应性硬化及绒毛状改变,可出现新骨形成。

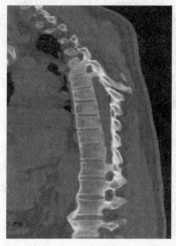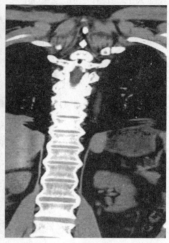

图45　脊柱竹节样病变

2. 骶髂关节改变的 CT 特点

X 线和 CT 检查对 Ⅱ 级以上的骶髂关节炎的诊断有肯定价值,对 Ⅰ 级的显示不及 MR。其 CT 特点如下。

(1) 累及部位:骶髂关节病变以双侧,且以关节滑膜部(下 2/3)髂骨侧受累多见。

(2) 软骨钙化及关节间隙改变:表现为滑膜部关节间隙中与关节面穿行(横行)的高密度影(穿透性钙化),均由髂骨侧向骶骨侧发展。因关节滑膜只覆盖于关节边缘并不覆盖于关节软骨上,故这种穿透性钙化是关节软骨钙化而非滑膜钙化。关节间隙可狭窄或增宽。

(3) 关节面及其下骨结构的改变:关节面毛糙、高低不平或穿凿样破坏。①关节面下骨质吸收,明显的骨吸收可致原有骨性关节面呈条状高密度影;②骨吸收外侧骨质增生硬化;③关节面囊样改变,周围有环状硬化。④邻近骨质疏松。

(4) 骶髂关节韧带部的韧带钙化(图46)。

3. 骶髂关节改变的 MR 表现

MR 显示的关节软骨异常为软骨线影变窄、扭曲和中断。骨髓水肿以髂骨侧略多见,表现为局限或弥漫性片状 T1WI 低信号,T2WI、STIR 为高信号影。邻近骶髂关节的软骨下骨质内信号不均匀,与骨髓内脂肪沉积和骨质硬化有关。病变活动期滑膜有强化表现(图47)。

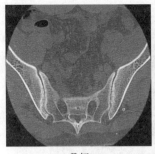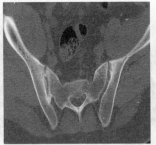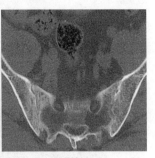

Ⅱ级　　　　　　　　　Ⅲ级　　　　　　　　　Ⅳ级

图46　骶髂关节炎 CT 分级

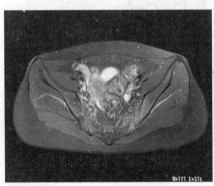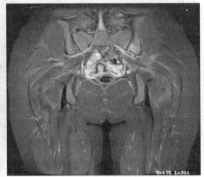

图47　骶髂关节改变的 MR 表现

4. 骶髂关节炎的分级（图48）

参照 1984 年修订的 AS 的纽约标准，X 线分级可分为 5 级。

0级：正常，关节面光整，间隙无变形。

Ⅰ级：关节面模糊，骨皮质连续性欠佳，无关节面囊性变，无骨破坏、硬化增生，无关节间隙改变。

Ⅱ级：骨皮质局限硬化，关节面模糊不清和斑块状脱钙，软骨下侵蚀、毛糙和软骨下微小囊变，关节间隙基本正常。上述异常始于髂骨面，骨质侵蚀和囊变最常见于关节中下部，很少累及韧带部。

Ⅲ级：软骨下骨质明显侵蚀破坏和弥漫性硬化，关节面呈毛刷状和锯齿状，骨质疏松和囊变亦明显增多，关节间隙呈不规则 狭窄或宽窄不均，可有部分强直。

Ⅳ级：骶髂关节骨性强直，普遍骨质疏松，韧带部侵蚀和囊变更常见、更明显。

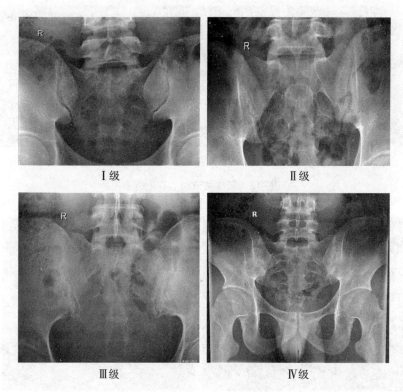

图 48　骶髂关节炎 X 线分级

第四节　诊断与鉴别诊断

国内沿用的 AS 诊断标准主要为 1966 年纽约标准和 1984 年修订的纽约标准。近年来较多用 1984 年修订的纽约标准。对一些暂时不符合上述标准者,可参考有关脊柱关节病的诊断标准,主要包括 Amor、欧洲脊柱关节病研究组(ESSG)和 2009 年 ASAS 专家组推荐的中轴型脊柱关节病的分类标准。

一、1984 年修订的纽约标准

1. 下腰背痛的病程至少持续 3 个月,疼痛随活动改善,但休息不减轻;

2. 腰椎在前后和侧屈方向活动受限;

3. 胸廓扩展范围小于同年龄和性别的正常值;

4. 双侧骶髂关节炎Ⅱ～Ⅳ级,或单侧骶髂关节炎Ⅲ～Ⅳ级。

如果患者具备 4 并分别附加 1~3 条中的任何 1 条可确诊为 AS。

二、欧洲脊柱关节病诊断标准

炎性脊柱痛或非对称性以下肢关节为主的滑膜炎,并附加以下项目中的任何一项,即:1. 阳性家族史;2. 银屑病;3. 炎性肠病;4. 关节炎前 1 个月内的尿道炎、宫颈炎或急性腹泻;5. 双侧臀部交替疼痛;6. 肌腱末端病;7. 骶髂关节炎。

符合者可列入此类进行诊断和治疗,并随访观察。

三、2009 年国际评估强直性脊柱炎工作组(ASAS,Assessment in Ankylosing Spondylitis international Society)SpA 分类标准

专家组推荐的中轴型脊柱关节病的分类标准是:起病年龄 <45 岁和腰背痛 ≥3 个月的患者,加上符合下述其中一种标准:①影像学提示骶髂关节炎并有 ≥1 个下述的脊柱关节病(SpA,spondyloarthropathy)特征可诊断为 AS;②HLA-B$_{27}$ 阳性加上 ≥2 个下述的其他 SpA 特征者亦可诊为 AS。

该标准中"影像学提示骶髂关节炎"是指:①骶髂关节 MRI 提示活动性(急)性炎症(明确的骨髓水肿或骨炎),高度提示存在与 SpA 相关的骶髂关节炎;或②X 线提示骶髂关节炎(同 1984 年修订的纽约标准)。SpA 临床特征是指:

1. 炎性背痛(IBP);
2. 关节炎;
3. 肌腱端炎(足跟);
4. 葡萄膜炎;
5. 指(趾)炎;
6. 银屑病;
7. 克罗恩病 / 溃疡性结肠炎;
8. 对 NSAIDs 治疗反应好(用药后 24~48 小时疼痛完全消失或明显改善);
9. 有 SpA 家族史(指一代或二代亲属患有 AS、银屑病、急性葡萄膜炎、反应性关节炎、炎性肠病中的任一种疾病);
10. HLA-B$_{27}$ 阳性;
11. CRP 升高。

四、鉴别诊断

(一) 椎间盘突出

椎间盘突出是引起腰背痛的常见原因之一。该病限于脊柱,无疲劳感、消瘦、发热等全身表现,多只限于腰部疼痛,活动后加重,休息缓解;站立时常有侧曲。触诊在脊柱骨突有 1~2 个触痛扳机点。所有实验室检查包括血沉均正

常。它和 AS 的主要区别可通过 CT、MRI 或椎管造影检查得到确诊。腰部 X 线见椎间隙狭窄或前窄后宽或前后等宽;椎体缘后上或下角屑样增生或有游离小骨块;CT 可证实(图 49)。

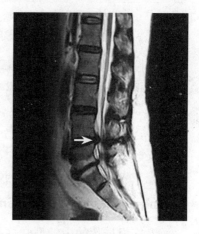

图 49　椎间盘突出 CT 表现

(二) 髂骨致密性骨炎

本病多见于于中、青年女性,尤其是有多次怀孕、分娩史或从事长期站立职业的女性。其主要表现为慢性腰骶部疼痛和发僵,劳累后加重,有自限性。临床检查除腰部肌肉紧张外无其他异常。诊断主要依靠 X 线前后位平片,其典型表现为在髂骨沿骶髂关节之中下 2/3 部位有明显的骨硬化区,呈三角形者尖端向上,密度均匀,不侵犯骶髂关节面,无关节狭窄或糜烂,骶骨侧骨质及关节间隙正常(图 50)。

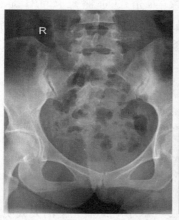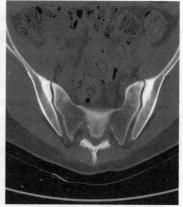

图 50　髂骨致密性骨炎病变

(三) 弥漫性特发性骨肥厚综合征

该病发病多在 50 岁以上男性,患者也有脊椎痛、僵硬感以及逐渐加重的脊柱运动受限。其临床表现和 X 线所见常与 AS 相似。但是,该病 X 线可见韧带钙化,常累及颈椎和低位胸椎,经常可见连接至少四节椎体前外侧的流注形钙化与骨化,而骶髂关节和脊椎骨突关节无侵蚀(图 51),晨起僵硬感不加重,血沉正常及 HLA-B$_{27}$ 阴性。根据以上特点可将该病和 AS 区别开。

(四) 胸椎结核

有肺、淋巴结结核的原发灶,伴结核中毒症状,常侵犯第 10 胸椎至第 1 腰

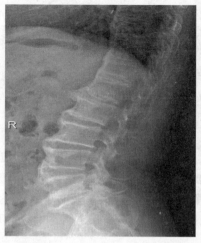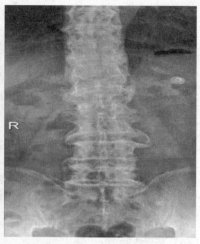

图51　弥漫性特发性骨肥厚

椎,有背痛、驼背、脊髓压迫症等。X线检查见腰椎边缘模糊、椎间隙变窄、骨质破坏、椎体呈楔形,常有脊柱旁冷性脓肿阴影,骶髂关节常为单侧受累,无韧带骨赘(图52)。抗结核治疗有效。

(五) 其他

AS是脊柱关节病的原型,在诊断时必须与骶髂关节炎相关的其他脊柱关节病如银屑病关节炎、肠病性关节炎或赖特综合征等相鉴别。此外,骨关节炎、类风湿关节炎等疾病累及骶髂关节或脊柱时,需进一步根据相关的临床特征加以鉴别。

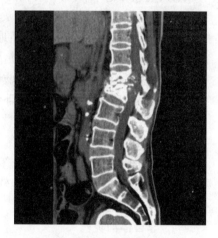

图52　胸椎结核

第五节　治疗与预后

一、治疗目标

治疗强直性脊柱炎患者的目标是:

1. 缓解症状和体征:消除或尽可能最大程度地减轻症状,如背痛、晨僵和疲劳。

2. 恢复功能:最大程度地恢复患者身体功能,如脊柱活动度、社会活动能力和工作能力。

3. **防止关节损伤**：要防止累及髋、肩、中轴和外周关节的患者的新骨形成、骨质破坏、骨性强直和脊柱变形。

4. **提高患者生活质量**：包括社会经济学因素、工作、病退、退休等。

5. **防止脊柱疾病的并发症**：防止脊柱骨折、屈曲性挛缩，特别是颈椎。

二、治疗方案及原则

AS 尚无根治方法。但是患者如能及时诊断及合理治疗，可以达到控制症状并改善预后。应通过非药物、药物和手术等综合治疗，缓解疼痛和晨僵，控制或减轻炎症，保持良好的姿势，防止脊柱或关节变形，以及必要时矫正畸形关节，以达到改善和提高患者生活质量目的。

(一) 非药物治疗

1. 对患者及其家属进行疾病知识的教育是整个治疗计划中不可缺少的一部分，有助于患者主动参与治疗并与医师的合作。长期计划还应包括患者的社会心理和康复的需要。

2. 劝导患者要谨慎而不间断地进行体育锻炼，以取得和维持脊柱关节的最好位置，增强椎旁肌肉和增加肺活量，其重要性不亚于药物治疗。

3. 站立时应尽量保持挺胸、收腹和双眼平视前方的姿势。坐位也应保持胸部直立。应睡硬板床，多取仰卧位，避免促进屈曲畸形的体位。枕头要矮，一旦出现上胸或颈椎受累应停用枕头。

4. 减少或避免引起持续性疼痛的体力活动。定期测量身高。保持身高记录是防止不易发现的早期脊柱弯曲的一个好措施。

5. 对疼痛或炎性关节或其他软组织选择必要的物理治疗。

(二) 药物治疗

1. 非甾体消炎药

这一类药物可迅速改善患者腰背部疼痛和发僵，减轻关节肿胀和疼痛及增加活动范围，无论早期或晚期 AS 患者的症状治疗都是首选的。消炎药种类繁多，但对 AS 的疗效大致相当。吲哚美辛对 AS 的疗效尤为显著，但不良反应较多。如患者年轻，又无胃肠、肝、肾及其他器官疾病或其他禁忌证，吲哚美辛可作为首选药物。方法为：吲哚美辛 25mg，每日 3 次，饭后即服。夜间痛或晨僵显著者，晚睡前用吲哚美辛栓剂 50mg 或 100mg，塞入肛门内，可获得明显改善。其他可选用的药物如阿西美辛 90mg 每日 1 次。双氯芬酸通常每日总剂量为 75~150mg；萘丁美酮 1000mg，每晚 1 次；美洛昔康 15mg，每日 1 次；及依托度酸 400mg，每日 1 次；罗非昔布 25mg 每日 1 次；塞来昔布 200mg 每日 2 次，也用于治疗本病。

消炎药的不良反应中较多的是胃肠不适,少数可引起溃疡;其他较少见的有头痛、头晕,肝、肾损伤,血细胞减少,水肿,高血压及过敏反应等。医师应针对每例患者的具体情况选用一种消炎药物。同时使用 2 种或 2 种以上的消炎药不仅不会增加疗效,反而会增加药物不良反应,甚至带来严重后果。消炎药物通常需要使用 2 个月左右,待症状完全控制后减少剂量,以最小有效量巩固一段时间,再考虑停药,过快停药容易引起症状反复。如一种药物治疗 2~4 周疗效不明显,应改用其他不同类别的消炎药。在用药过程中应始终注意监测药物不良反应并及时调整。

2. **慢作用抗风湿药**

柳氮磺吡啶:本品可改善 AS 的关节疼痛、肿胀和发僵,并可降低血清 IgA 水平及其他实验室活动性指标,特别适用于改善 AS 患者的外周关节炎,并对本病并发的前色素膜炎有预防复发和减轻病变的作用。至今,本品对 AS 的中轴关节病变的治疗作用及改善疾病预后的作用均缺乏证据。通常推荐用量为每日 2.0g,分 2~3 次口服。剂量增至 3.0g/d,疗效虽可增加,但不良反应也明显增多。本品起效较慢,通常在用药后 4~6 周。为了增加患者的耐受性。一般以 0.25g,每日 3 次开始,以后每周递增 0.25g,直至 1.0g,每日 2 次,或根据病情,或患者对治疗的反应调整剂量和疗程,维持 1~3 年。为了弥补柳氮磺吡啶起效较慢及抗炎作用欠强的缺点,通常选用一种起效快的消炎药与其并用。本品的不良反应包括消化系症状、皮疹、血细胞减少、头痛、头晕以及男性精子减少及形态异常(停药可恢复)。磺胺过敏者禁用。

3. **糖皮质激素**

一般不主张口服或静脉全身应用皮质激素治疗 AS。因其不良反应大,且不能阻止 AS 的病程。顽固性肌腱端病和持续性滑膜炎可能对局部皮质激素治疗反应好。眼前色素膜炎可以通过扩瞳和激素点眼得到较好控制。对难治性虹膜炎可能需要全身用激素或免疫抑制剂治疗。对全身用药效果不好的顽固性外周关节炎(如膝)积液可行关节腔内注射糖皮质激素治疗,重复注射应间隔 3~4 周,一般不超过 2~3 次 / 年。同样,对顽固性的骶髂关节痛患者,可选择 CT 引导下的骶髂关节内注射糖皮质激素。类似足跟痛样的肌腱端病也可局部注射糖皮质激素来进行治疗。有下列情况者,可酌情予激素治疗:对非甾体消炎药过敏,或非甾体消炎药不能控制症状者,可代之以小剂量(相当于泼尼松每日 10mg 以下)治疗;症状严重或小剂量激素治疗仍无效者,可加大剂量,每日如 20~30mg,待症状缓解、慢作用药发挥作用后,逐渐减量以至停用;合并关节外损害,如急性虹膜睫状体炎、肺损害者;常规治疗为每早顿服,夜间疼痛严重且非甾体消炎药无效者,可睡前口服 5mg;如需较长时间使用,维持量不宜超过每日 7.5mg;对病情进展急剧者,可用甲泼尼龙每日 1g 或地塞米松每日 30~50mg 静滴,连续 3 日,能取得较长时间的缓解或较快的缓解,即所谓的"冲击疗法"。

4. 其他药物

一些男性难治性 AS 患者应用沙利度胺(thalidomide,反应停)后,临床症状和血沉及 C- 反应蛋白均明显改善。初始剂量 50mg/d,每 10 天递增 50mg,至 200mg/d 维持,国外有用 300mg/d 维持。用量不足则疗效不佳,停药后症状易迅速复发。本品的不良反应有嗜睡、口渴、血细胞下降、转氨酶增高、镜下血尿及指端麻刺感等。因此对选用此种治疗者应做严密观察,在用药初期应每周查血和尿常规,每 2~4 周查肝肾功能。对长期用药者应定期做神经系统检查,以便及时发现可能出现的外周神经炎。

5. 生物制剂

抗肿瘤坏死因子(TNF)-α 拮抗剂包括:依那西普(etanercept)、英夫利西单抗(infliximab)和阿达木单抗(adalimumab)。其治疗 AS 已经过多项随机双盲安慰剂对照试验评估,总有效率达 50%~75%。用法用量与 RA 类似。依那西普的推荐剂量和用法是 25mg,皮下注射,每周 2 次或 50mg,每周 1 次。英夫利西单抗 3mg/kg,第 0、2、6 周各 1 次,之后每 4~8 周 1 次,可适当加大用量。阿达木单抗治疗 RA 的剂量是 40mg,皮下注射,每 2 周 1 次。

TNF-α 拮抗剂治疗 6~12 周有效者建议可继续使用。1 种 TNF-α 拮抗剂疗效不满意或不能耐受的患者可能对另 1 种制剂有较好的疗效。但其长期疗效及对 AS 中轴关节 X 线病变的影响,尚待继续研究。TNF-α 拮抗剂最主要的不良反应为输液反应或注射点反应,从恶心、头痛、瘙痒、眩晕到低血压、呼吸困难、胸痛均可见。其他的不良反应有感染机会增加,包括常见的呼吸道感染和机会感染(如结核),但与安慰剂对比差异无统计学意义。治疗前筛查结核可明显减少 TNF-α 拮抗剂治疗相关的结核发病率,现已成为常规。脱髓鞘病、狼疮样综合征以及充血性心力衰竭的加重也有报道,但发生率很低。用药期间要定期复查血常规、尿常规、肝功能、肾功能等。

表 8　ASAS 抗 TNF 生物制剂治疗强直性脊柱炎的建议

患者选择
诊断
正常情况下患者应符合修订的纽约标准的肯定 AS
放射学标准:骶髂关节炎,双侧 ≥ Ⅱ级或单侧Ⅲ级至Ⅳ级
临床标准(3 项中 2 项)下背痛和晨僵 >3 个月,运动后缓解而休息不缓解;腰椎矢状面和额状面运动受限;胸廓活动度第一相应年龄和性别的正常人。

续表

患者选择

病情活动

病情活动≥4周

BASDAI≥4(尺度0~10)和专家的意见

治疗失败

所有患者至少应该经过两种NSAID足量治疗试验。足量治疗的定义为:最大推荐剂量或可耐受的消炎剂量至少3个月(除非有禁忌证);治疗时间<3个月,由于不能耐受副作用或禁忌证而撤药。

单纯的中轴受累型开始抗TNF治疗之前可不需要经过DMARDs治疗。

有症状性外周关节炎患者至少经过1次激素局部注射但疗效不满意。

持续性外周关节炎型需经柳氮磺胺吡啶治疗(用标准剂量或最大耐受剂量4个月,<4个月者是由于不能耐受副作用或禁忌证而撤药)。

有症状的肌腱端炎对于合适的局部治疗失败。

禁忌证

妇女妊娠或哺乳期;必须使用有效的避孕措施

活动性感染

包括以下情况的高危感染者

慢性下肢溃疡

以前患过结核病(按当地建议预防接种或治疗)

过去12个月内天然关节患脓毒性关节炎

过去12个月内人工关节脓毒症,假如关节仍在原位,则时间不限

持续性或复发性肺部感染

泌尿系内置导管

系统性红斑狼疮或多发性硬化病史

肿瘤或癌前状态,除外:

基底细胞癌

肿瘤已诊断并治疗10年以上(而且已治愈的可能性很大)

病情评估

临床应用的ASAS核心指标

生理功能(BASFI或Dougados功能指数)

疼痛(过去1周AS所致脊柱夜间痛VAS和过去1周脊柱痛的VAS)

脊柱活动度(胸廓活动度、改良Schober试验和枕墙距、腰椎侧屈)

患者整体评估(过去1周的VAS)

僵硬(过去1周脊柱晨僵时间)

外周关节和附着点

急性时相反应物(血沉或C反应蛋白)

疲劳(VAS)

患者选择

BASDAI

　　过去 1 周疲劳总体水平的 VAS

　　过去 1 周 AS 所致颈、背或髋疼痛总体水平的 VAS

　　过去 1 周除颈、背、髋以外的其他关节疼痛或肿胀整体水平的 VAS

　　过去 1 周任何部位触痛或压痛总体水平 VAS

　　过去 1 周醒后晨僵整体水平的 VAS

　　晨僵时间和强度

疗效评价

　　疗效标准:BASDAI-50% 相对变化或 20mm 绝对变化(0~100 标尺)及专家同意继续
使用

　　评价时间:6~12 周

6. 手术治疗

　　强直性脊柱炎的手术指征包括几个方面:对有严重脊柱畸形的患者可作脊柱矫形手术(如胸椎、颈椎截骨术);对髋关节、膝关节活动明显受限者,可采取关节置换或成形术,少数心瓣膜关闭不全严重者还需考虑换瓣术。

　　AS 晚期常伴发脊柱后凸畸形。手术指征:①脊柱后凸畸形(Cobb 角)>50°;②矢状面失衡;③髋关节过伸功能良好但脊柱后凸畸形导致躯体前倾;④严重进展性的胸椎后凸畸形伴平视能力丧失而产生社会心理负面影响;⑤急性 AS 患者经内科治疗全身症状明显改善且炎症得到明显控制,具体临床征象表现为疼痛、晨僵减轻或消失,CRP、ESR 可作为评价炎性活动性的重要指标。

　　目前手术治疗腰椎后凸畸形的两种标准矫形方法是单节段经椎弓根椎体截骨术(transpendicular wedge osteotomy,TWO)和多节段经关节突"V"形截骨术(polysegmental wedge osteotomy,PWO)。TWO 经椎弓根进行截骨,是三柱截骨,利用截骨椎的塌陷矫正后凸畸形,由于矫正不依赖于椎前间隙张开,因此该方法适用于椎间盘完全骨化,脊柱严重竹节样变的患者;PWO 可使后凸畸形的矫正分布在各个节段,有利于恢复矢状面的圆滑生理弯曲。但在闭合后份截骨时,椎前间隙会有不同程度张开,可以损伤椎前血管、神经,因此,此种手术要求患者脊柱前柱骨化较轻,椎间隙无明显狭窄,无病理性骨折。

　　对于少数晚期椎体间完全骨性融合的患者 TWO 治疗效果有限,PWO 手术风险较大且后凸畸形纠正有限。

　　伴髋关节强直患者的手术:驼背并髋关节强直时,因髋关节屈曲畸形加剧了已重心前移的身体上部,使脊柱、髋关节的应力进一步加大。要想有效、准确地纠正驼背,恢复脊柱正常受力特点,避免因脊柱前倾造成的错觉致纠正后凸过度,引起前凸;纠正驼背角度不够;纠正驼背后因脊柱前倾造成复发等并发症,就必须针对两个部位进行矫形。由于脊柱纵轴因髋关节强直而前倾,因此必须使脊柱纵轴基本垂直,驼背矫形才能取得较确切的效果。从生物力学角度来看,先行髋关节矫形手术,再矫正驼背是合理手术方式。

附:国际评估强直性脊柱炎工作组／欧洲风湿病防治联盟（ASAS/EULAR）治疗强直性脊柱炎的建议

1. 强直性脊柱炎的治疗应根据下列因素而定:

(1) 疾病目前的表现(中轴的、外周的、肌腱端的和关节外的症状和体征)。

(2) 目前症状、临床表现和预后指标:

- 疾病活动度／炎症;
- 疼痛;
- 功能障碍;
- 结构的破坏、髋关节受累、脊柱畸形等。

(3) 临床一般特征(年龄、性别、并发症和合并用药)。

(4) 患者的意愿和期望。

2. AS 患者的疾病监测包括:病史(例如以问卷的形式)、临床指标、实验室检查和影像学检查,这些都要依据临床表现和 ASAS 核心项目来判断。监测的频率依据患者的症状、病情严重程度和药物治疗方案而定。

3. 合理的治疗为非药物治疗和药物治疗的结合。

4. 非药物治疗包括对患者的教育和规律的体育锻炼。单人的和集体的物理疗法都应该考虑。病友会和自助组织均有帮助。

5. NSAIDs 推荐作为治疗 AS 患者疼痛和僵硬的第一线用药。对于胃肠道风险增加的患者,可以使用非选择性 NSAIDs 加胃肠道保护剂或者选择性的 COX-2 抑制剂。

6. 对使用 NSAIDs 还不足以镇痛、有 NSAIDs 禁忌或不能耐受 NSAIDs 的患者,可以考虑使用对乙酰氨基酚和类罂粟碱等镇痛药。

7. 骨骼肌炎症局部制剂注射激素可以考虑使用。没有证据表明全身使用激素对中轴疾病有益。

8. 没有证据表明 DMARDs 包括柳氮磺胺吡啶和 MTX 对中轴病变有效。对于外周关节炎,可以考虑使用柳氮磺胺吡啶。

9. 根据 ASAS 的推荐,对于虽经传统的治疗,但仍持续存在较高疾病活动性的患者应该使用 TNF 拮抗剂。对于中轴性疾病的患者,没有证据支持在使用 TNF 拮抗剂之前或者同时必须使用 DMARDs。

10. 顽固性的疼痛或残疾和放射学检查有结构破坏的患者可以进行全髋关节成形术,

年龄并非影响因素。脊柱手术，比如矫正截骨术和固定术对有适应证的患者可能有用。

三、预后

强直性脊柱炎的病程各种各样，以自发缓解和加重为其特征，但通常为良性过程。近年发现有些 HLA-B_{27} 阳性的个体，既往未诊断过强直性脊柱炎，但有强直性脊柱炎的部分临床表现，只是程度较轻，且呈自限性。这种改变已反映到了最近推行的脊柱关节病的诊断标准中。大部分的患者功能状态和工作能力都很好，甚至在病情持续发展的患者也是如此。国内研究发现，髋关节受累是强直性脊柱炎预后不良的标志，疾病的前 5 年若未发生髋关节受累者，今后再发生几率不高。最近挪威的一项研究发现，强直性脊柱炎患者平均在患病 15.6 年后需停止工作，尤其见于女性、教育程度低、有急性前色素膜炎、竹节样脊柱和有共患疾病者；强直性脊柱炎功能的大部分丧失都发生在病初 10 年内，并且与外周关节炎、脊柱 X 线改变及脊柱竹节样变的进展密切相关。尽管对某个患者来说预测预后存在困难，但可以肯定那些有髋关节受累或颈椎完全强直且有驼背的患者更容易出现残废。近年施行全髋置换术已能部分或完全阻止残废的发生。有些研究提示对于部分病情较重的强直性脊柱炎患者，其寿命长短受到轻度影响。

第六章

日 常 调 护

RA、AS 是慢性的自身免疫性疾病,目前病因尚不明了,也尚未找到能够完全治愈的方法,且反复发作,治疗周期长,严重影响患者的工作、学习及生活,使患者的生存质量明显下降。加强日常调护,如功能锻炼、饮食调养、起居及情志调护,可避免诱发因素,减少复发,增强体质,巩固疗效,维护关节功能,使患者病残率降低到最低限度,提高其工作及生活质量。

第一节 功 能 锻 炼

功能锻炼对 RA、AS 患者都具有积极的意义,通过功能锻炼以活动关节,减少僵直挛缩,防止肌肉萎缩,恢复关节功能,"以动防残"。通过锻炼还能促进机体血液循环,改善局部营养状态,振奋精神,增强体质,促进早日康复。锻炼时应注意根据自己的身体状况选择相应的锻炼方式,切勿操之过急,超过自己的耐力,应量力而行,循序渐进,贵在坚持。锻炼可分为全身运动及局部运动,其中全身运动包括太极拳、八段锦、易筋经、五禽戏、广播体操及耐力锻炼等,患者可根据自身条件选择一至二种运动方式;同时还可根据病情针对性地选择 RA 或 AS 相应的局部关节运动方式。

(一) 全身运动

1. 太极拳

是以中国传统儒、道哲学中的太极、阴阳辨证理念为核心思想,集颐养性情、强身健体、技击对抗等多种功能为一体,结合易学的阴阳五行之变化、中医经络学、古代的导引术和吐纳术形成的一种内外兼修、柔和、缓慢、轻灵、刚柔相济的拳术。太极拳动作柔和,拳式易学,而且架势的高或低、运动量的大小都可以根据个人的体质而有所不同,能适应不同年龄、体质的需要

103

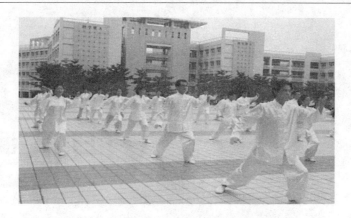

图53 24式简化太极第三式——白鹤亮翅

（图53，图54）。

2. 八段锦

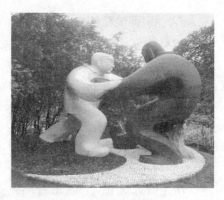

图54 太极推手

是一种优秀的中国传统保健功法，它动作简单易行，功效显著。古人把这套动作比喻为"锦"，意为动作舒展优雅，如锦缎般柔美；又因为功法共为八段，故名为"八段锦"。整套动作柔和连绵，滑利流畅；有松有紧，动静相兼；气机流畅，骨正筋柔。八段锦的体势有坐势和站势两种。坐势练法恬静，运动量偏小，适于起床前或睡觉前锻炼。站势运动量相对偏大，可根据不同年龄、不同身体状况而有所不同（图55，图56）。

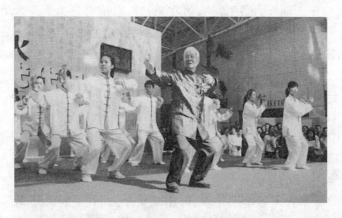

图55 第二段——左右开弓似射雕

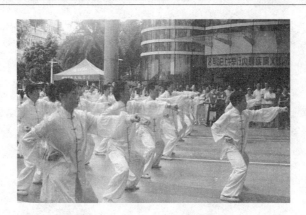

图56 第七段——攒拳怒目增气力

3. 易筋经

是我国古代创立的一种健身法,在民间久为流传。"易"是变通、改换、脱换之意,"筋"指筋骨、筋膜,"经"则带有指南、法典之意。"易筋经"就是改变筋骨,通过修炼丹田真气打通全身经络的内功方法。练习易筋经,能使肌肉、韧带变得强壮有力,粘连的筋膜恢复坚韧灵活,起到舒筋活络和增强肌力的作用,从而达到强筋健骨,除病益寿的健身目的。近代流传的《易筋经》多只取导引内容,且与原有功法多有不同,派生出多种样式。流传较广的是经清·潘蔚整理编辑的《卫生要术》中的《易筋经》十二式(图57,图58)。易

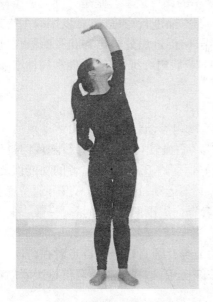

图57 达摩易筋经十二式第四式——摘星换斗式

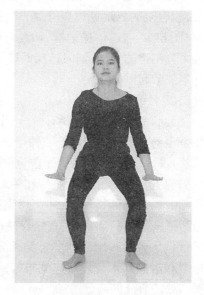

图58 达摩易筋经十二式第八式——三盘落地式

筋经适合中老年人习练,个别难度较大的动作可以通过不同的动作幅度和调息次数来适应。

4. 五禽戏

五禽戏是通过对虎、鹿、熊、猿和鹤的动作进行模仿,以强身健体为目的的一种养生保健操。五禽戏要求意守、调息和动形相互协调,搭配完成(图59,图60)。意守令人心态平和,产生真气;调息有行气、通调经络之功;动形则令筋骨强、关节利,所以练习五禽戏对患者的康复大有裨益。

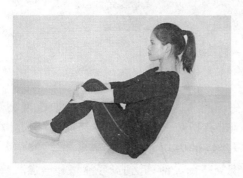 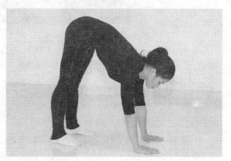

图 59 熊戏   图 60 虎戏

5. 广播体操

广播体操是一项广为人知,练习者众多的体育运动。它是一种徒手操,不用器械,有限的场地就可以开展,通常跟随广播进行锻炼,也可以用口令指挥节奏(图61)。通过体操锻炼,加强血液循环,促进患处渗出和肿胀的吸收,加快有害分泌物的代谢,同时体操锻炼使韧带、肌肉纤维增粗,弹性和韧性增强,对稳定关节起重要作用。

6. 耐力锻炼

又称有氧训练法,主要有游泳、步行、慢跑等,通过增加肌肉运动负荷,从而增加了有氧代谢能力,是一种增强呼吸、心血管功能及改善新陈代谢过程的方法(图62,图63)。特别是游泳能更好地促进 RA 及 AS 患者的功能恢复。游泳时患者身体的大部分肌肉和关节都必须运动,这样一来不仅可保持患者脊柱、颈部、腰部的灵活性,还可增强患者脊柱周围的肌肉力量。一般人们都通过游泳来增加肺活量,强直性脊柱炎患者坚持游泳不仅还可以增加肺活量,还可保持患者的胸廓活动度。类风湿关节炎及强直性脊柱炎患者在游泳时,身体轻轻触碰到水流还可起到很好的按摩作用,这样一来便可促进患者肌肉和关节处的血液循环。

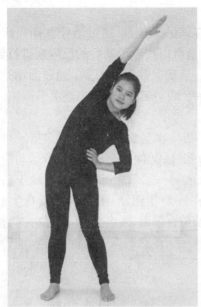
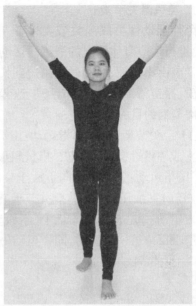

图 61　广播体操

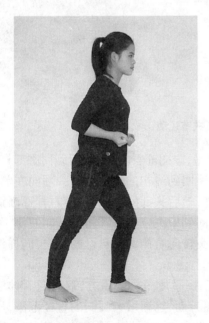
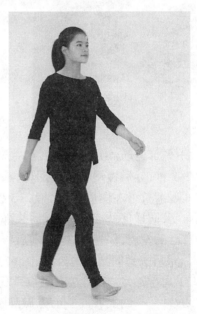

图 62　慢跑　　　　　　　　　图 63　步行

（二）关节运动

1. 类风湿关节炎

急性活动性类风湿关节炎患者，应该卧床休息，通过治疗急性炎症消失后，要进行适应身体情况的锻炼。活动量可以按照活动后的反应来进行调整。活动量应由小到大、活动时间由短到长、活动次数由少到多。通过活动达到增强体质、振奋精神、维持关节活动、改善关节功能以及减少出现关节挛缩、强直和肌肉萎缩的目的。

（1）手关节运动：①屈指运动：由拇指依次与食指、中指、无名指及小指指尖对指成"O"形，然后伸直 5 指呈扇形张开；②伸指运动：与屈指运动顺序相反；③压指运动：一手掌心向下放于桌面，另一手掌根部交叉垂直压于前一手背，轻轻向下加压，使该手指关节伸直；④对指运动：拇指尖和食指尖对指；⑤滑指运动：掌心向下置桌面上，不移动前臂情况下，各指尽量滑移向拇指侧，有困难时可由另一手协助，同样运动另一手，注意锻炼中保持手、腕、前臂在同一直线上（图64）。

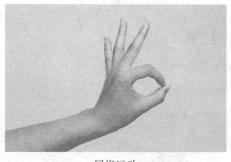 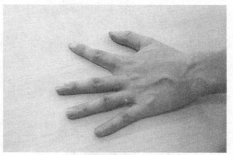

屈指运动　　　　　　　　　　　　　　　滑指运动

图 64　手关节运动

（2）颈部运动：①上身坐直，双肩放平，眼向前看。尽量将下颌向胸部靠近，保持 2~3 秒；然后慢慢将头向后仰，最后回到最初的位置。②头部向左侧歪，使左耳逐渐拉近左侧肩膀，保持 2~3 秒；随后头部向右侧歪，使右耳逐渐接近右侧肩膀，同样保持 2~3 秒；最后头部回到中央位置。③将头转向左侧，可以看到自己的左肩，保持 2~3 秒；随后将头转向右侧看见自己的右肩，同样保持 2~3 秒，最后头部回到正中位置（图65）。

（3）肩部运动：①站立或坐位，双手握紧放至头部后方，双肘向后伸展拉开。②站位，一侧上肢向正前方做画圈运动，逐渐增大圆圈的直径范围，另一侧上肢重复同样动作。③侧立，一侧上肢向正前方做画圈运动，逐渐增大圆圈的直径范围，另一侧上肢重复同样动作（图66）。

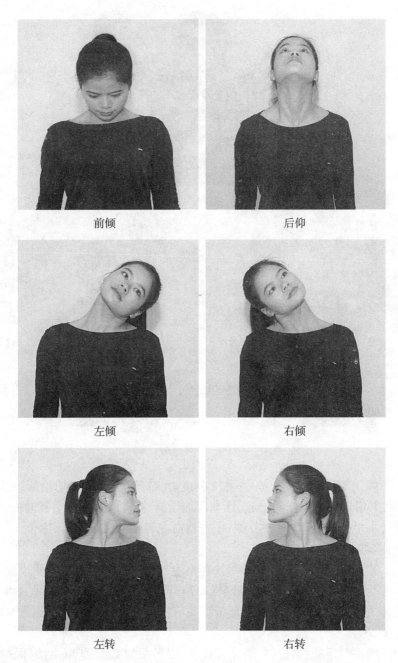

前倾　　　　　　　　　后仰

左倾　　　　　　　　　右倾

左转　　　　　　　　　右转

图 65　颈部运动

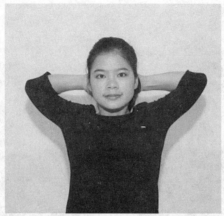

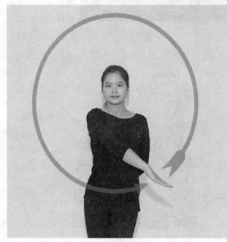
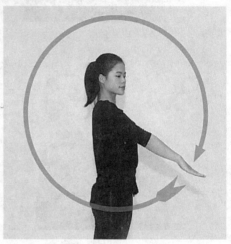

图 66 肩部运动

(4) 髋关节运动:①站位,一手扶在桌边,膝关节伸直,向前抬起左腿,回至原位,并沿同一方向向后抬起,逐渐增加抬腿的高度,另一侧重复同样动作。②站位,一手扶在桌边,膝关节伸直,左腿向左侧抬起,然后回至原位,另一侧重复同样动作(图 67)。

(5) 膝关节运动:①站位,一手扶在桌边,左侧膝关节屈曲,左侧小腿向后抬起,逐渐放回原位,另一侧重复同样动作。②坐位(为防摔倒,上半身可背靠椅子),双足平放,缓慢抬起左腿直至膝关节伸直,然后放下,另一侧重复同样动作(图 68)。

(6) 踝关节运动:坐位,一侧足部离地,以足跟为支点,脚趾上抬,保持 2~3秒,以足跟为支点,脚趾向下,保持 2~3 秒,亦可以足跟为支点,足做顺时针划圈,逐渐增加圆圈的直径,另一侧重复同样动作(图 69)。

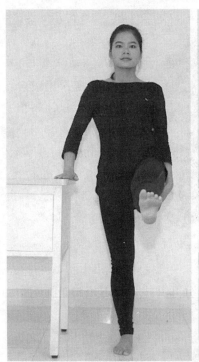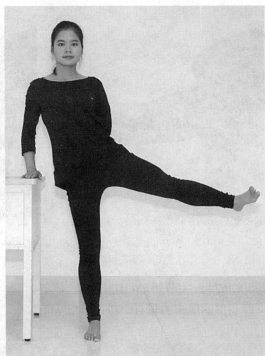

图 67 髋关节运动

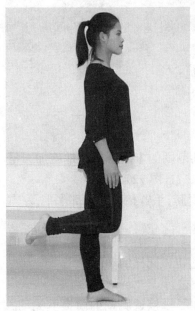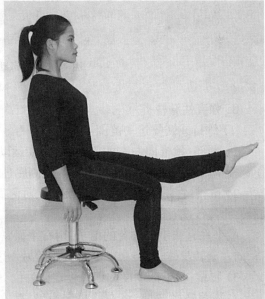

图 68 膝关节运动

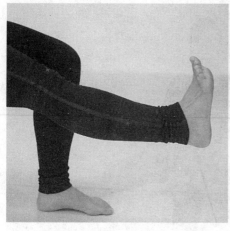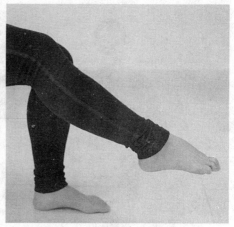

图 69 踝关节运动

(7) 足趾关节运动:脚趾屈曲、伸直,脚趾分开并拢。练习用脚趾抓毛巾,训练足部的肌肉力量(图 70)。

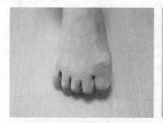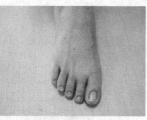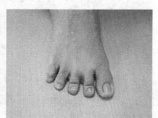

图 70 足趾运动

2. 强直性脊柱炎

(1) 维持或恢复运动范围

1) 颈部:颈椎向左右两侧的旋转,在运动范围的末端再柔和地施加力量使颈椎稍微过度旋转;颈椎向左右两侧侧屈(图 71,图 72)。

2) 胸椎:在端坐位下双手交叉放在对侧肩膀,手臂抬高到肩部水平,左右旋转,重复 5 次(图 73)。

端坐在有扶手和靠背的椅子,用右手抓紧椅子左边的扶手,左手臂钩住椅背,向左旋转身体,保持 20~30 秒。然后另一边也做同样的动作。

3) 腰椎:腰椎活动度的训练是在仰卧位下进行。

右膝盖略微弯曲,将右膝拉向右腋窝,在尽量接近胸壁的前提下晃动 5 次。然后左腿做相同的动作。每一侧下肢重复做这个动作 5 次(图 74)。

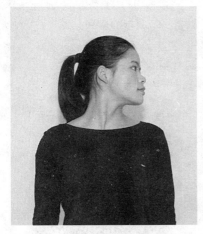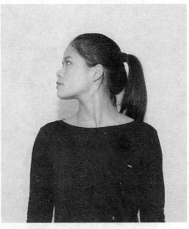

图 71　颈椎左右旋转

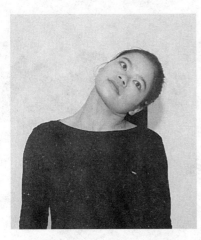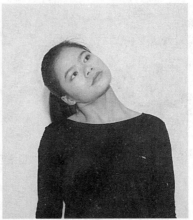

图 72　颈椎左右侧屈

膝盖略微弯曲,双膝尽量拉向胸壁,晃动 5 次,然后返回到原来的位置。重复 5 次。

膝关节和髋关节屈曲到最大程度,双臂向两侧伸展,手掌平放。双膝靠拢,向一侧滚动到最大范围,然后再从这一侧向另一侧做最大范围的滚动,重复 5 次(图 75)。

4) 胸廓:在门框或在房间的角落里,做"推"的动作,身体尽可能前倾使得胸前和肩膀有拉伸的感觉,重复 5 次。这个动作可以通过向后站 1、2 步来增加难度。在做这个训练时确保你不会滑倒(图 76)。

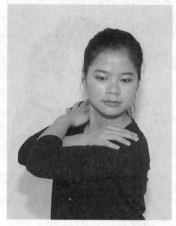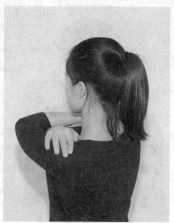

图 73 胸椎活动度的锻炼

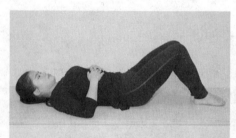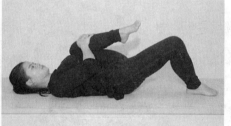

图 74 腰椎活动度的锻炼 1

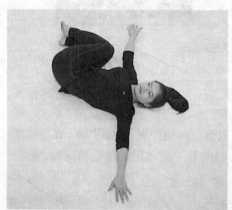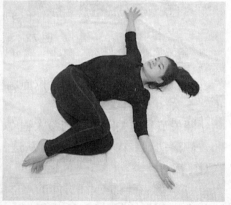

图 75 腰椎活动度的锻炼 2

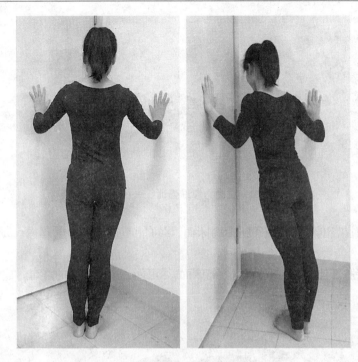

图 76　胸廓活动度的锻炼

（2）肌肉力量增强训练

1）俯卧：以下动作是在俯卧位下完成。

如果完全俯卧在一个坚硬的平面比较困难，在腹部垫一个或者多个枕头，随着训练的进展，可以逐渐减少枕头的数量。

双手背于下背部握紧（图 77），抬起头和双肩（图 78）。保持这个动作 3 秒然后放下，重复 5 次。通过将双手置于颈后来进阶，或者将双臂向前伸出过顶然后将头和胸部抬起来进一步增加难度。

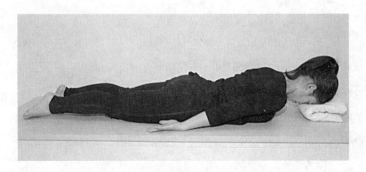

图 77　肌肉力量增强训练——俯卧 1

115

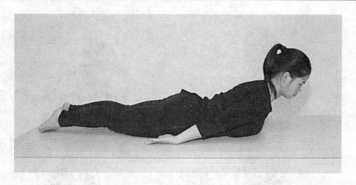

图 78　肌肉力量增强训练——俯卧 2

　　保持膝部伸直,将一条腿抬离床面,尽可能不造成太多的疼痛。每侧重复 5 次。

　　保持膝部伸直(图 79),双腿抬离床面,尽可能不造成太多的疼痛。重复 5 次。

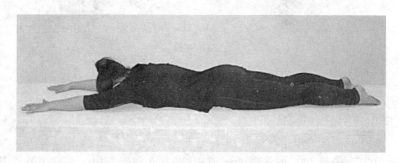

图 79　肌肉力量增强训练——俯卧 3

　　双手向前,抬起一侧上肢和对侧下肢离开床面。保持 3 秒然后放下。然后抬起另一侧上肢及其对侧下肢离开床面做这个动作。每一侧重复 5 次(图 80)。

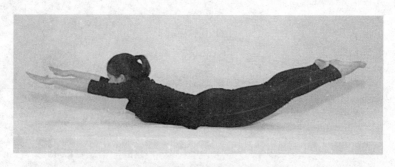

图 80　肌肉力量增强训练——俯卧 4

2) 呼吸训练:仰卧,膝盖略微弯曲,双手放在双侧肋缘的同一位置,深呼吸(图81)。当胸廓扩张时感受下肋胁的活动(图82)。重复5次。

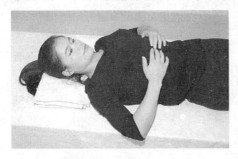

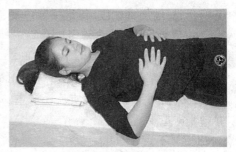

图81　呼吸训练1　　　　　　　　　　　图82　呼吸训练2

日常俯卧。在适当的方向,在坚固的表面上俯卧20分钟,至少每周3次。

第二节　饮 食 调 养

RA、AS患者一般应进食高蛋白、高热量、易消化的食物,少吃辛辣刺激性食物以及生冷、油腻食品。食物要新鲜,荤素要搭配,食量不宜过多,以适合患者口味、能消化吸收为度。《素问·藏气法时论》指出:"毒药攻邪,五谷为养,五果为助,五畜为益,五菜为充,气味合而服之,以补益精气。"五谷、蔬菜、瓜果、鱼、肉、禽类等均有营养,不可偏颇。

一、总体原则

(一) 适宜

1. 宜进食高蛋白、高纤维素、高热量、易消化的食物

RA、AS患者长期慢性消耗,常有低热、肌肉萎缩、贫血等症状,以及蛋白质不足现象。故应增加优质蛋白质和高纤维素食物的摄入。高蛋白的食物是一些植物蛋白和动物蛋白含量高食物,如奶制品、禽蛋类、肉类、鱼类、豆类等,高纤维素食物如蔬菜、水果、粗粮。

2. 宜适量选食富含维生素 E、C、A、B 等丰富的蔬菜和水果

如萝卜、豆芽、紫菜、洋葱、海带、木耳、干果(栗子、核桃、杏仁、葵花籽)及草莓、乌梅、香蕉,以及含水杨酸的西红柿、橘柑、黄瓜等。维生素能帮助人体生长和组织修复,促进各种新陈代谢,增进神经和骨骼系统正常功能。因RA、AS患者长期慢性消耗,多有维生素 A、维生素 C 等维生素的缺乏,故宜进食富含维生素的食物。

3. 宜吃富含组氨酸、精氨酸、核酸和胶原的食物

如动物血、蛋、鱼、豆类制品、土豆、鸡肉等,因其能增强免疫力,促进胶原组织合成,增加骨密度,促进关节修复,有利于促进 RA、AS 的康复。

4. 宜多吃含钙、含锌多的食物

如排骨、奶制品、葡萄干、芝麻、松子、核桃等食物,其能调节免疫,补充骨质代谢的正常需要,改善骨质疏松。RA、AS 患者多伴有钙、锌的的缺乏,尤其是缺钙会使骨质破坏、骨质疏松加重,并使疼痛加重,所以多进食含钙、锌多的食物非常重要。

(二) 不宜

1. 少食高动物脂肪和高胆固醇食物

如肥肉、动物内脏、油炸食品、奶油制品等,因其产生的酮体、酸类、花生四烯酸代谢产物和炎症介质等,可抑制 T 淋巴细胞功能,易引起和加重关节疼痛、肿胀、骨质脱钙疏松与关节破坏。

2. 少食高嘌呤食物

如动物内脏和海产品等,因其中含较高的嘌呤可能会使关节症状加重。

3. 少饮酒、咖啡、浓茶等饮料,注意避免吸烟及被动吸烟

因饮酒、咖啡、浓茶会刺激胃肠,引起肠道不适,还会使中枢神经兴奋致失眠、心悸及疼痛加重;咖啡及浓茶所含的咖啡因可抑制钙的吸收,导致钙质流失,引起骨质疏松;饮酒还可引起肝功能损害;吸烟可增加肺部感染的几率,还会导致免疫力下降,加重病情。

4. 少食刺激性强的食物

如生葱、生蒜、辣椒等,因其易引起关节炎症加重,尤其是急性期的患者及阴虚火旺患者最好忌用。

5. 过敏体质患者应注意少食牛奶、羊奶等奶制品和花生、巧克力、小米、干酪、奶糖等含酪氨酸、苯丙氨酸和色氨酸的食物

因其能产生致关节炎的介质前列腺素、白三烯、酪氨酸激酶自身抗体及抗 IgE 抗体等,易致过敏而引起关节炎加重、复发或恶化。

6. 发物忌口

发物忌口是 RA、AS 患者所必须遵循的食物调养原则。"发物",从中医角度讲,是指有刺激性或肥甘厚腻特别容易诱发某些疾病(尤其是旧病宿疾)或加重已发疾病的食物。从西医学角度理解,"发物"则是一些具有过敏原性的食物和会加重代谢、内分泌疾病症状的食物。具有过敏原性的食物能使过敏体质的人可能发生异常免疫反应,抗原抗体免疫复合物沉积在病变部位的血管上,加重病情;而加重代谢、内分泌疾病症状的食物能使人体内环境失调,微循环障碍,诱发或加重 RA、AS 症状。在 RA、AS 急性期一般不宜进食"发物"。按照发物的性能分为四大类:一为温热之品,如羊肉、狗肉、花椒、胡椒、香菜、韭菜等;二为生风之品,如虾、蟹、鹅、牛肉、椿芽、笋等;三是湿热之品,如酒、糯米、芒果等;四是冷积之品,如西瓜、梨、柿等各种生冷之品。此外,发物具有体质特异性,所以患者应注意自己日常进食品种,如发现某食物两次进食后均有不适,使原病情加重,应视为发物加以禁忌。发物的概念是相对的,应该按照中医的辨证论治的原则调整膳食,如热偏盛则不宜进食发热之物,比如辣椒、荔枝、茴香、韭菜等;如寒偏盛则不宜进食发冷积之物,比如西瓜、梨、柿、冬瓜、苋菜等。

发物按其来源可分为以下几类:一为海腥类,主要有带鱼、黄鱼、鲳鱼、蚌肉、虾、螃蟹等水产品,这类食品大多咸寒而腥,对于体质过敏者,易诱发过敏性疾病发作如哮喘、荨麻疹等,同时,也易催发疮疡肿毒等皮肤疾病。这类食物含有一定量的异性蛋白和组胺,其可能成为过敏源,引起变态反应。二为禽畜类,主要有鸡头、猪头肉、鹅肉、驴肉、獐肉、牛肉、狗肉等,这类食物主动而性升浮,食之易动风升阳,触发肝阳头痛、肝风脑晕等宿疾,此外,还易诱发或加重皮肤疮疡肿毒。三为食用菌类,主要有蘑菇、香菇等,这类食物性升浮,过食易致动风生阳,触发肝阳头痛、肝风眩晕等宿疾,此外,还易诱发或加重皮肤疮疡肿毒。四为果品类,主要有桃子、杏、芒果、杨梅、荔枝等,此类食物性多温热,前人曾指出,多食桃易生热,发痈、疮、疽、疖、虫痔诸患,多食杏生痈疖,伤筋骨。五为蔬菜类,主要有竹笋、芥菜、菠菜等,这类食物易诱发皮肤疮疡肿毒。此外,属于发物的还有葱、蒜、韭菜等辣刺激性食物,其易引起炎症扩散、加重关节炎症。鸡蛋虽不属发物,但也不宜多吃,一般一天不宜超过 2 个。原因是鸡蛋内含大量蛋白,但它们属于异性蛋白,有相当一部分人吃了异性蛋白质后出现变态反应。

二、根据不同气候及体质进行调护

四时不同的气候及人体不同的体质,其饮食调护各不相同。《素问·四气调神大论》指出:"春夏养阳,秋冬养阴",唐·孙思邈《备急千金要方》亦载:"春省酸增甘养脾气,夏省苦增辛养肺气,长夏省甘增咸以养肾气,秋省辛增酸养肝气,冬省咸增苦以养心气。"说明要根据四时气候不同而选择不同的饮食调护方法。《素问·阴阳应象大论》更是强调"形不足者,温之以气,精不足者,补之以味",说明饮食调护也要根据个人体质及虚之所在而有所区别。总之,饮食调护不仅要顺应四时气候,还要根据患者个人体质不同进行相应的调护。

（一）春季

在阳气生发的季节,饮膳要求清淡,不宜食用油腻煎炸之膳食。宜用平补之品,常用的食物有:大米、小米、高粱、大麦、小麦、红薯、山药、土豆、黄瓜、青菜、白菜、卷心菜、胡萝卜、猪肉、鸽子、兔肉、赤豆、扁豆、青豆、菜豆、苹果、橄榄、白果、鲜葡萄、芝麻、葵花子、南瓜子、南瓜、丝瓜、鸡蛋、鹌鹑、青鱼、鳗鱼、鲈鱼、泥鳅、菜油、豆油等。以上食物,性平和或稍偏温或稍偏凉,是正常人或患者为维持健康和生命所必需的,只要没有过敏,有些食物可每天食用,有些可断续交替食用。

春季药膳举例

1. 虚寒体质患者

（1）猪脊杜仲羹

猪脊骨 1 具,杜仲 60g,鸡血藤 60g,鲜山药 60g,草果 3 枚,荜拨 6g。猪骨捣碎与药同煎,下葱、姜作羹。分食。

（2）菟丝子猪尾粥

菟丝子 30g,枸杞 30g,干山药 30g,猪尾 1 条,大米 100g,葱花、精盐、香油各适量。猪尾与药同煎约 40 分钟,后下大米至煮熟,再调味即可。

2. 虚热体质患者

（1）石斛排骨汤

石斛 30g,鸡血藤 30g,排骨 200g。用法:排骨洗净切成小块,石斛、鸡血藤洗净,同置锅中,加清水 500 毫升,急火煮开 3 分钟,文火煮 40 分钟,分次食用。

（2）山萸首乌炖鳖

鳖 1 只,山萸肉 20g,何首乌 30g,小茴香 10g。三药布包,开水烫死鳖,揭开鳖甲,去内脏、头、爪。将鳖和药包一起炖至肉熟,饮汤食肉。

3. 痰湿体质患者

（1）薏米山药粥

薏苡仁 150g,鲜山药 50g,陈皮 15g。将陈皮加水 1500ml,烧沸后用文火煎约 10 分钟,滤汁去渣。薏苡仁、鲜山药洗净后置锅内,入药汁,煮至薏苡仁酥烂。食时可酌加糖或盐调味。

（2）山药乌蛇汤

乌梢蛇肉 500g,鲜山药 50g,茯苓 30g,薏苡仁 30g,生姜 5 片,盐、味精、猪油适量。将乌梢蛇肉洗净切成小段,与山药、薏苡仁、茯苓同放入锅内,加适量水,煮沸,添加猪油、盐、姜、味精等调味,饮汤吃肉。

（二）夏季

夏季是阳气最盛的季节,此时也是人体新陈代谢最旺盛的时候,人体出汗过多而容易丢失津液,因此夏季养生应该以清淡食物为主,避免伤津耗气,宜以补气养阴、清暑热为主。宜用清补之品,常用食物有:甲鱼、乌龟、黑鱼、鸭、甘蔗、生梨、藕、荸荠、百合、银耳、西瓜、冬瓜、香瓜、绿豆、薏苡仁、茄子、西红柿、萝卜、乌梅、青梅、黑木耳、茶叶等。以上食物性凉,久食清火,内热之体相宜,有些还能软化大便。

夏季药膳举例

1. 虚寒体质患者

(1) 黄芪续断炖蛇肉

黄芪 60g,续断 30g,薏苡仁 30g,蛇肉 1000g,料酒 10g,生姜 15g,胡椒 12g,盐葱各适量。蛇去头尾,去皮内脏,切成小片,姜切片,黄芪、续断、薏苡仁洗净冷水浸 1 小时,锅烧热,放猪油 30g,入蛇肉翻炒,入料酒,再将蛇肉入砂锅与黄芪、续断共炖,加入姜、葱、盐文火炖 1 小时,入胡椒,可食。

(2) 续杜鳝鱼羹

续断 20g,杜仲 20g,茯苓 15g,老桑枝 30g,鳝鱼 500g。鳝鱼剖背脊后除去骨、内脏、头、尾,切丝备用。续断、杜仲、茯苓、老桑枝装入纱布袋内后扎紧袋口与鳝鱼丝同煮 60 分钟。去药包,加葱、生姜、蒜、食盐、调料适量。分顿佐餐,吃肉喝汤。

2. 虚热体质患者

(1) 石斛冬瓜猪骨汤

石斛 30g,冬瓜 100g,猪骨 200g,精盐、香油适量。猪骨与石斛、冬瓜同煮,武火煮沸,文火煮 40 分钟,再调味即可。

(2) 桑枝龟甲汤

桑枝 30g,龟甲 100g。桑枝、龟甲同煮,武火煮沸,文火煮 60 分钟,再调味即可。

3. 痰湿体质患者

(1) 陈皮白术猪脊汤

陈皮 10g,白术 30g,猪脊骨 250g,白扁豆 10g,生姜 3 片。全部洗净,放入瓦煲内,武火煮沸后,文火煮 1 小时即可。

(2) 山药苡仁排骨汤

新鲜山药 200g,薏苡仁 50g,猪骨 200g。精盐、香油适量。猪骨与山药、薏苡仁同煮,武火煮沸,文火煮 40 分钟,再调味即可。

(三) 秋季

秋季阳气渐收,阴气渐长,此时人体也应顺应四时变化的规律,进入保护阴气的时机,在饮食方面应以防燥养阴、滋阴润肺为主。饮食宜甘润。宜多选甘寒滋润之品,如百合、银耳、山药、梨、葡萄、荸荠、糯米、甘蔗、豆浆、芝麻、莲藕、猪肺、橄榄等,这些食物有润肺生津、养阴清燥的作用。应少食葱、姜、辣椒等辛味之品。

秋季药膳举例

1. 虚寒体质患者

(1) 牛膝杜仲蹄筋蒸鸡肉

牛膝 10g,杜仲 20g,蹄筋 100g,鸡肉 500g,葱姜、精盐、黄酒适量。将蹄筋、鸡肉、牛膝、杜仲、葱姜放入大碗,加清水适量,上笼蒸,待蹄筋熟烂后出笼,调味后食用。

(2) 寄生杜仲土鸡煲

土鸡 1 只,桑寄生 20g,杜仲 20g,枸杞子 15g,姜、精盐、料酒、高汤适量。将土鸡、桑寄生、杜仲、枸杞子放入煲锅内,加入高汤、姜、料酒,武火煮沸,撇去浮沫,文火煲 2 小时,调味即可。

2. 虚热体质患者

(1) 女贞子枸杞脊骨汤

女贞子 20g,枸杞 20g,百合 20g,猪脊骨 250g,四味同炖,去渣,调味后食骨喝汤。

(2) 首乌石斛烧牛筋

何首乌 30g,川牛膝 30g,石斛 30g,水发牛筋 200g,陈皮 6g,高汤、葱姜、精盐、料酒、花生油。酱油适量。炒锅内加入花生油,旺火烧热,下姜葱爆香,再加入牛筋爆出油,倒入酱油,放入首乌、石斛、牛膝、陈皮、料酒,高汤煮沸,文火煮 1 小时,待汤汁收浓,调味即可。

3. 痰湿体质患者

(1) 百合苡米芡实粥

百合 50g,薏苡仁 50g,芡实 50g,水煮,煮至三物熟透,冰糖或油盐调味。

(2) 山药苡仁粥

山药 50g,薏苡仁 60g,鸡血藤 30g,石斛 15g,陈皮 10g,大米 100g,冰糖适量。

制作:把山药、薏苡仁、大米洗净,将浸泡好的陈皮、石斛、鸡血藤入净布包起,煮粥,待熟后加入冰糖,拌匀即可食用。

(四) 冬季

冬季是万物生机潜伏闭藏的季节,此时天寒地冻人体血液循环减慢。中医认为,此时寒邪强盛,易伤及人体阳气,因此,冬季养生重在滋补。冬季饮食养生的基本原则是要顺应体内阳气的潜藏,敛阳护阴。可适当选用鸡、羊肉、狗肉、黄鳝、鲫鱼、鲢鱼、海参、甲鱼、胡桃肉、桂圆、木耳、栗子、核桃、红枣、黑枣等食物。多吃些薯类,如甘薯、马铃薯等,蔬菜类如大白菜、圆白菜、白萝卜、黄豆芽、绿豆芽、油菜等。

冬季药膳举例

1. 虚寒体质患者

(1) 淫羊藿脊骨汤

淫羊藿 20g,小茴香 10g,黄芪 30g,猪脊骨 250g。三药用纱布包扎与猪脊骨同炖,去渣调味后食骨喝汤。

(2) 姜附枸杞粥

枸杞子 12g,制附子 6g,干姜 6g,牛膝 30g,大米 100g,红糖 15g。制附子、干姜、牛膝水煎 2 小时,去渣取汁与枸杞子、大米煮粥,加红糖,温服。

2. 虚热体质患者

(1) 银耳杜仲麦冬羹

银耳 20g,杜仲 20g,麦冬 20g,冰糖 150g。用水煎杜仲和麦冬,先后煎 3 次,将所得药汁混合,熬至约 300ml。将银耳用冷水泡发,去除杂质,加水至文火上熬至微黄色。再将杜仲、麦冬药汁连同银耳汁倒在一起,以文火熬至银耳酥烂成胶状,加入冰糖水调匀即成。早晚温服 1 小汤碗。

(2) 龟板杜仲猪尾汤

龟板 25g,杜仲 15g,猪尾 500g,盐 1 小匙。猪尾剁段洗净,氽烫捞起,再用水冲净一次;龟板、杜仲冲净;将猪尾、龟板、炒杜仲盛入炖锅,加 1800 毫升水大火煮开后改小火炖 40 分钟,加盐调味即可。

3. 痰湿体质患者

(1) 白萝卜苡仁排骨汤

白萝卜 1 个,海风藤 30g,薏苡仁 50g,续断 20g,猪脊骨(或排骨)200g,蜜枣 2 个,生姜 2 片。排骨用开水煮一下(去血水),过冷水;白萝卜切块,蜜枣洗净,白萝卜、排骨、薏苡仁、海风藤、续断、蜜枣、生姜一起放入煲中,大火煲开 15 分钟,小火 2 小时。

(2) 山药煲脊骨

新鲜山药 200g,威灵仙 10g,陈皮 10g,杜仲 15g,猪脊骨(或猪尾骨)500g。猪脊骨洗净用开水煮一下(去血水),山药、威灵仙、陈皮、杜仲清水洗净,所有材料放入煲中,武火煲开,文火约 2 小时,调味即可。

三、缓解症状食疗

1. 蛇类、虫类等活血通络、祛风止痛的食品,既可做菜,也可泡酒后饮用,可以缓解局部的疼痛症状,还可起到防止病变向其他关节走窜的作用。

2. 藤类如络石藤、忍冬藤、青风藤、鸡血藤等煎汤服用,有舒筋活络、缓解疼痛的作用。

3. 多种青菜、水果可以满足人体对维生素、微量元素和纤维素的需求,同时具有改善新陈代谢的功能,可起到清热解毒、消肿止痛的作用,从而缓解局部的红肿热痛症状。

4. 鲜橄榄根 40~50g,洗净煎水内服,亦可食用橄榄果,可缓解关节疼痛、手足麻木等。

5. 栗子有补肾壮腰、养胃健脾的作用,适用于肾虚、腰膝酸软者。

6. 松子仁、核桃仁有滋肝补肾、益脑健脾、强壮筋骨等作用,可每日食用3~5g 松子仁或 2~3 个核桃仁。

7. 山药有益气养阴、补肾脾肺的作用,适用于具有口渴、乏力、出汗等气阴虚患者。

8. 黑豆有补肾益阴、健脾利湿、祛风除痹功效,适用于关节痹痛、四肢拘挛、肝肾不足者,与薏苡仁、木瓜同用效果更佳。

9. 枸杞子适用于肝肾阴虚、头晕目眩、腰膝酸软、身乏无力者,久服可强筋骨、耐寒暑、益精养血,令人长寿。可鲜食,配白菊花泡水代茶,还可与米煮粥食用。

10. 用猪、牛、羊等关节骨或脊椎骨熬汤,熬前放入几滴食醋,对 RA、AS 骨质疏松有较好的补偿与调节作用。

四、缓解并发症食疗

1. 骨质疏松
应增加蛋白质、维生素和钙质,可配合服用鱼肝油、钙片。

2. 低热
1) 枸杞根、枝、叶各 50g,鲜竹叶 50g 煎汤服。
2) 地骨皮 30g、青蒿 40g 煎汤去渣,煮薏米仁粥,淡食或放糖。每天一碗。

3. 白细胞减少和贫血
1) 贫血患者进食应增加含铁食物,如动物肝脏或鸡鸭血煮汤,放调料,可常食。
2) 制首乌 500g 研粉,拌糖冲服,每日 2 次。

4. 虹膜炎
1) 可以多吃绿豆、黑大豆、赤豆、薏苡仁,量随意。煎汤以喝汤为主,豆可吃也可不吃。
2) 金银花、枸杞、菊花各 10g 左右,泡茶喝。

5. 蛋白尿
1) 黑大豆、赤小豆各 30g,红枣 10 只,煮至豆烂,可放糖,每日服汤,也可服少量豆用于补肾。
2) 甲鱼 500g 左右,加核桃、冰糖、放调料清蒸,用于补肾。

6. 低蛋白血症之水肿

1) 清蒸黑鱼,清蒸甲鱼。

2) 黄芪 30g 炖童子鸡 1 只,可放调味品。

7. 肌酐、尿素氮增高

1) 使肌酐、尿素氮产生减少,排出增多,从而使体内含量逐渐减少。饮食原则是低蛋白、高热量饮食,蛋白质每日摄入 20~30g 如牛奶、鸡蛋、鱼类、肉类。少食或不食豆类或豆制品。米、面应减少摄入。早中晚餐以不超过 200g 为宜。保证体高热能需要加麦定粉煮成糊状食用。

2) 使肌酐、尿素氮增加排出,必须使大小便通畅。冬瓜、西瓜、胡芦能利尿,赤豆、黑豆、绿豆汤,放糖喝汤,清热利尿。蜂蜜、香蕉、生梨、萝卜、胡桃肉、黑芝麻,能润肠通便。

8. 前列腺炎

多饮水、多排尿,日常生活中以茶为饮品,预防和改善泌尿系统炎症。如车前草、车前子、杜仲、枸杞子有清利湿热,补肾益气,补气养血的作用。

9. 肺损害常食百合、冬虫夏草等。

10. 有慢性肠炎者常食大蒜、青梅等。

附:常见食物属性

(一) 谷类

1. **性平**

大米、玉米、青稞、米皮糠(米糠)、番薯(山芋、红薯)、芝麻、黄豆、饭豇豆(白豆)、豌豆、扁豆、蚕豆、赤小豆、黑大豆、燕麦。

2. **性温**

糯米、黑米、西谷米(西米)、高粱,谷芽。

3. **性凉**

粟米(小米)、小麦、大麦、荞麦、薏苡仁、绿豆。

(二) 肉类

1. **性平**

猪肉、猪心、猪肾、猪肝、鸡蛋、鹅肉、驴肉、野猪肉、刺猬肉、鸽肉、鹌鹑、乌鸦肉、蛇肉、蝗虫(蚂蚱)、阿胶(驴皮胶)、甲鱼(微凉)、龟肉(微温)、干贝、泥鳅、鳗鱼、鲫鱼、青鱼、黄鱼、乌贼鱼、鱼翅、鲈鱼、银鱼、鲥鱼、鲤鱼、鲳鱼、鲑鱼、鲨鱼、橡皮鱼、海参(微凉)。

2. **性温**

黄牛肉、牛肚、牛髓、狗肉、猫肉、羊肉、羊肚、羊骨、羊髓、鸡肉(微温)、乌骨鸡、麻雀、野鸡肉、鹿肉、熊掌、蛤蚧(大壁虎)、獐肉(河鹿肉)、蚕蛹、羊奶、海马、海龙、虾、蚶子(毛蚶)、鲢鱼、带鱼、鳊鱼、鲶鱼、刀鱼、混子鱼、鲦鱼(白条鱼)、鳟鱼、鳝鱼(黄鳝)、大头鱼。

3. 性凉

水牛肉、鸭肉、兔肉、马奶、蛙肉(田鸡)、鲫鱼、鲍鱼。

4. 性寒

鸭蛋(性微寒)、马肉、水獭肉、螃蟹、海螃蟹、蛤蜊(沙蛤、海蛤、文蛤)、牡蛎肉、蜗牛、蚯蚓、田螺(大寒)、螺蛳、蚌肉、蚬肉(河蚬)、乌鱼、章鱼。

(三) 果类

1. 性平

花红(沙果)、菠萝、葡萄、橄榄、葵花子、香榧子、南瓜子、芡实(鸡头果)、莲子、椰子汁、柏子仁、花生、白果、榛子、山楂。

2. 性温

桃子、杏子、大枣、荔枝、桂圆肉、佛手柑、柠檬(性微温)、金橘、杨梅、石榴、木瓜、槟榔、松子仁、核桃仁、水蜜桃、板栗、释迦、椰子肉、樱桃。

3. 性凉

苹果(性微凉)、梨、芦柑、橙子、草莓(性微凉)、枇杷、罗汉果、菱、莲子芯、百合。

4. 性寒

柿子、香蕉、桑葚、洋桃、无花果、猕猴桃、甘蔗、西瓜、甜瓜(香瓜)。

(四) 菜类

1. 性平

山药、萝卜(微凉)、胡萝卜、包菜、茼蒿、大头菜、青菜、豆豉、豇豆、土豆、芋头、洋生姜、海蜇、黑木耳(微凉)、香菇、平菇、葫芦。

2. 性温

葱、大蒜、韭菜、芫荽(香菜)、雪里蕻、洋葱、香椿头、南瓜。

3. 性热

辣椒,花椒。

4. 性凉

西红柿(微凉)、旱芹、水芹菜、茄子、油菜、苤蓝、茭白、苋菜、马兰头、菊花脑、菠菜、金针菜(黄花菜)、莴苣(莴笋)、花菜、枸杞头、芦蒿、豆腐(豆腐皮、豆腐干、豆腐乳)、面筋、藕、冬瓜、地瓜、丝瓜、黄瓜、海芹菜(裙带菜)、蘑菇、金针菇。

5. 性寒

慈姑(微寒)、马齿苋、蕹菜(空心菜)、木耳菜(西洋菜)、莼菜、发菜(龙须菜)、蕺菜、竹笋(微寒)、瓠子、菜瓜、海带、紫菜、海藻、地耳、草菇、苦瓜、荸荠。

(五) 其他

1. 性平

白糖、冰糖(微凉)、豆浆、枸杞子(微温)、灵芝、银耳(微凉)、燕窝、玉米须、黄精、天麻、党参、茯苓、甘草、鸡内金、酸枣仁、菜油、麻油、花生油、豆油、饴糖(麦芽糖、糖稀)。

2. 性温

生姜、砂仁、花椒、紫苏、小茴香、丁香、八角、茴香、山柰、酒、醋、红茶、石碱、咖啡、红糖、桂花、松花粉、冬虫夏草、紫河车(胎盘)、川芎、黄芪(性微温)、太子参(微温)、人参、当归、肉苁蓉、杜仲、白术、何首乌(微温)。

3. 性热

胡椒、肉桂。

4. 性凉

绿茶、蜂蜜、蜂王浆、啤酒花、槐花(槐米)、菊花、薄荷、胖大海、白芍、沙参、西洋参、决明子。

5. 性寒

酱油、面酱、盐、金银花、苦瓜茶、苦丁茶、茅草根、芦根、白矾。

第三节　起居调护

RA、AS 属中医痹病范畴,风寒湿等外邪为其发生发展的主要诱因,因此患者在接受药物治疗的同时一定要做好日常的起居调护,这样可尽量避免或减少诱发因素,利于疾病的治疗及康复,减少关节破坏,维持关节功能,很大程度上改善其生活质量。

一、避免感受风寒湿邪

《素问·痹论》:"风寒湿三气杂至,合而为痹也。"中医认为,风、寒、湿等外邪是痹病发病的重要诱因,且 RA 和 AS 本为肾虚,患者多正气不足,易受外邪侵袭,故 RA 和 AS 患者关节症状受气候影响较大,要重视气候、季节对疾病的影响。在日常生活中注意避风防湿、避寒保暖,做到守四时而调寒温。如按季节气候及时增减衣服,穿衣尽量避免关节的直接暴露,不穿湿衣、湿鞋、湿袜等。春季雨水较多,是"百病好发"之际,要避免淋雨、受潮;夏季不要贪凉,风扇、空调不要直吹,不易多吃冷饮;秋冬季节避免风寒侵袭,注意保暖,特别是关节处尤需保护,如戴护膝、围巾、手套等,但也要避免穿得太多,以免捂得过于严实而出汗。平素出汗多的患者要常备干毛巾,出汗后要及时把皮肤擦干,衣服汗湿应及时更换干燥衣服,避免受风。切忌在地板及风口处睡卧,尽量不睡地下室和潮湿的房间,最好住向阳朝南的房子,房屋应通风、向阳,避免久居潮湿环境。

二、预防和控制感染

现代研究认为,RA 和 AS 的发病与感染有关。实验研究发现,多种致病原,如细菌、病毒、衣原体、螺旋体等均可引致不同动物 RA 样病征;临床也可见到部分 RA 发生于某些感染之后,如结核杆菌、奇异变形杆菌、链球菌、EB 病毒、衣原体感染等,在患者血清或滑膜液中可发现相应抗原的抗体效价升高,但尚未确定其致病抗原或致病抗原成分。肺炎克雷伯杆菌在 AS 患者阳性率高达 79%,远远高于在正常人群中 30% 的阳性率,提示 AS 发病可能与肠道感染有关;亦有研究发现男性患者前列腺炎、精囊炎等泌尿生殖系统感染可能也与 AS 发病有关。因此,在日常生活方面,要注意个人卫生,勤于嗽口、洗手,勤洗外阴,勤换内裤。有包皮过长或包茎的患者应进行包皮环切术,平时注意外生殖器的卫生,勤冲洗,并注意生活检点。不吃不卫生的食物,少到人群密集的地方,预防外邪,避免感染。如遇感冒、呼吸道感染、肠道感染等,要及时治疗,控制感染。

三、劳逸结合

RA 和 AS 患者在起居方面要注意劳逸结合,规律作息。劳逸结合,进行适当的运动如散步、慢跑、太极拳及相应关节功能锻炼等,运动量以不感到劳累为限。坚持适当运动,增强机体免疫力,抗御风寒湿邪的能力就会更强。《黄帝内经》所说:"正气存内,邪不可干"就是这个道理。同时现代研究发现,睡眠不足会影响机体免疫力,熬夜、睡眠不足也会使 RA 和 AS 患者的病情加重,因此保证晚上睡眠质量好,最好有 20~40 分钟的午休,对疾病的康复具有积极的意义。中医学认为,过劳耗气伤肾,熬夜损阴,因此,过度劳累、不规律的作息等易损耗肾气而导致肾气亏虚,也易致气血紊乱,这些都会进一步加重 RA 和 AS 病情。所以,RA 和 AS 患者应尽量劳逸结合,规律作息,避免熬夜,保持充足的睡眠,才能获得更有效的治疗和效果。

四、注意姿势、体位

正确的姿势和体位可减少关节的损伤,较好的保护关节功能,阻止病情进一步发展,避免关节出现永久性的变形。对于 RA 患者,应避免关节长时间保持同一个动作。如不要长时间站立,适当坐下休息,坐下时,经常变换坐姿,活动下肢筋骨,时不时起来走动一下。避免手指长时间屈曲,如写字、打字、编织时应不时停下来休息,舒展手指关节。日常生活应尽量使用较大和有力的关节。因 RA 多侵袭细小关节,这些关节长期用力过度更易出现变形。提、拿重物时,尽量用双手而不用单手,用掌和手腕托持,而不要用手指钩拿。

对于 AS 患者,保持正确的坐、卧、行走姿势和体位十分重要。人体的姿势和体位可影响脊柱的状态,长期的不良姿势和体位容引起肌力失衡,破坏脊柱的内在力学平衡,甚至导致脊柱结构性改变,从而加重病情。因此,坐位应保持胸部直立位,并常有规律地活动脊柱,通过坐直和向后活动肩膀来伸展脊柱。坐的时间不要太长,要常站立、散步和舒展身体。久站或久坐后平卧15~20分钟,有益于减轻脊柱压力,其中应有部分时间仰卧,双腿向地板悬垂。站立时应尽可能保持挺胸、收腹和双眼平视的姿势。睡眠时,多取仰卧位,避免促进屈曲畸形的体位。

五、选择合适的家居用品

选择合适的家居用品有利于保护关节,避免关节进一步损伤,维护关节功能。选择合适的椅子:不论在家里或在班上,一把理想的座椅应有一个硬座和垂直延伸至头部的硬靠背。座椅上合适的扶手将有助于减轻身体对脊柱的压力。椅座不能太长,否则腰部很难靠住椅背。座椅的高度应适中,以保证膝关节和髋关节能保持合适的角度。不管怎样,都应避免在低而柔软的坐椅或沙发上坐留,否则会形成不良姿势,加重疼痛。选择合适的床:理想的床应该牢固、不下陷、也不要太硬,一般的普通床即可。床垫内部可有弹簧,但边缘应该坚固,在挑选时,最好先在床垫上躺二十分钟,看它是否舒适。必要时应在床垫和床板间放一个硬纸板或胶合板。选择合适的枕头:颈椎是与枕头关系最密切的部位,而颈椎与人体的肩背和腰部肌肉、韧带、椎间盘等都息息相关。枕头过低、过高均会使颈部肌肉过分伸拉或屈曲而导致痉挛、疼痛,出现不适症状,加速颈椎的畸形。枕头的尺寸要根据使用者的生理弧度而定,一般可以这样选择,当侧卧的时候,枕头的高度可以弥补头与肩的落差即可。

第四节　情　志　调　护

一、意义

“情志”是人类所具有的丰富情感活动,反映了人们对客观事物的体验及由此表现出的情绪变化,即:喜、怒、忧、思、悲、恐、惊。一般情况下,情志变化是一种正常的生理活动,但如果突然受到强烈或持续过久的精神刺激,则会导致脏腑气机紊乱,导致疾病发生。《素问·阴阳应象大论》中有载:“怒伤肝……喜伤心……思伤脾……悲伤肺……恐伤肾”。《素问·举痛论》亦载:“百病生于气,怒则气上,喜则气缓,悲则气消,恐则气下……惊则气乱……思则气结。”均说明情志过极可致病。精神情志活动是五脏之精化生,情志过极可以导致脏腑精、气、血、神等多方面的异常,进而引发疾病的发生、发展。《类修要诀》强调“戒暴怒以养其性,少思虑以养其神,省言语以养其气,绝私念以养其心”,说明情志调护对身心健康非常重要。

西医学也证实心理健康与身体健康密切相关,愉快、幸福感等积极的心理情绪有益于身体健康;而紧张、忧郁、愤怒等消极的心理情绪则扰乱了神经系统的防御技能,使机体发病或使疾病加重。

RA、AS病程长,迁延难愈,关节肿痛,骨质破坏严重,严重影响患者的生存质量。不少患者因长时间被疾病缠绕,容易出现自卑、焦虑、失望、抑郁等负面情绪,甚至产生厌生的想法,这些负面情绪不但不利于疾病的治疗及康复,还会导致病情加重、恶化。RA、AS患者无论在急性期还是慢性期都会有不同程度的情志变化,情志变化对疾病的发生、发展与治疗都有着极大的影响,因此,情志调护对RA及AS患者的治疗和康复是不可缺少的一种重要手段。不同的患者应采用不同的方法进行调护,使其情绪稳定,精神舒畅,方可促使疾病早日康复。

二、方法

(一) 暗示疗法

1. 自我暗示

自我暗示是指患者通过想象等意念活动,来塑造某种意识形象,或进入某种情境,由心理影响其生理,从而达到防治疾病的目的。RA、AS是慢性的、反复发作的自身免疫性疾病,其病程缠绵,严重可致残,很多患者需终身治疗。他们在与疾病的长期斗争中易出现消极情绪,甚至产生"我居然连这么简单的动作都完成不了","可能过些时间我就会卧床不起","我是废人"等绝望的感受,从而使疾病进展更快、生存质量越差。患者应抱积极的心态,勇敢面对,积极治疗。目前,恢复关节功能的手术取得很大进步,减少患者不便的自助器也很多,疗效显著的新药也在不断研发。患者要经常进行积极的自我暗示,积极的自我暗示能提高治疗效果。患者应经常暗示自己健康、活力;遇到病情变化时,暗示自己"疾病是可战胜的,我要积极治疗""一切都会过去""阳光总在风雨后"等,使心情平静,增强战胜疾病的信心,利于疾病康复及健康生活。

2. 他人暗示

《素问·调经论》就阐述了通过暗示的方法以获得最佳针刺效应的实例:"按摩勿释,出针视之,曰:我将深之。适入必革,精气自伏,邪气散乱,无所休息,气泄腠理,真气乃相得"。此法主要是由医护工作者及其家属进行心理诱导,或借助于周围情景给患者某种暗示,并由此产生积极的治疗作用。医疗过程中医护人员坚定的神态和充满自信的口吻鼓励患者积极配合治疗,同时也通对其病情的分析,或请已经渐达康复的患者来现身说法,或将一些精心设计的对话情景让患者无意之中看到和听到,让其相信科学在不断发展,争取最大限度地缓解症状,保持功能,减低残缺度,增强患者战胜疾病的信心。家属在照顾或和患者相处时欢愉放松和乐观向上,亦可增强患者治愈的信心与决心。

3. **药物暗示**

这是一种通过药物对机体作用的事实来暗示患者达到治疗疾病、缓解症状目的的方法。如医生告诉患者用药后关节疼痛减少,病情会好转,那么当患者真感觉到关节疼痛减少后,心情愉悦,信心增强,更加积极配合治疗,病情自然也会跟着好转。

(二) 疏导疗法

1. **情绪发泄法**

此法针对心情郁闷,不得发泄,或易于惊怒的患者,医生或患者自己应有计划地使其将惊恐、郁闷情志发泄于外,使气机得到消散,从而达到康复的目的。RA、AS 患者多有关节疼痛、关节变形、活动障碍等症状,得知病情初期会出现一系列情绪变化:震惊、灰心、沮丧、否认、恐惧,后出现焦虑、忧郁,所以患者应学会适当疏导情绪,进行情绪发泄,使情绪稳定、心境平和,从而增加对疼痛、晨僵等不适的耐受力。发泄可以是身体运动式的发泄,如散步、游泳等,也可以是言语上的发泄,如对着镜子疏泄负面情绪,和亲朋好友聊天倾诉等。

2. **打坐调息法**

此法适用于情绪波动、难以平静的患者。打坐能使心情放松内心平静,减少负面情绪所产生的痛苦、烦恼。选择安静的环境,盘坐,全身放松,可以意念自己的身体从头到脚每一部分都在逐一放松,可以逐一意念头、脖子、胸部、腹部、胳膊、腿、脚等部位,一部分一部分地放松,待全身放松后,进行调息,先轻松地做几个深呼吸,摒弃杂念,把意念活动和呼吸的出入紧密地结合起来,使呼吸达到深、细、匀、长。随着呼吸运动,念头只有一呼一吸,直至达到心无杂念、平静祥和的状态。打坐时间可以根据自身的具体情况而定,一般可以在20~40 分钟之间。

3. **言语开导法**

通过言语这种方法来达到治病目的自古有之,《素问·移精变气论》载:"古之治病者,惟其移精变气,可祝由而已"。语言交谈,不仅是沟通人与人之间情感的主要媒介,也是了解和掌握患者心理、情感活动及其病变情况的基本途径,更是应用言语开导疗法的基本前提。言语开导法主要包括"告、语、开、导":"告之以其败",医生向患者分析疾病发生发展的原因、性质、危害;"语之以其善",让患者了解让疾病向愈及保持心身健康的方法;"导之以其所便",指导患者选择恰当、方便及有效的养生措施;"开之以其所苦",开导患者,解除其消极、紧张、焦虑、恐慌的负面情绪。运用本疗法的医护工作者必须娴熟地掌握中医学理论和心理、行为分析法,以便根据患者的形神气质类型和心理、情感障碍,采取相应的交谈方式和技巧,通过病情分析,让患者了解其致病原因、疾病发展的后果与危害性,劝说患者纠正不良生活习惯,消除其疑虑恐惧、悲观等有碍康复的情绪,同时指导患者合理选择有益于康复的心身调摄方法,使之心悦诚服,才有可能获得较为满意的心理治疗效应。

(三) 以情制情法

指有目的地通过语言或非语言的多种手段,激起患者某些情志活动,纠正或抑制另一种致病异常情志,以治疗某些精神病症,减轻消除某些躯体症状的一种方法,主要针对忧怒、悲哀、思虑一类疾病或消除这类情绪包括因病而表现出忧愁、思虑情绪的患者。至于用什么方法来以情制情,元代张子和的论述最为详细、实用,他指出:"悲可治怒,以怆恻苦楚之言感之。喜可以治悲,以谑浪亵狎之言娱之。恐可以治喜,以恐惧死亡之言怖之。怒可以治思,以污辱欺罔之言触之。思可以治恐,以虑彼志此之言夺之。"但在运用时需注意把握好情志刺激的强度,应以中和、压倒致病的情志因素为度,不可太过,否则会引发患者新的心身问题,适得其反。

(四) 音乐疗法

音乐是一种有规律的声波振动,能协调人体各器官的节奏,激发体内的能力。优美动听的音乐旋律对人体有良好的影响,可调节人体的神经功能,产生镇静、安定、止痛、兴奋、调节情绪等功能。如节奏明快的音乐可增强肌肉的力量;节奏舒缓的音乐可使人呼吸平稳、脉搏有力;优雅动听的音乐可调节神经功能,助于大脑休息,消除疲劳;轻快活泼的音乐则可促进食欲,保持良好的精神状态。

(五) 悦情逸志法

患者应培养业余爱好,适当参加文娱活动。体育活动、琴棋书画等,均可调节情志,培养情操,不失为怡情逸志的良好手段。此法既可转移患者的注意力,以减轻疾病带来的心理压力,又可丰富患者的业余生活,提高其生活质量。患者要学会活跃情趣,在绚丽多姿的世界中自行其乐,如钓鱼、养花、绘画、下棋、观光、打球、跳舞、散步等,使生活丰富多彩,增进人际关系,克服孤僻、衰退、离群独处等心理病状,保持愉快、乐观的积极情绪,促进疾病的康复。

总之,情志调护的种类较多,可根据疾病的特点进行选用。由于情志调护对 RA、AS 具有极其重要的作用,为保证情志调护的顺利实施,医生、患者及其家属等应相互支持,积极配合。患者无论是在急性炎症期还是病情稳定期,无论是在医院接受治疗还是在家护理调养,都应积极进行情志调护,保持乐观开朗、健康向上的状态,这样才能更有效地控制病情,减少复发,促进康复。

第七章

经方、验方及名家经验

古今医家经过长期的临床实践,反复验证,在不断的充实、发展和完善中,总结出独具特色的治痹经方、验方及相关经验。这些宝贵的精华是中医学宝库中的璀璨明珠,对促进痹病的学术发展和临床诊治具有重大的指导意义。

第一节 古代经方、验方

一、汉代

《伤寒杂病论》

诸肢节疼痛,身体尪羸,脚肿如脱,头眩,短气,温温欲吐,桂枝芍药知母汤主之。

桂枝芍药知母汤方:桂枝(四两) 芍药(三两) 知母(四两) 防风(四两) 麻黄(二两) 附子(二两炮) 白术(五两) 甘草(二两) 生姜(五两)。上九味,以水七升,煮取二升,温服七合,日三服。

病历节,不可屈伸,疼痛,乌头汤主之。

乌头汤方:川乌(五枚、㕮咀,以蜜二升、煎取一升,即出乌头) 麻黄(三两) 黄芪(三两) 芍药(三两) 甘草(二两、炙)。上五味,㕮咀,四味以水三升,煎取一升,去滓,内蜜煎中,更煎之,服七合不知,尽服之。

温疟者,其脉如平,身无寒,但热,骨节疼烦,时呕,白虎加桂枝汤主之。

白虎加桂枝汤方:石膏(一斤) 知母(六两) 甘草(二两炙) 粳米(六合) 桂枝(三两去皮)。上五味,以水一斗,煮米熟,汤成,去滓,温服一升,日三服。

血痹,阴阳俱微,寸口关上微,尺中小紧,外症身体不仁如风痹状,黄芪桂枝五物汤主之。

黄芪桂枝五物汤方:黄芪 桂枝 芍药(各三两) 生姜(六两) 大枣(十二枚)。上五味,以水六升,煮取二升,温服七合,日三服。

湿家,身烦疼,可与麻黄加术汤,发其汗为宜,慎不可以火攻之。

麻黄加术汤方:麻黄(二两去节) 桂枝(二两去皮) 杏仁(七十个去皮尖) 白术(四两) 甘草(一两炙)。上五味,以水九升,先煮麻黄减二升,去上沫,内诸药,煮取二升半,去渣,温服八合,覆取微似汗。

少阴病,身体痛,手足寒,骨节痛,脉沉者,附子汤主之。

附子汤方:附子(二枚。破八片,去皮) 茯苓(三两) 人参(二两) 白术(四两) 芍药(三两)。上五味,以水八升,煮取三升,去滓,温服一升,日三服。

伤寒八九日,风湿相搏,身体疼烦,不能自转侧,不呕不渴,脉浮虚而涩者,桂枝附子汤主之。

桂枝附子汤方:桂枝(四两,去皮) 附子(三枚,炮,去皮,破八片。) 生姜(三两,切) 甘草(二两,炙) 大枣(十二枚,擘)。上五味,以水六升,煮取二升,去滓,分温三服。

风湿相搏,骨节疼烦,掣痛不得屈伸,近之则痛剧,汗出短气,小便不利,恶风不欲去衣,或身微肿,甘草附子汤主之。

甘草附子汤方:甘草(二两,炙) 附子(二枚,炮,去皮破) 白术(二两) 桂枝(四两,去皮。)

《中藏经》

灵乌丹,治一切冷疾疼痛,麻痹风气。

灵乌丹方:川乌(一斤,河水浸,七日换水,浸去皮尖,切片,干之) 牛膝(二两,酒浸,焙) 何首乌(四两,制如川乌法)。上为末,炼蜜,丸如桐子大,朱砂为衣,空心,酒下七丸,渐加至十丸,病已即止。

二、唐代

《备急千金要方》

独活寄生汤。夫腰背痛者,皆由肾气虚弱、卧冷湿地当风得之,不时速治,喜流入脚膝,为偏枯冷痹缓弱疼重、或腰痛挛脚重痹,宜急服此方。

独活寄生汤方：独活(三两) 寄生 杜仲 牛膝 细辛 秦艽 茯苓 桂心 防风 川芎 地黄 人参 甘草 当归 芍药(各二两)。上十五味,㕮咀,以水一斗,煮取三升,分三服,温身勿冷。风虚下利者,除干地黄。服汤,取蒴叶,火燎浓,安席上,及热眠上。冷复燎之。冬月取根、春取茎熬卧之佳。其余敷熨不及蒴蒸为愈也。

《千金翼方》

菴䕡散,主风劳湿痹,痿厥少气,筋挛关节疼痛,难以屈伸,或不能行履,精衰目瞑,阴阳不起,腹中不调,乍寒乍热,大小便或涩,此是肾虚所致主之方。

菴䕡散方：菴䕡子 酸枣仁 大豆卷 薏苡仁 车前子 蔓荆子 蒺藜子 冬瓜子 菊花 秦椒(汗去子并闭目者,各一升) 阿胶(一斤,炒)。上一十一味,各捣绢下为散,合和捣令相得,食后服三合,日再。若苦筋挛骨节痛,难以屈伸,倍酸枣仁、菴䕡子、蒺藜、瓜子各三升,久服不老,益气轻身,耳目聪明。

黄芪汤,主八风十二痹,手脚疼痛,脏气不和,不能食饮。

黄芪汤方：黄芪 当归 桂心 甘草(炙,各三两) 白术 乌头(炮,去皮) 芎藭 防风 干地黄(各二两) 生姜(四两,切) 前胡(一两半)。上一十一味,㕮咀,以水一斗一升,煮取三升半,分四服。此汤和而补,有气者,加半夏四两。

防己汤,主风湿,四肢疼痹,挛急浮肿。

防己汤方：木防己(三两) 茯苓(一两) 桑白皮(切,二升) 桂心(三两) 芎藭(三两) 甘草(一两半,炙) 大枣(二十枚,擘) 芍药(二两) 麻黄(二两,去节)。上九味,㕮咀,以水一斗二升,煮麻黄,减一升,纳药煮取三升,分三服,渐汗出,令遍身以粉粉之,慎风冷。(一方茯苓四两,麻黄三两。)

三、宋金元时期

《太平圣惠方》

治风寒湿邪,客留肌体,手足缓弱,麻痹不仁;或气血失顺,痹滞不仁,并皆治之,五痹汤。

五痹汤方：羌活、白术、防己(各一两)片子姜黄(一两,洗去灰土),甘草(微炙,半两)。上㕮咀。每服四钱重,水一盏半,生姜十片,煎至八分,去滓。病在上,食后服;病在下,食前服。

135

治风湿痹,肢节疼痛,身体手足不随,仙灵脾丸。

仙灵脾丸方:仙灵脾(三分),防风(去叉,半两),羌活(去芦头),白附子(炮),犀角屑,羚羊角屑,乳香(细研),虎胫骨(酥炙黄),附子(炮裂,去皮、脐),当归(切,焙),牛膝(去苗,酒浸,切,焙),鹿茸(酥炙,去毛),石斛(去根,细锉),海桐皮(细锉各三分),干蝎(去土,炒,半两),槟榔(锉,半两),木香(半两),天麻(一两),天南星(炮,半两),白僵蚕(微炒,半两)。上二十三味,除研二味外,余二十一味,捣罗为末,与研者拌和令匀,炼蜜和捣五七百杵,丸如梧桐子大。每服三十丸,食前温酒下。

《圣济总录》

治寒湿之肉苁蓉丸

肉苁蓉丸方:肉从蓉(酒浸,切,焙一两),獭肝(一具涂酥炙,切),柴胡(去苗),秦艽(去苗土各三分),巴戟天(去心),黄芪(锉各一两),人参(半两),白茯苓(去黑皮三分),熟干地黄(切,焙半两),泽泻、附子(炮裂,去皮脐各三分),远志(去心一两),山芋、蒺藜子(炒去角各半两),石斛(去根三分),厚朴(去粗皮,姜汁炙),五味子、桂(去粗皮),桃仁(汤浸去皮尖、双仁,炒,别研),丁香、木香(各半两),当归(切,焙三分),芍药、陈橘皮(汤浸去白,焙),赤石脂,槟榔,白术,干姜(炮),郁李仁(汤浸去皮尖,炒,研),甘草(炙,锉),牡丹皮,蜀椒(去目并闭口者,炒出汗),山茱萸、芎䓖、牡蛎(炒各半两)。上三十五味,捣研为末,再和匀炼蜜,和杵数百下,丸如梧桐子大。每服温酒下三十丸,不拘时,日三服。

治肾虚骨痹之石斛丸

石斛丸方:石斛(去根)、牛膝(酒浸,切,焙)、续断(各三分),菟丝子(酒浸,别捣)、石龙芮(炒)、桂(去粗皮各一两),肉苁蓉(酒浸,切,焙三分)、鹿茸(去毛,酥炙一两),杜仲(去粗皮,炙,锉)、白茯苓(去黑皮)、熟干地黄(切,焙各三分),附子(炮裂,去皮脐一两),巴戟天(去心半两),防风(去叉三分),桑螵蛸(炙)、芍药(各半两),山茱萸(三分),覆盆子(半两),补骨脂(微炒)、荜澄茄(各三分),五味子(半两),泽泻(一两),沉香、蘹香子(微炒各三分),薏苡仁(炒一两)。上二十五味,捣罗为末,炼蜜和杵数百下,丸如梧桐子大。每服空心以温酒下三十丸,日二服。

治肾虚骨痹之补肾熟干地黄丸

补肾熟干地黄丸方:熟干地黄(切,焙),肉苁蓉(酒浸,切,焙),磁石(煅,醋淬各二两),山茱萸(三分),桂(去粗皮)、附子(炮裂,去皮脐各一两),山芋(三分),牛膝(酒浸,切,焙一两),石南、白茯苓(去黑皮)、泽泻、黄芪(锉各三分),鹿茸(去毛,酥炙二两),五味子(三分),石斛(去根,锉一两),覆盆子、远志(去心各三分),补骨脂(微炒一两),萆薢(锉)、巴戟天(去心各三分),杜仲(去粗皮,炙,锉一两)菟丝子(二两酒浸,别捣),白龙骨(一两)。上二十三味,捣罗为末,炼蜜和杵数百下,丸如梧桐子大。每服空心以温酒下三十丸,日三服。

治肾脏中风寒湿成骨痹之附子独活汤

附子独活汤方:附子(炮裂,去皮脐)、独活(去芦头各一两)、防风(去叉)、芎䓖、丹参、萆薢、菖蒲(各半两)、天麻、桂(去粗皮各一两),黄芪(半两),当归(切,焙一两),细辛(去苗叶)、山茱萸、白术、甘菊花、牛膝(酒浸,切,焙)、枳壳(去瓤,麸炒),甘草(炙,锉各半两)。上一十八味,锉如麻豆。每服三钱匕,以水一盏,生姜三片,煎至七分,去滓,不计时候温服。

治肾脏气虚骨痹缓弱之鹿茸天麻丸

鹿茸天麻丸方:鹿茸(去毛,酥炙二两),天麻(一两半),附子(炮裂,去皮脐)、巴戟天(去心)、菖蒲(各一两),石斛(去根,锉一两半),干蝎(去土,炒),萆薢(锉),桂(去粗皮),牛膝(酒浸,切,焙),天雄(炮裂,去皮脐),独活(去芦头)、丹参,当归(切,焙),杜仲(去粗皮,炙,锉各一两),肉苁蓉(酒浸,切,焙一两半),磁石(锻,醋淬,细研,水飞过一两)。上一十七味,捣罗为末,炼蜜和匀,捣三五百下,丸如梧桐子大。每服二十丸,加至三十丸,空心及晚食前以温酒下。

《严氏济生方》

蠲痹汤,治身体烦疼,项背拘急,或痛或重,举动艰难,及手足冷痹,腰腿沉重,筋脉无力。

蠲痹汤方:当归(去芦,酒浸),赤茯苓、黄芪(去芦)、片子姜黄、羌活(各一两半),甘草(炙,半两),上㕮咀,每服四钱,水一盏半,生姜五片,枣子一枚,煎至八分,去滓,温服,不拘时候。

《宣明论方》

风寒湿三气,合而为痹。风气胜者,行痹,上下左右无留,随所至作,防风汤主之。

防风汤方:防风、甘草、当归、赤茯苓(去皮)、杏仁(去皮,炒熟)、桂枝各一两、黄芩、秦艽、葛根(各三钱)、麻黄(半两,去节),上为末,每服五钱,酒水合二盏,枣三枚,姜五片,煎至一盏,去滓,温服。

《丹溪心法》

四肢百节走痛是也。他方谓之白虎历节风证。大率有痰、风热、风湿、血虚。因于风者,小续命汤;因于湿者,苍术、白术之类,佐以竹沥;因于痰者,二陈汤加酒炒黄芩、羌活、白术;因于血虚者,用芎、归之类,佐以红花、桃仁。大法之方,苍术、川芎、白芷、南星、当归、酒黄芩。在上者,加羌活、威灵仙、桂枝;在下者,加牛膝、防己、木通、黄柏。血虚,《格致余论》详言,多用川芎、当归,佐以桃红花、薄桂、威灵仙。治痛风,取薄桂味淡者,独此能横行手臂,领南星、苍术等药至痛处。

又方治上中下疼痛:南星(姜制)　苍术(泔浸)　黄柏(酒炒,各二两)　川芎(一两)　白芷(半两)　神曲(炒,一两)　桃仁(半两)　威灵仙(酒拌,三钱)　羌活(三钱,走骨节)　防己(半两,下行)　桂枝(三钱,行臂)　红花(酒洗,一钱半)　草龙胆(半钱,下行)。上为末,曲糊丸梧子大。每服一百丸,空心白汤下。

虎潜丸,治精血不足,筋骨痿弱,足不任地,及骨蒸劳热(肝主筋,血不足则筋痿;肾主骨,精不足则骨痿,故步履为艰也。人之一身,阳常有余,阴常不足,骨蒸劳热,本乎阴虚。

虎潜丸方: 黄柏(盐、酒炒)　知母(盐、酒炒)　熟地黄(三两)　虎胫骨(酥炙,一两)　龟板(酥炙,四两)　锁阳(酒润)　当归(酒洗,两半)　牛膝(酒蒸)　白芍(酒炒)　陈皮(盐水润,二两)。羯羊肉酒煮烂,捣丸。盐汤下。冬加干姜一两。

二妙散治筋骨疼痛因湿热者,如有气加气药,如血虚加补血药,如痛甚以姜汁热辣服之。

二妙散方: 黄柏(炒)、苍术(炒制,去皮)上为末,生姜研,入汤煎沸调服。此二物皆有雄壮之气,如表实气实者,少酒佐之。一法,二妙为君,加甘草、羌活各二钱,陈皮、芍药各一钱,酒炒威灵仙半钱,为末服之佳。

四、明清时期

《医宗金鉴》

痹实,谓气血实之人病诸痹也,宜用增味五痹汤,即麻黄、桂枝、红花、白芷、葛根、附子、虎骨、羚羊角、黄芪、甘草、防风、防己、羌活也;行痹以羌活、防风为主;痛痹以麻黄、附子为主;着痹以防己,羌活为主;皮痹以黄芪,桂枝皮为主;脉痹以红花,桂枝为主;肌痹以葛根,白芷为主;筋痹以羚羊角为主;骨痹以虎骨为主,增味于五痹治之可也。

加味二妙汤。治热痿,两足痿软热难当,防己当归川萆薢,黄柏龟板膝秦苍。注:热难当,谓两足热难当也,膝秦苍,谓牛膝,秦艽,苍术也。

《景岳全书》

痹病之风胜者,治当从散,宜败毒散、乌药顺气散之类主之。若以风胜而兼微火者,宜大秦艽汤,或九味羌活汤之类主之。

痹病之寒胜者,但察其表里俱无热证,即当从温治之,宜五积散,或小续命汤、甘草附子汤之类主之。若寒甚气虚者,宜《三因》附子汤之类主之。

痹病之湿胜者,其体必重,或多寒,或多痰,或多汗,皆脾弱阴寒证也。若羌活胜湿汤,乃兼风散湿之剂也。五积散,乃温经散湿之剂也。真武汤,乃温中除湿之剂也。《三因》附子汤,乃补脾燥湿之剂也。调气平胃散,乃行气行湿之剂也。五苓散,乃利水导湿之剂也。二陈汤,六君子汤,乃化痰去湿之剂也。大抵治湿者欲其燥,欲燥者宜从暖。盖脾土喜燥而恶湿,喜暖而恶寒,故温脾即所以治湿也。然又有湿热之为病者,必见内热之证,滑数之脉,方可治以清凉,宜二妙散及加味二妙丸、当归拈痛汤之类主之。其有热甚者,如抽薪饮之类亦可暂用,先清其火而后调其气血。

风痹之证,大抵因虚者多,因寒者多。惟血气不充,故风寒得以入之,惟阴邪留滞,故经脉为之不利,此痛痹之大端也。惟三气饮及大防风汤之类,方能奏效,凡治痹之法,惟此为最。其有宜酒者,即以三气饮浸酒服之亦妙,法见本方,或用易老天麻丸亦可。

凡诸痹作痛者,俱宜用火龙膏贴之。

火龙膏方:治风寒湿毒所袭,筋骨挛痛,及湿痰流注,经络壅痛,不能行步,并治历节风,鹤膝风,其效如神。

生姜(八两,取汁)　乳香(为末)　没药(为末,各五钱)　麝香(一钱)　真牛皮广胶(二两)上先将姜汁并胶熔化,方下乳香、没药调匀,待少温下麝香即成膏矣。摊贴患处,更服五积散。如鹤膝风,须服大防风汤。

《医学心悟》

蠲痹汤,通治风寒湿三气,合而成痹。

蠲痹汤方:羌活(行上力大)、独活(行下力专,各一钱)、桂心(五分)、秦艽(一钱)、当归(三钱)、川芎(治风先治血,七分)、甘草(炙,五分)、海风藤(二钱)、桑枝(三钱)、乳香(透明者)、木香(止痛须理气)。水煎服。

风气胜者,更加秦艽、防风;寒气胜者,加附子;湿气胜者,加防己、萆薢、苡仁。痛在上者,去独活,加荆芥;痛在下者,加牛膝;间有湿热者,其人舌干、喜冷、口渴、溺赤、肿处热辣,此寒久变热也,去肉桂,加黄柏三分。

松枝酒,治白虎历节风,走注疼痛,或如虫行,诸般风气。

松枝酒方：松节、桑枝、桑寄生、钩藤、续断、天麻、金毛狗脊、虎骨、秦艽、青木香、海风藤、菊花、五加皮(各一两)、当归(三两)。每药一两,用生酒二斤,煮,退火七日,饮。痛专在下,加牛膝。

虎骨膏丸,治鹤膝风,并治瘫痪诸症。

虎骨膏丸方：虎骨(二斤,锉碎,洗净,用嫩桑枝、金毛狗脊去毛、白菊花去蒂各十两,秦艽二两,煎水,熬虎骨成胶,收起如蜜样,和药为丸,如不足量加炼蜜)、大熟地(四两)、当归(三两)、牛膝、山药、茯苓、杜仲、枸杞、续断、桑寄生(各二两)、熟附子(七钱)、浓肉桂(去皮,不见火,五钱)、丹皮、泽泻(八钱)、人参(二两,贫者以黄芪四两代之),上为末,以虎骨胶为丸。每早开水下三钱。

《证治准绳》

行痹

防风汤方：防风、当归(酒洗)、赤茯苓(去皮)、杏仁(去皮尖,炒。各一钱)、黄芩、秦艽、葛根(各二钱)、羌活(八分)、桂枝甘草(各五分)水二盅,姜三片,煎七分,入好酒半盏,食远服。

薏苡仁散方：薏苡仁(一两)、当归、小川芎、干姜、茵芋、甘草、官桂、川乌、防风、人参、羌活、白术、麻黄、独活(各半两)为细末,每服二钱,空心临卧酒调下,日三服。

和血散痛汤方：羌活身、升麻、麻黄(去节,各一钱半)、桃仁(十个)、柴胡(二钱)、红花(一分)、当归身(一分)、防风(一钱)、甘草(炙,二分)、独活(五分)、猪苓(五分)、黄柏(一钱)、防己(六分)、知母(酒,一钱)、黄连(酒,二分),上分作四服,每服水一大盏,煎至一半,去渣,空心热服。

《医林改错》

痹证有瘀血说

身痛逐瘀汤方：秦艽一钱、川芎二钱、桃仁三钱、红花三钱、甘草二钱、羌活一钱、没药二钱、当归二钱、灵脂二钱炒、香附一钱、牛膝三钱、地龙二钱去土,若微热,加苍术、黄柏;若虚弱,量加黄芪一、二两。

《类证治裁》

〔风寒湿合痹〕气血凝滞,身重而痛,手足挛急。石顽改定三痹汤,或通痹散。

〔周痹〕真气不能周于身,浑身痹痛。风寒湿气客于肉分,内不在脏,外未发皮,命曰周痹。蠲痹汤加桂枝、白术、狗脊、薏米。

〔行痹〕遍身走注不定,上半身甚者,乌药顺气散。下半身甚者,虎骨散加减。

〔痛痹〕历节挛痛,疏风活血汤。痛甚者,五灵散。

〔着痹〕留着定处,身重酸疼,天阴即发,除湿蠲痹汤加蚕砂、防己、薏米。不应,补中益气汤加附子、羌活、黄柏。

〔骨痹〕即寒痹痛痹也,苦痛切骨,安肾丸。

〔筋痹〕即风痹也,风热攻注,筋弛脉缓,羚羊角散。若湿邪入筋,续断丹。

〔脉痹〕即热痹也。《金匮》云:经湿则痹,络热则痿。风湿郁热,经隧为壅。升麻汤去桂、麻,加草、石膏,或秦艽四物汤,后用人参丸。

〔肌痹〕即湿痹着痹也。浑身上下左右麻木,属卫气不行。神效黄芪汤。皮肤麻木,属肺气不行。本方去荆芥,倍黄,加防风。肌肉麻木,属营气不行。本方去蔓荆,加桂枝、羌活、防风。

〔皮痹〕邪在皮毛,搔如隔帛,或瘾疹风疮,宜疏风养血。秦艽地黄汤。

〔五脏痹〕经病入脏,邪胜正虚,五痹汤。肾痹,本方加独活、肉桂、杜仲、牛膝、黄芪、萆薢。肝痹,本方加枣仁、柴胡。心痹,本方加远志、茯神、麦冬、犀角。脾痹,本方加厚朴、枳实、砂仁、神曲。肺痹,本方加半夏、杏仁、麻黄、紫菀。

附方:

〔合痹〕**改定三痹汤** 参 苓 术 草 归 芍 芎 桂 心 防己 防风 乌头 细辛 姜 枣。

〔合痹〕**通痹散** 天麻(三两) 独活 本 归 芎 术(各二两) 研服三钱,酒下,日二服。

〔行痹〕**乌药顺气散** 麻黄 枳壳 桔梗 乌药 僵蚕 白芷 陈皮 干姜 川芎 甘草。

〔行痹〕**虎骨散** 虎骨(二两) 白花蛇 天麻 防风 牛膝 僵蚕 当归 乳香 肉桂(各一两) 炙草 全蝎(各五钱) 麝香(一钱) 每末服二钱。

〔痛痹〕**疏风活血汤** 归 芎 威灵仙 白芷 防己 黄柏 南星 苍术 羌活 桂枝(各一钱) 红花(三分) 姜(五片)。

〔痛痹〕**五灵散** 五灵脂(二两) 川乌(两半) 没药(一两) 乳香(五钱)。

〔着痹〕**除湿蠲痹汤** 苍术(二钱) 白术 茯苓 羌活 泽泻(各一钱) 陈皮(一钱) 甘草(五分) 姜汁 竹沥(各三匙)。

〔着痹〕**补中益气汤** 黄(钱半) 人参 甘草(各一钱) 白术 陈皮 当归(各五分) 升麻柴胡(各三分) 姜 枣。

〔骨痹〕**安肾丸** 肉桂 川乌(各两半) 白蒺藜 巴戟 山药 茯苓 石

斛 草 苁蓉 补骨脂(各四两八钱)蜜丸。

〔骨痹〕**羚羊角散** 羚羊角 归 芎 防 独 枣仁 茯神 杏仁 薏苡 木香 甘草 姜。

〔脉痹〕**秦艽四物汤** 四物汤加 秦艽 薏苡 蚕砂 甘草。

〔镇补〕**人参丸** 人参 麦冬 茯神 龙齿 石菖蒲 远志 肉 归 地 蜜丸。

〔肌痹〕**神效黄芪汤** 参 芪 芍 陈 草 蔓荆子 尿涩加泽泻,身热加丹皮。

〔皮痹〕**秦艽地黄丸** 四物汤加 秦艽 荆 防 羌 芷 升麻 蔓荆 甘草 大力子(各一钱)。

〔五脏〕**五痹汤** 参 苓 归 芍 芎 术 五味子 细辛 或加引经之药。

《温病条辨》

湿聚热蒸,蕴于经络,寒战热炽,骨骱烦疼,舌色灰滞,面目萎黄,病名湿痹,宣痹汤主之。

宣痹汤方:防己(五钱) 杏仁(五钱) 滑石(五钱) 连翘(三钱) 山栀(三钱) 薏苡(五钱) 半夏(醋炒,三钱) 晚蚕砂(三钱) 赤小豆皮(三钱,赤小豆乃五谷中之赤小豆,味酸肉赤,凉水浸取皮用。非药肆中之赤小豆,药肆中之赤豆乃广中野豆,赤皮蒂黑肉黄,不入药者也)。水八杯,煮取三杯,分温三服。痛甚加片子姜黄二钱,海桐皮三钱。

第二节 现代名医验方

一、类风湿关节炎

焦树德

补肾祛寒治尪汤(主治肾虚寒盛者)

川断 9~15g,补骨脂 9~12g,熟地 12~30g,淫羊藿 9~12g,制附片 6~12g,骨碎补 12~25g,桂枝 9~15g,赤、白芍各 9~12g,知母 9~15g,羌、独活各 10g,防风 10g,麻黄 3~6g,苍术 6~10g,威灵仙 15g,伸筋草 30g,牛膝 10~15g,松节 15~20g,炙山甲 6~10g,土鳖虫 6~10g。

加减补肾治尪汤(主治肾虚标热轻证)

生地 15~25g,川断 9~15g,骨碎补 15~20g,桑寄生 30g,补骨脂 6g,桂枝 6~9g,白芍 15g,知母 9~15g,酒浸黄柏 12g,威灵仙 15g,炙山甲 9g,羌、独活各

9g,红花 9g,制附片 6~12g,忍冬藤 30g,络石藤 30g,土鳖虫 9g,伸筋草 30g,生薏苡仁 30g。

补肾清热治尪汤(主治肾虚标热重证)

生地 18~30g,川断 15~20g,地骨皮 10~15g,骨碎补 15~20g,桑枝 30g,赤、白芍各 15g,秦艽 20~30g,知母 12~15g,酒浸黄柏 12g,威灵仙 15~18g,羌、独活各 6~9g,制乳香、没药各 6g,土鳖虫 10g,炙山甲 10g,白僵蚕 9g,蚕沙 10~12g,红花 10g,忍冬藤 30g,桂枝 6~9g,络石藤 30g,桑寄生 30g。

朱良春

风寒湿痹证(祛风散寒,除湿通络)

制川乌 10g(先煎),桂枝 10g(后下),淫羊藿 15g,鹿衔草 30g,当归 10g,熟地 15g,炙乌蛇 10g,甘草 6g

郁久化热证(辛通痹闭,清化瘀热)

制川乌 8g(先煎),桂枝 8g(后下),当归 10g,生地 15g,白芍 20g,知母 10g,忍冬藤 30g,广地龙 12g,炙僵蚕 12g,乌梢蛇 10g,甘草 6g。

肾督亏虚证(益肾壮督,蠲痹通络)

生熟地各 150g,全当归 100g,鸡血藤 200g,淫羊藿 100g,鹿衔草 100g,淡苁蓉 100g,炙乌蛇 100g,炙全蝎 20g,炙蜈蚣 20g,炙蜂房 100g,炙僵蚕 100g,蜣螂虫 80g,广地龙 100g,土鳖虫 100g。共研细末,另以老鹳草 120g,徐长卿 120g,苍耳子 120g,寻骨风 120g,虎杖 120g,甘草 30,煎浓汁泛丸,如绿豆大,每服 6~8 丸,每日 2 次,食后服。

周仲瑛

类风湿关节炎方(祛痰逐瘀,清热化湿,解毒宣痹)

秦艽、防己、鬼箭羽、白薇各 12g,防风 5g,黄柏、苍术、炙僵蚕、广地龙各 10g,土茯苓 15g,苍耳草 20g,炮山甲 6g,生地 12g,炙全蝎 3g,乌梢蛇 10g。

谢海洲

治久痹方(温补肝肾,壮腰强脊,益气养血,佐化湿通络)

补骨脂 10g,巴戟天 12g,寄生 30g,杜仲 15g,川断 15g,淫羊藿 10g,牛膝 12g,独活 12g,狗脊 12g,当归 10g,白术 15g,生地 24g,制附子 9g,蜈蚣 3 条,乌蛇 15g,羌活 6g。

治虚痹方(健脾化湿,养血活血,佐散风通络)

生黄芪 30g,薏苡仁 30g,茯苓 24g,党参 15g,当归 15g,赤芍 18g,丹参 24g,青风藤 30g,汉防己 12g,乌蛇 15g,甘草 6g。

董建华

热痹方（祛湿毒，利关节）

萆薢 10g，晚蚕沙 10g，桑枝 20g，薏苡仁 20g，滑石 10g，黄柏 10g，苍术 10g，防己 10g，牛膝 10g，木瓜 10g，白鲜皮 10g，地肤子 10g。

虚痹方（补益肝肾，填精补髓）

猪脊髓 1 条（洗净），熟地 10g，枸杞子 10g，狗脊 10g，酒当归 10g，黄柏 10g，苍术 10g，白芍 10g，牛膝 10g，砂仁 3g，甘草 3g。

久痹方（补心气，调营卫，标本兼顾）

黄芪 10g，五加皮 10g，党参 10g，炙甘草 5g，酒当归 10g，桂枝 5g，红花 10g，鸡血藤 10g，牛膝 10g，桑枝 15g，桑寄生 10g，萆薢、晚蚕沙各 10g（包）。

娄多峰

腰痹汤（祛风除湿，活血补肾）

当归 18g，鸡血藤 30g，透骨草 24g，老鹳草 24g，独活 18g，桑寄生 30g，川断 18g，香附 15g

清痹汤（祛风通络，散寒除湿，活血养血）

忍冬藤 60g，败酱草 30g，络石藤 18g，青风藤 60g，土茯苓 21g，老鹳草 30g，丹参 30g，香附 15g。

化瘀通痹汤（活血化瘀，行气通络）

当归 18g，丹参 30g，鸡血藤 21g，制乳香 9g，制没药 9g，元胡 12g，香附 12g，透骨草 30g

李济仁

痹证熏洗法（开毛窍，发腠理，逐风湿，通经活络）

水蓼 50g，透骨草 20g，川芎 25g，炙麻黄 20g，桂枝 15g，羌、独活各 30g，冰片 3g，香白芷 9g，葱白 40g，生姜 10 片。将前七味加水 3 升，待煮沸后 15 分钟加入后四味；再待 5 分钟连药带汤一并倒入大口茶缸中，将茶缸四周用棉絮包裹保温，缸口对准疼痛部位熏蒸（用毛巾将缸口四周封好，勿使泄漏，以耐受为宜），时间约半小时；然后以药液擦洗患部，每日 1 次。

痹证解痛布（四肢关节疼痛）

肉桂、附子、川乌、大黄、当归各 12g，半夏、白芷各 9g，地龙、僵蚕、白芍、乳香、没药、木香、川芎、独活、秦艽各 6g，细辛 3g 共研细末，用高粱酒调如薄糊状，加生姜汁，用脱脂棉浸透，晒干或烘干，将浸透晒干的药棉外包纱布一层，左右两边用松紧带套在关节上或其他痛处。

类风湿关节炎方(清热通络,祛风胜湿)

生石膏 60g(先煎),知母 15g,苍术 15g,威灵仙 15g,秦艽 15g,鸡血藤、活血藤各 15g,忍冬藤 30g,络石藤 20g,海桐皮 12g,木瓜 15g,赤、白芍各 15g。

二、强直性脊柱炎

焦树德

补肾强督治尴汤(主治肾虚督寒证)

补骨脂 15g,骨碎补 20g,续断 20g,杜仲 20g,生地黄 15g,熟地黄 15g,狗脊 30g,鹿角霜 10g,土鳖虫 15g,桂枝 15g,赤芍 15g,白芍 15g,知母 15g,防风 15g,炙麻黄 5g,薏苡仁 30g,羌活 15g,独活 15g,熟附子 15g,干姜 10g,透骨消 15g,自然铜 5g,炒神曲 15g,当归 10g,牛膝 15g,泽兰 15g。

补肾强督调肝汤(主治邪及肝肺证)

泽兰 15g,骨碎补 20g,补骨脂 15g,续断 20g,杜仲 20g,酒川牛膝 15g,狗脊 30g,土鳖虫 15g,鹿角霜 10g,蒺藜 10g,枳壳 10g,姜黄 15g,僵蚕 15g,桂枝 15g,赤芍 15g,白芍 15g,知母 15g,防风 15g,熟附子 10g,炙麻黄 5g,干姜 5g,独活 15g,羌活 15g。

补肾强督利节汤(主治痹连肢节证)

骨碎补 20g,补骨脂 15g,狗脊 30g,鹿角霜 10g,土鳖虫 15g,杜仲 20g,防风 15g,羌活 10g,独活 10g,酒川牛膝 15g,姜黄 10g,桂枝 15g,赤芍 15g,白芍 15g,知母 15g,熟附子 15g,制川乌 3g,炙麻黄 5g,白术 10g,青风藤 30g,海风藤 30g,威灵仙 15g,僵蚕 15g,伸筋草 30g。

补肾强督清化汤(主治邪郁化热证)

骨碎补 20g,生地黄 15g,炒黄柏 12g,续断 20g,杜仲 20g,苍术 10g,酒川牛膝 15g,狗脊 30g,鹿角霜 10g,羌活 10g,秦艽 15g,土鳖虫 15g,桑枝 30g,桂枝 10g,赤芍 15g,白芍 15g,知母 15g,熟附子 10g,白术 10g,威灵仙 15g,僵蚕 15g,薏苡仁 30g。

朱良春

湿热痹阻方

蒲公英、白花蛇舌草、山药、金荞麦、鸡血藤、威灵仙各 30g,青蒿、银柴胡、乌梢蛇、炙蜂房、全虫、徐长卿、广地龙、炙僵蚕、虎杖各 10g,甘草 6g。

肾虚督亏方

穿山龙 50g,生黄芪、鸡血藤、威灵仙各 30g,鹿角霜、制延胡索各 20g,淫羊藿、熟地黄各 15g,仙茅、乌梢蛇、肉苁蓉、补骨脂各 10g。

谢海洲

脾胃虚弱方

生黄芪 15g~30g,白术 15g,薏苡仁 30g,茯苓 30g,甘草 10g。

气血不足方

生黄芪 30g,党参 15g,五加皮 5g,当归 15g,白芍 15g,熟地 20g,丹参 20g,鸡血藤 30g。

肝肾阴虚方

生地 15g~30g,玄参 15g~25g,白芍 20g,麦冬 10g,知母 10g,女贞子 30g,旱莲草 30g。

肾阳不足方

鹿角胶 10g,补骨脂 15g,鹿衔草 15g,杜仲 10g,川断 15g,狗脊 15g,巴戟天 15g。

娄多峰

肾虚督寒方

续断 15g,狗脊 40g,淫羊藿 10g,杜仲 15g,鹿角霜 10g,制附子 10g,桂枝 10g,骨碎补 15g,生地黄 12g,熟地黄 12g,赤芍、白芍各 10g,薏苡仁 30g,伸筋草 30g,土鳖虫 10g,知母 15g,麻黄 9g,干姜 9g,羌活、独活各 10g,防风 10g,牛膝 18g。

肝肾两虚,筋骨失养方

骨碎补 15g,补骨脂 10g,羌活、独活各 10g,生地黄、熟地黄各 12g,赤芍、白芍各 10g,蒺藜 10g,山茱萸 10g,乌梢蛇 10g,蜈蚣 3 条,穿山甲 9g,威灵仙 12g,桂枝 12g,络石藤 30g,鸡血藤 30g,寻骨风 10g,松节 15g,续断 18g,制附子 10g,伸筋草 30g,炒黄柏 10g,红花 10g。

督脉邪壅,久郁化热方

生地黄 18g,地骨皮 12g,骨碎补 18g,秦艽 20g,赤芍 12g,知母 12g,炒黄柏 12g,忍冬藤 30g,威灵仙 15g,羌活、独活各 9g,土鳖虫 9g,蚕沙 10g,络石藤 30g,透骨草 20g,制乳香 6g,制没药 6g。

第三节　常见中成药

一、口服药类

1. 补肾祛寒类

（1）昆仙胶囊

主要成分:昆明山海棠、淫羊藿等。

功能主治:补肾通络,祛风除湿。

主治:类风湿关节炎属风湿痹阻兼肾虚证,症见关节肿胀疼痛,屈伸不利,晨僵,关节压痛,关节喜暖畏寒,腰膝酸软,舌质淡,苔白,脉沉细。

用法:口服,一次 2 粒,一日 3 次,饭后服用。一个月为一个疗程,可连续服用 3 个疗程。

(2) 益肾蠲痹丸

主要成分:骨碎补,熟地黄,当归,延胡索,寻骨风,葎草,全蝎,蜂房,地龙,土鳖虫,老鹳草,徐长卿,鸡血藤,淫羊藿,鹿衔草,乌梢蛇,僵蚕,虎杖,蜈蚣,地黄。

功能主治:温补肾阳,益肾壮督,搜风剔邪,蠲痹通络。本品用于症见发热,关节疼痛、肿大、红肿热痛、屈伸不利,肌肉疼痛,瘦削或僵硬,畸形的顽痹类风湿关节炎。

用法:口服,一次 8~12g,1~1.5 袋,一日 3 次。

(3) 尪痹胶囊

主要成分:熟地黄,续断,附子制,淫羊藿,威灵仙,皂角刺,羊骨,知母,伸筋草,红花,独活,白芍等 17 味。

功能主治:补肝肾、强筋骨、祛风湿、通经络。用于肝肾不足,风湿阻络所致的尪痹,症见肌肉、关节疼痛,局部肿大,僵硬畸形,屈伸不利,腰膝酸软,畏寒乏力。类风湿关节炎见有上述证候者。

用法:口服,一次 5 粒,一日 3 次,温开水送服。

(4) 寒湿痹颗粒

主要成分:白芍,白术,当归,附子,甘草,桂枝,黄芪,麻黄,木瓜,威灵仙,细辛,制川乌。

功能主治:祛寒除湿,温通经络。用于肢体关节疼痛,疲困或肿胀,局部畏寒,风湿性关节炎。

用法:开水冲服,一次 3g(无糖型)或 5g(减糖型),一日 3 次。

(5) 正清风痛宁缓释片

主要成分:盐酸青藤碱。

功能主治:祛风除湿,活血通络,利水消肿。本品主要用于风湿与类风湿关节炎属风寒湿痹证者。

用法:口服。一次 1 片,一日 2 次,2 个月为一个疗程。

(6) 痹祺胶囊

主要成分:党参,白术,丹参,川芎,三七,马钱子(调制粉)等 10 味。

功能主治:益气养血,祛风除湿,活血止痛。本品用于气血不足,风湿瘀阻,肌肉关节酸痛,关节肿大、僵硬变形或肌肉萎缩,气短乏力,风湿、类风湿关节炎,腰肌劳损,软组织损伤属上述证候者。

用法:口服,一次 4 粒,每日 2~3 次。

(7) 通痹胶囊

主要成分:马钱子(制),白花蛇,人参,当归,穿山甲,制川乌,天麻,全蝎,地龙,丹皮等。

功能主治:祛风胜湿,活血通络,用于寒湿阻络、肝肾两虚型痹病,包括风湿、类风湿关节炎。

用法:饭后服,一次 1 粒,一日 2~3 次。

(8) 大活络胶囊

主要成分:红参,白术(麸炒),龟甲(醋淬),乳香(制),没药(制),麝香,冰片,制草乌,防风,蕲蛇,乌梢蛇,天麻等 48 味。

功能主治:祛风止痛、除湿豁痰、舒筋活络。用于风湿痹病(风湿性关节炎)引起的疼痛、筋脉拘急腰腿疼痛及跌打损伤引起的行走不便。

用法:口服,一次 4 粒,一日 3 次。

(9) 追风透骨丸

主要成分:制川乌,白芷,制草乌,香附(制),甘草,白术(炒),没药(制),麻黄,川芎,乳香(制),秦艽,地龙,当归,茯苓,赤小豆,羌活,天麻,赤芍,细辛,防风,天南星(制),桂枝,甘松,朱砂。

功能主治:祛风除湿,通经活络,散寒止痛。本品用于风寒湿痹,肢节疼痛,肢体麻木。

用法:口服,一次 6g,一日 2 次。30 天为一个疗程。

(10) 金匮肾气丸

主要成分:地黄,山药,山茱萸(酒炙),茯苓,牡丹皮,泽泻,桂枝,附子(制),牛膝(去头),车前子(盐炙)。

功能主治:温补肾阳,化气行水。

用法:口服,一次 4~5g(20~25 粒),一日 2 次。

(11) 金天格胶囊

主要成分:人工虎骨粉。

功能主治:本品具有健骨作用。用于腰背疼痛,腰膝酸软,下肢痿弱,步履艰难等症状的改善。

用法:口服。一次 3 粒,一日 3 次。一个疗程为 3 个月。

2. 清热除湿类

(1) 湿热痹胶囊

主要成分:苍术,忍冬藤,地龙,连翘,关黄柏,薏苡仁,防风,川牛膝,粉草薢,桑枝,防己,威灵仙。

功能主治:祛风除湿,清热消肿,通络定痛。用于湿热痹病,其症状为肌肉或关节红肿热痛,有沉重感,步履艰难、发热、口渴不欲饮,小便黄淡。

用法:口服,一次 4 粒,一日 3 次。

(2) 知柏地黄丸

主要成分:知母,黄柏,熟地黄,山茱萸制,牡丹皮,山药,茯苓,泽泻。

功能主治:滋阴降火。

用法:口服。水蜜丸一次 30 粒(6g),一日 2 次。

二、注射剂类

1. 活血化瘀类

适用于尪痹而见瘀血阻络者。

(1) 丹参注射液

主要成分:丹参。

用法:静脉滴注,一次 10~20ml 用 5% 葡萄糖注射液 100~500ml 稀释后使用,一日 1 次。也可配合离子导入仪于关节局部治疗。

(2) 参芎葡萄糖注射液

主要成分:丹参素和盐酸川芎嗪。

用法:静脉滴注,每天一次,每次 100~200ml。

(3) 丹红注射液

主要成分:丹参,红花,注射用氯化钠。

用法:静脉注射,一次 4ml,加入 50% 葡萄糖注射液 20ml 稀释后缓慢注射,一日 1~2 次;静脉滴注,一次 20~40ml,加入 5% 葡萄糖注射液 100~500ml 稀释后缓慢滴注,一日 1~2 次;伴有糖尿病等特殊情况时,改用为 0.9% 的生理盐水稀释后使用。

(4) 血栓通注射液

主要成分:三七总皂苷。

用法:静脉滴注一次 2~5ml,用 10% 葡萄糖注射液 250~500ml 稀释后使用,一日 1~2 次。

(5) 注射用血塞通

主要成分:三七总皂苷。

用法:临用前加专用溶剂使其溶解;静脉滴注,一日 1 次,一次 200~400mg(1~2 支),以 5% 或 10% 葡萄糖注射液 250~500ml 稀释后缓慢滴注;静脉注射,一日 1 次,一次 200mg(1 支),以 25% 或 50% 葡萄糖注射液 40~60ml 稀释后缓慢注射;糖尿病患者可用氯化钠注射液代替葡萄糖注射液稀释后使用;15 天为一个疗程,停药 1~3 天后可进行第二疗程。

2. 益气温阳类：适用于尪痹而见阳气亏虚者。

参附注射液

主要成分：红参，附片。

用法：静脉滴注，一次 20~100ml，（用 5~10% 葡萄糖注射液 250~500ml 稀释后使用）。静脉推注，一次 5~20ml，（用 5~10% 葡萄糖注射液 20ml 稀释后使用）。

3. 调整骨代谢：适用于尪痹各个证候类型。

注射用鹿瓜多肽

主要成分：骨诱导多肽类生物因子、甜瓜籽提取物、多种游离氨基酸、有机钙、磷离子。

用法：肌内注射，一次 4~8mg，一日 8~16mg，用 5% 葡萄糖注射液或 0.9% 氯化钠注射液溶解后肌内注射。静脉注射，一日 16~24mg，用 5% 葡萄糖注射液或 0.9% 氯化钠注射液 250~500ml 溶解稀释后静脉滴注，10~15 日为一个疗程。

第四节 名家经验

一、焦树德

1. 创立病名，阐发病机

类风湿关节炎可以包括在中医学的"痹病"中，而焦树德教授在学习、继承前人各种论述的基础上，参考近代文献，结合多年临床体会，对各种痹病的因、证、脉、治等进行了归纳整理，根据《金匮要略》"诸肢节疼痛，身体尪羸"之意，创立了"尪痹"病名。焦老提出用尪痹作为类风湿关节炎病名后，受到国内学术界的广泛支持和认同。

焦老在总结尪痹的病机中强调，"风寒湿三气杂至合而为痹"这一痹病总病因病机，也是尪痹的总病因病机，但尪痹的病因病机比一般的风、寒、湿痹更为复杂，病情更为深重，"寒湿之邪深浸入肾，并影响到肝，是尪痹病因与其他痹病的不同之处。痹病迁延不愈，冬春寒冷之季，复感三邪，寒风气盛内舍肝肾，筋骨同病，渐成尪痹。"且尪痹病程较长，寒湿贼风，痰浊瘀血，互为交结，凝聚不散。经络闭阻，血气不行，又可加重病情发展。也有的久痹化热，则更为复杂。因此，焦老认为尪痹以肾虚寒盛为基本病机，并立补肾祛寒为治疗大法，同时，根据病情再佐以强筋壮骨、疏风化湿、活血通络等为其治疗原则。

此后，焦老根据《内经·痹论》"肾痹者善胀，尻以代踵，脊以代头"的论述，立强直性脊柱炎的中医命名为"大偻"。所谓大偻,首见于《黄帝内经》,《素问·生气通天论》中指出:"阳气者,精则养神,柔则养筋,开阖不得,寒气从之,乃生大偻"。"偻"从病字,改为"偻"。"大偻"即是指病情深重、脊柱弯曲、背俯的疾病。

对强直性脊柱炎的病因病机,焦树德教授亦有自己独特的见解。焦老认为"阳气不得开阖,寒气从之"为本病重要病机。从与腰、脊、胯、尻有关的经络来看,肾脉与督脉与本病密切相关,且肾主骨、主腰膝,因此,焦老认为"大偻"之病与肾督关系密切。肾督正气不足,风寒湿三邪(尤其是寒湿偏盛)深侵肾督,督脉为人身阳气之海,主一身之阳,受邪则阳气不得开阖,失于布化,肾受邪,则骨失淖泽,水不涵木,影响筋骨的荣养淖泽,而致脊柱僵曲废用,形成大偻之疾。故肾虚督寒为大偻基本病机,治疗法则方面,以补肾强督祛寒为主,佐以祛风化湿通络,强壮筋骨。

2. 制定效方,辨证使用

焦老结合尫痹"肾虚寒凝入骨"的病机特点,立补肾祛寒法为治疗大法,创制了补肾祛寒治尫汤等系列方剂。并认为大偻不同于尫痹,为寒邪入侵肾督,阳气不得开阖所致,在补肾祛寒治尫汤的基础上,加以温通督脉,立补肾强督法为治疗大法,又创制了补肾强督治偻汤等系列方剂。补肾祛寒治尫汤和补肾强督治偻汤等系列方剂中揉和《金匮要略》桂枝芍药知母汤之温而不燥,补而不滞,又结合《太平惠民和剂局方》虎骨散之力专而效宏,直入骨骼,临床应用效果十分显著。应用多年,大量临床和实验数据证实了其有效性和安全性。

同时,焦老在治疗疾病的过程中,重视辨证论治,用药灵活。类风湿关节炎常见证型为肾虚寒盛证、肾虚标热轻证、肾虚标热重证、湿热伤肾证等,根据中医的辨证论治特点,临证使用时若属肾虚寒盛证候,则治疗应以补肾祛寒为主,辅以化湿散风,祛瘀通络;若出现口干、手足心热等肾虚标热(轻)证时,则需减少燥热之品,而加用苦坚清热之品;若出现关节肿痛、扪之热或肤色发红、口干咽燥、或伴发热等邪已化热之象的肾虚标热(重)证时,则需暂投以补肾清热之品等,待标热得清后再渐渐转为补肾祛寒之法以治其本。强直性脊柱炎常见证型为肾虚寒盛证、邪郁化热证、痹阻肢节证、邪及肝肺证等,临证使用时若属肾虚寒盛证候,治疗以补肾强督为主,佐以活血通脉,强筋壮骨;若见邪郁化热,须减燥热之品,加用苦寒清润之品,若已化热之证,则宜先拟补肾清热法,待标热得清后,再转补肾祛寒法治其根本;痹阻肢节者,可加强疏风散寒、通利关节力量;邪及肝肺者,需加以调肝理肺之品。

焦老虽制定效方,而不盲目守方,强调辨证论治,推崇动变制化思想和从化学说,认为天地间一切物质都在不停地运动变化,人体的生命现象也是在一刻不停地运动变化着,生理病理也在时刻进行变化,因人的体质有阳性、阴性之不同,地域、气候、生活习惯、饮食习惯、年龄等因素也各有差异,加上病邪的从化各异,因此,类风湿关节炎和强直性脊柱炎临床表现多样,不同患者或同一患者不同时期表现出来的证候也各有不同,只有注重"辨证施治",据"证"立"法",选"方"用"药",把握疾病过程中某一阶段的主要矛盾,才能做到有的放矢,达到"治病求本"的目的。

3. 重视补肾,兼顾其他

焦老认为肾虚为尪痹和大偻重要内因,且尪痹和大偻不同于风寒湿诸痹,较之病机更为复杂,病邪更为深入,症状更为严重,常波及于肝肾致骨损筋挛肉削,且病程较长,寒湿贼风,痰浊瘀血,互为胶结,凝聚不散,使病情不断加重,疾病深侵入骨,非大队补肾药物不能直达病所,因此在治疗中尤其注重补肾。焦老常用的温补肾阳的药物,如制附片、肉桂、补骨脂、淫羊藿、菟丝子、杜仲、川续断、桑寄生等,只要用药准确,效果往往愈来愈明显。另外,尪痹和大偻都有肾虚寒凝入骨的共同病机特征,但又有各自的特点,前者是因寒湿之邪深侵入肾,并影响到肝,而后者则是寒邪入侵肾督,阳气不得开阖所致,因此在大偻的治疗中除了补肾祛寒,还要强调温通督脉,焦老常用金狗脊、鹿角霜、淫羊藿等补肾兼有强健督脉作用的药物。

肾虚为重要内因,而风寒湿三邪为尪痹和大偻重要外因,风寒湿三气杂至合而为痹,所以痹病治疗要同时祛风散寒除湿,且疾病以感寒为重,故在祛除三邪的同时,加强散寒之力,常用附子、干姜、桂枝等温阳祛风散寒之品;正气不足,外邪痹阻气血,缠绵日久,乃生痰瘀,痰浊瘀血既是病邪作用人体的病理性产物,也是诱发尪痹和大偻的病因,因此,焦老在补肾基础上,同时不忘涤痰祛瘀,常佐以活血祛瘀、涤痰通络之品,寓补于通,补而兼通,常用桃仁、红花、土鳖虫、穿山甲、僵蚕、白芥子等祛瘀涤痰之品;另外,尪痹和大偻虽以肾虚为前提,但肾虚日久,病变必殃及于脾,脾胃失健,湿从内生,又外受风寒湿邪,内外之湿,相合困脾,更致黏滞之湿邪久羁不除,病程缠绵难愈,且脾胃为后天之本,气血生化之源,肾之精气、肝之阴血均有赖于水谷精微的不断腐熟生化和输布,同时药物的吸收也有赖于脾胃的运化,因此,焦老在治疗顽痹的过程中,也十分注重固护脾胃;焦老还十分注意引经药的配伍应用,对不同部位的疼痛,配伍不同的药物引药物直达病所。如膝关节疼痛肿大,常以川牛膝、泽兰、桃仁配伍应用,去死血,生新血;如颈部强硬,则配伍葛根引药到颈,解肌除痹;如上肢病变,可用片姜黄活血化瘀,除痹痛等等。

总之,在治疗时,焦老重视补肾(强督),同时结合祛寒、化湿、疏风、祛瘀、涤痰、健脾等法,标本兼顾,用药方面更是切入病机,丝丝入扣。但尪痹和大偻之病病情重、病程长,须服较长时间的中药,才能逐渐见效。故焦老强调只要辨证准确,服药后无不良反应,则应坚持服 50~100 剂左右,观察效果。如有效还可继续服用,万勿操之过急,昨方今改。不少病例通过坚持服用中药 1~2 年不仅能显著改善临床症状,改善关节功能,甚至能延缓影像学进展。

二、朱良春

1. 阐发病机,标本兼治

朱良春教授在总结前人理论的基础上,提出了痹病发生除有风、寒、湿、热诸邪之外因外,往往有阳气先虚、卫外功能降低之内因,卫外失固,病邪方能乘虚而入,侵袭经隧,气滞血瘀。所以尽管其病邪有风、寒、湿、热之别,病位有肌表、皮内、经络之异,而正虚邪入的病机则始终不变。同时,无论是类风湿关节炎,还是强直性脊柱炎,其病位皆在骨,骨的生长发育全赖骨髓的滋养,而骨髓乃肾中精气所化生,故肾中精气充足,骨髓充盈,则骨骼发育正常,坚固有力;肾中精气不足,骨髓空虚,则骨质疏松,酸软无力。又督脉"循脊而行于身后,为阳脉之总督","督之为病,脊强而厥",督脉与肾及骨亦关系密切。若督脉阳气充足,则髓充骨健筋柔,络脉畅通。故朱老认为痹病与肾督密切攸关。由于先天禀赋不足或后天调摄失常,致肾督亏虚,则卫阳空疏,风寒湿热之邪乘虚侵袭,深入骨骱脊髓。肝肾精亏,肾督阳虚,使筋挛骨弱而邪留不去,痰浊瘀血逐渐形成,壅滞筋脉,加之失治、误治或复感于外邪,则导致病情反复发作,缠绵日久,正虚邪恋,气血周流不畅,经脉凝滞不通,此时病邪除风、寒、湿、热外,还兼病理产物痰和瘀。如继续发展,病邪深入骨骱,胶着不去,痰瘀交阻,凝涩不通,关节疼痛反复发作,终致各类虚实夹杂症候,也因此,朱老将痹病称为"顽痹""肾痹"。

在把握了这一基本病机的基础上,朱老提出了"益肾壮督"治其本,"蠲痹通络"治其标的治疗理论。"益肾壮督"可提高机体抗病能力,使正胜邪却。且"蠲痹通络"治疗多辛温宣散,走而不守,药力难以持久,若通过"益肾壮督"使药力得以加强,疗效则可得以延长。朱老总结"益肾壮督"之意义有二:一是补益肝肾精血;二是温壮肾督阳气。阴充阳旺,既可祛邪外出,又可御敌不致再侵,病情就不会反复发作。筋强骨健,顽疾亦不会缠绵难愈。同时,朱老还指出,"益肾壮督"不仅适用于顽痹的稳定期及恢复期治疗,即使在起病初期、发展期也可采用,只不过应以治标为主,所以益肾壮督乃是扶正固本以利祛邪的重要治法,但顽痹病情复杂,还是要根据临床实际需要,辨证施治。

2. 针对主症,辨证用药

朱老在《朱良春医集》一书中详细谈到,治疗类风湿关节炎,常从"关节疼痛、肿胀、拘挛僵直"之三大主症入手,针对疾病每一阶段的主要矛盾而采取相应的措施,动态地诊察疾病,辨证用药,往往收效甚佳。

(1)疼痛　根据疼痛的临床表现,将其分为风痛、寒痛、湿痛、热痛、瘀痛五类,此五者在临床上往往混杂而难以截然分开,仅是各有侧重不同。风痛者,朱老以祛风通络治其痛。轻者常用独活,或用海风藤,其善祛游走性之疼痛。重证则宜选用蕲蛇,此药外达皮肤,内通经络,其透骨搜风之力最强,乃"截风要药",一般以散剂效佳。寒痛者,朱老以温经散寒而止其痛,常选用川乌、草乌、附子、细辛等辛温大热之品,此类药善于温经散寒,宣通痹闭,且常与桂枝同用。湿痛,治当健脾化湿,参用温阳之品。朱老常喜用大剂量薏苡仁、生白术,合苍术、制附子。而钻地风、千年健,祛风渗湿,疏通经脉,各用30g,亦可止湿胜之疼痛。寒痛、湿痛均可加入乌梢蛇,此药性平力较弱,用量15~30g。热痛者,若常规用药收效不著时,可加服羚羊粉吞服,亦可用山羊角或水牛角30g代之。瘀痛者,多是顽痹久治乏效,关节肿痛,功能障碍,此为病邪与瘀血凝聚经隧,胶结难解,常规用药,恒难奏效,必须采取透骨搜络之品,始可搜剔深入经隧骨骱之痰瘀,以蠲肿痛。首选药物,则以蜈蚣、全蝎、水蛭、僵蚕、天南星、白芥子之属。

(2)肿胀　朱老认为肿胀早期用祛湿消肿法,常用二妙散(黄柏、苍术)、防己、泽泻、泽兰、土茯苓等。中后期,由湿生痰,日久终致痰瘀交阻,肿胀僵持不消,故在祛湿同时,须参用涤痰化瘀法,方可奏效,他常参用化痰软坚的半夏、南星、白芥子和祛瘀剔邪的土鳖虫、乌梢蛇等。此外,刘寄奴、苏木、山慈菇均擅消骨肿,亦可选用。

(3)僵直拘挛　此为痹病晚期之症状,主要是关节功能严重障碍,骨弱筋挛,或疼痛不已,行动困难,十分痛苦。朱老认为,此时应着重整体调治,扶正以祛邪。凡关节红肿僵直,难以屈伸,久久不已者,多系毒热之邪与痰浊瘀血,混杂胶结,在清热解毒同时,必须加用豁痰破瘀,虫蚁搜剔之品,方可收效。常用山羊角、地龙、僵蚕、水蛭、山慈菇等,能清热止痛,缓解僵挛。如肢节拘挛较甚者,还可加蕲蛇、山甲、蜣螂虫等品。如属风寒湿痹痛而关节拘挛者,重用川草乌、桂枝、附子、鹿角片等。此外青风藤、海风藤、宽筋藤善于通行经络、疏利关节,有舒筋通络之功,与鸡血藤、忍冬藤同用。不仅养血通络,且能舒挛缓痛。

以上诸证在辨治时,均须参用益肾壮督培本之品,药如熟地、当归、淫羊藿、淡苁蓉、巴戟天、补骨脂、鹿角片、鹿衔草等,只是培本扶正与治标祛邪的主次,孰轻孰重当视具体情况而定。特别指出的是,朱老在选用扶助正气的用药中喜欢大剂量使用穿山龙一药。穿山龙,首载于《本草纲目拾遗》《中华本草》记载其具有祛风除湿、活血通络之功用,可主治风湿痹痛,胸痹心痛,劳损,跌打损伤等。其味苦平,入肺、肝、脾经,朱老在临床使用发现,该药不但可祛风湿、通血脉、蠲痹着,其扶正之功效尤为显著。因他含有非甾体消炎药的有效成分,能调节免疫功能,增强体质。因此朱老认为在所有免疫功能有缺陷的疾病中均可使用之,且用量宜大,方可起效。同时他也指出,单用该药效果一般,需配上如当归、地黄、淫羊藿等补肾壮督之品一起使用,方可显著提高增强免疫之疗效。

3. 擅用虫药,巧在配伍

朱老治疗痹病,喜欢用虫类药。这是他治疗痹病的特点之一。他对虫类药研究有素,熟谙药物性能,在药物的选择上,常能有所创新,既发挥各药之特长,又根据辨证论治的原则,巧与其他药物配伍,以协同增效。如选用寒性之广地龙泄热通络,配以寒水石治湿热盛者;取咸温之蕲蛇(或乌梢蛇)祛风通络,配以制川草乌、川桂枝治寒盛者;僵蚕长于祛风化痰,配以胆星或白芥子,治痰浊阻于关节者;土鳖虫善于消瘀破结,配以桃仁、红花,疗瘀阻经脉者。关节疼痛剧烈者,用全蝎或蜈蚣搜风定痛,配以元胡或制南星;关节红肿热痛者,用羚羊粉或山羊角,配以忍冬藤、透骨草;关节僵肿变形者,用僵蚕、蜣螂虫透节消肿,配以泽兰、白芥子、天南星;气滞凝阻背部,背部疼痛剧烈者,用九香虫温阳理气,配以葛根、秦艽;病变在腰脊者,合用蜂房、土鳖虫温肾行瘀,配以川断、狗脊;背脊强直而痛,伛偻驼背者,用鹿角片、乌梢蛇壮肾通督,配以鹿衔草、骨碎补;经脉拘挛活动不利者,用穿山甲通经舒挛,配以苏木、伸筋草。此外,紫河车乃气血阴阳俱补,亦属血肉有情之品,朱老常以此品加蕲蛇粉,配以大剂量黄芪、熟地治疗肌肉萎缩者。

三、路志正

路志正教授通过自己 70 余年的行医历程,总结出了“持中央、运四旁、怡情志、调升降、顾润燥、纳化常”调理脾胃的学术思想,并将其应用于多种疑难杂病及慢性病的治疗中,疗效卓越。而其在治疗风湿性疾病的过程中亦采用了该思想指导治疗,屡获良效。

1. 重视中焦脾胃

路志正教授认为痹病是人体内部气血亏虚,营卫失调,或肝脾肾亏虚,进而感受风寒湿三气,合而发病。而脾胃为后天之本,气血生化之源,后天得充,则先天肝肾亦足;脾胃为水谷之大源,营卫气血皆来源于脾胃,脾主四肢肌肉,只有脾胃功能正常,四肢才能得以濡养,肌肉筋骨才能健壮,反之则为病;且脾主运化,运化失常,则易出现胀满水肿,甚或聚湿生痰,阻滞关节令关节僵硬、变形,脾气得健,则水湿得化,湿去则风气不能独留,痹病乃愈。故脾胃在痹病的发生发展中具有重要地位。RA 和 AS 属于痹病范畴,路老治疗 RA 和 AS,时时重视顾护中焦脾胃,守其“持中央、纳化常”的调理脾胃的学术思想。

同时,路老认为,临床治疗风湿病药物多为辛燥或苦温之品,易损耗气血、伤及阴津,久服容易碍脾伤胃,"脾胃受伤,百病由生",因此,临证时必加健脾和胃之品,收到较好的临床效果。

在临床中路老常用补益脾胃法,即用具有补益脾胃作用的方药,扶助正气,强壮身体,以治疗痹病后期,脾胃虚弱,中气不足的证候。路老常在辨证论治的基础上根据具体病情选用,代表方剂,偏脾胃气虚用六君子汤加味,偏脾胃阴虚者用养胃汤加味。常用药如党参、白术、薏苡仁、沙参、石斛、黄精等,常用生谷芽、生麦芽、炒谷芽、炒麦芽、炒三仙、炒山药、炒白术、炒苍术、佛手、绿萼梅、炙甘草、大枣、鸡内金等健脾和胃消食之品。如此则不仅保护了脾胃不受药物的损伤,而且增强了人体的正气,体现了《内经》"补正气以御邪"的学术思想。

2. 注重调畅气机

痹者,"闭也",含不通之意,路老认为气机不畅,则血与津液不能正常敷布,痹阻经络,而致筋骨肌肉,乃至脏腑失濡、失润、失养,痹病乃成。因而,在治疗 RA 和 AS 时,重用宣通之法,注重行气和血,宣通气血,以缓解病情,守其"调升降,怡情志"的治疗思想。

调升降:湿邪为痹病重要诱因,且其性黏滞,蕴蒸不化,胶着难解,常致疾病缓慢隐袭,是 RA 和 AS 缠绵难愈的重要原因。路老灵活地将吴鞠通治疗湿温病从三焦论治的思路运用于治疗风湿病,通过调畅三焦气机治疗 RA 和 AS。上焦者,肺也,宣发肃降,主一身之气机,《内经》曰:"诸气膹郁,皆属于肺。"若上焦肺气得宣,则可宣清布浊,气行则水行,气化则湿亦化;中焦者,脾与胃也,主运化水谷津液,脾气清则能布散水谷精微,使得水液循行常道;下焦者,肾与膀胱也,肾主水,主一身之水液代谢。"膀胱者,州都之官,津液藏焉,气化则能出矣",若能通调膀胱之气化,则水液运行正常。在临床中,路老处方遣药喜选用炒苦杏仁、桔梗、荷梗开肺气以行水之上源;炒薏苡仁、白豆蔻、炒苍术健脾气以祛生湿之源;防己、六一散、泽泻等渗利水湿以使湿从小便而去。湿性重浊,易困阻气机,而气机困阻,则水运失常,水湿更甚。故气机不畅,则湿邪难祛,所以治湿贵在调畅气机,上中下三焦气机宣通,则湿邪自去。

怡情志:情志状况在痹病的发生发展过程中占有重要地位,不良的、过度的精神刺激,可影响气机,引起脏腑功能的紊乱而出现相应病症。RA 和 AS 属慢性疾病,病程较长,病情反复,患者往往有关节、肌肉疼痛,全身无力等症状,严重时可影响患者的日常生活,给患者的内心带来极大折磨,往往令患者有抑郁、沮丧的心理状况出现,而情志的异常往往又会加重或诱发痹病。《素问·汤液醪醴论》有言:"精神不进,志意不治,故病不可愈",故路老十分重视"怡情志"在治疗 RA 和 AS 中的应用。路老在日常诊疗中,在应用药物治疗风湿病的同时,注重帮助患者调整心态、情绪。对患者的疑问一一耐心解答,以消除患者的疑虑，及时调整患者心理情绪，通过观察患者禀性，对于性情偏颇者，给予适当的疏导，教导患者移情易性，将调理患者情志作为一种治疗手段，从身到心调整患者整体状态，调动脏腑功能的恢复，令气血通畅，关节舒利，痹病乃除。

3. 主张治痹通络，用药灵活

RA 和 AS 病情反复发作，缠绵日久，久病不已，血滞生痰，湿凝为痰，痰浊瘀血渐生。痰瘀胶结，致使肌肉、关节、经络痹阻，气血运行不畅，进一步痹阻经络关节，由经入络，由筋入骨，而致病情课重难愈。治疗当伏其所主，先其所因，主张通络以治痹，灵活而施以搜风走窜虫蚁之品，以发挥更好的疗效，尽快改善症状，减轻患者痛苦，缩短病程。常以炙乌蛇活血祛风通络，用于各种疼痛证；以川芎、姜黄、桂枝温经活血通络，用于外寒夹瘀证；取制川乌、制草乌、附子均气雄性烈，祛沉寒痼疾，用于阳虚夹瘀证；穿山甲珠、地龙、蜂房均为虫蚁之品，三药配伍以化痰逐瘀、软坚散结，用于尪痹所致之关节肿痛变形；忍冬藤、络石藤配伍祛风通络止痛，常用于湿热夹瘀之证，亦用于各种原因所致关节疼痛；蜈蚣、全蝎两药合方即为止痉散，两药合用走窜之力最速，搜风定痉，开瘀通络，内走脏腑，外而经络，皆能开之，通者不痛，故为止痛之要药；僵蚕、胆南星、白芥子能化痰通络，常用于治疗风湿病痰湿阻络之证。又如风寒湿夹瘀选用威灵仙加羌活；血虚夹瘀选用桃红四物汤；阴虚夹瘀选用石斛、忍冬藤、地龙；热毒夹瘀选用牡丹皮、赤芍、白花蛇舌草、桑枝、红藤；水湿夹瘀选用益母草、泽兰；气虚夹瘀选用补阳还五汤以补气活血通络。临床配伍灵活，效如桴鼓。

临证时，路老注重通络药物用药灵活性：对于体瘦色苍患者，辛烈刚燥药最宜慎用；体丰色白而舌体瘦、苔黄厚腻者亦应考虑脾虚运迟，湿热内蕴，用药当无使过燥伤阴；而虫类药均含有异体蛋白，对机体的补益调整有其特殊作用。常把虫类药另装胶囊，一方面节省药源，只需常用药量的 1/4~1/5，另一方面可避免虫类药腥臭怪异，入汤剂难以咽下，易引起恶心呕吐等不适。

四、周仲瑛

1. 强调"瘀热"，辨治痹病

瘀热学说是周仲瑛教授在长期临床实践中，观察到在急性外感热病及某些慢性内伤杂病（尤其是疑难病症）发展的一定阶段，许多患者同时表现血热与血瘀并见，单纯运用清热凉血法或活血化瘀法治疗，往往疗效欠佳，故而提出了"瘀热相搏证"这一重要证候，并将该学说应用到痹病的辨治中。周老认为该病在病变过程中，特别在活动期往往以瘀热痹阻为主要病机，存在瘀热相搏这一共同的病理基础。盖类风湿关节炎等疾病多病程长，日久则损及肝肾，肝肾阴虚,血液运行不畅,经脉痹阻,日久化热,则关节肿痛,甚至局部关节或肌肉红肿。热作为一种致病因素,其有伤阴、动血等病理特点,因此无论是外感之热,还是内生之热,一旦热形成,影响血液流通,使脉络瘀阻或脉络灼伤。且类风湿关节炎多见于中年女性,而女性以血为本,以血为用,且女子生理情况致使肝血不足,阴血亏虚,抵抗力下降,又易感受外邪。所以素体肝肾亏虚、阴血不足为类风湿关节炎的发病基础。禀赋肝肾亏虚,或女性情志多郁,郁而化火,耗伤肝肾之阴,均可导致阴血不足。阴血不足,脉道阻滞,则血行不畅停而为瘀;瘀郁化热,则致瘀热痹阻,阻于经络、关节、肌肉而发本病。且瘀热胶结,脏腑功能失调,正气虚弱,易感外邪而触动,遂致瘀热胶结发病,使病情缠绵难愈易反复,故瘀热互结又是本病日久的主要病理因素。

2. 分期辨治,兼顾内外

周老认为,在类风湿关节炎的早期及急性发作期以外邪为主导,而中晚期则以内生之邪为病,此亦是该病病久难愈的重要因素。临床周老将本病分为风湿寒痹、风湿热痹、寒热夹杂痹、痰瘀痹阻、久痹正虚(肝肾不足、气血虚痹)等证型。而各证之间病因病机每多错杂相关,且可变异转化。论治则不外祛风、散寒、除湿、清热、化痰、祛瘀、补虚七端,但又当证据参合应用。湿痹、风湿热痹两类证候,在急性期固然可出现表证,但在慢性期则无明显寒热表证可据,故切不可与一般外邪伤人皆具表证等同理解。风寒湿痹,寒湿伤表,用麻黄加术汤;寒湿偏盛,可选乌头汤;三气杂感可选薏苡仁汤作为基本方;寒湿伤阳、阴虚阳盛,可选用阳和汤。风湿热痹,急性期多选石膏配剂,风热偏盛,用白虎加桂枝汤;风热与湿相搏,用越婢加术汤;湿热痹阻予加减木防己汤;湿热在下者可取四妙丸;湿热与痰瘀互结者,用上中下通用痛风方;若风热火化,湿热酿毒,又当参合犀角地黄汤加漏芦、土茯苓、忍冬藤、地龙、苍耳子、海桐皮。邪热伤阴,另用秦艽、功劳叶、白薇、生地、知母、赤芍等养阴而清络热。至于寒热错杂证,又当清温并用,寒初化热,应温中有清,用桂枝芍药知母汤;寒湿已趋热化,可予白虎加苍术汤,或选用热证诸方;由于风湿热痹每见热与风邪相搏,或热遏热郁,故常配伍辛通之品以助疏散宣化,分消三气,不得误认为必具寒热错杂之证,方能配合辛散宣通,如取石膏分别与桂枝、麻黄、苍术配伍,即寓此意。

3. 注意病位,对症用药

周老治疗本病,用药独特,不仅分病位、病证对症治疗,还擅用藤类及虫蚁搜剔之品。如根据病位分,痛在上肢项背,用羌活、防风、葛根、片姜黄、桂枝;痛在下肢腰背,用独活、防己、木瓜、蚕沙、川续断、牛膝;痛及全身关节筋脉,用松节、千年健、伸筋草、威灵仙、路路通。如藤类药善通络引经,以增药效,故周老在祛风通络多用青风藤、海风藤、络石藤、丝瓜络;清热通络多用忍冬藤、桑枝;补虚和血通络多用石楠藤、鸡血藤、天仙藤等。又如,根据症状,痰盛则肢节肿胀僵硬,重滞麻木;瘀盛则骨节刺痛,强直畸形。祛瘀活血可取桃红饮(桃仁、红花、川芎、归尾、威灵仙、麝香少许冲服)加山甲、土鳖虫、姜黄、乳香、没药;化痰通络用青州白丸子(半夏、南星、白附子、川乌、生姜汁);风痰加僵蚕,寒痰加白芥子,热痰改南星为胆南星,如关节漫肿而有积液,可加用少量控涎丹(大戟、甘遂、白芥子)祛痰消肿。痰瘀痼结,深伏血络,非借虫类药不足以窜入络,搜剔逐邪。但虫类药功用同中有异,活血行瘀用炮山甲、土鳖虫、蜈蚣,而蜈蚣对僵挛肿痛又胜一筹;祛风除湿,用乌梢蛇、白花蛇,乌梢蛇效虽略逊,而性平无毒;此外,僵蚕之祛风痰,地龙之清络热,露蜂房之祛风毒,单味蚂蚁之温补强壮,均各有所长,应予辨证选择,如能应用得当,对缓解疼痛、改善活动确有裨益。

五、张琪

1. 提出"正虚邪侵"的基本病机
张琪教授认为,痹病的发病主要在于正气不足,气血凝涩,腠理空虚,机体防御功能减弱,卫外不固,则诸邪侵入而留滞,合而成痹。所以,正气亏虚是痹病发生的内在因素,也是痹病转归的关键。引起正气亏虚的原因包括先天禀赋不足,后天失养,饮食劳倦,七情太过,久病伤正等。

痹病本以寒证为多,但热痹亦非少见。尤其有些病例虽以风寒湿痹表现为主,但亦常伴有口干咽燥、便秘溲赤、烦热红肿等热证特点。热邪之产生,多由风寒湿邪内蕴化热而成,亦可由阴阳或脏腑功能失调所致,或直接感受火热形成。此外,失治误治,滥用辛温香燥药物,亦可化燥。所以清热通络亦为治疗痹病不可忽视的重要环节。

痰瘀在痹病病程中具有重要意义,尤其是久痹患者,临床见关节肌肉疼痛肿胀,缠绵不愈,甚至僵硬变形,或见皮下结节红斑,颜色紫黯或肢节疼痛如锥刺。此乃湿热久蕴,化生痰浊,痰瘀互结,阻滞经络血脉所致。

2. 以"扶正祛邪"为基本大法
张老认为,痹病发病多因正气亏虚,复感外邪侵袭所致,其中正虚是痹病发病的关键。所以在治疗痹病时,应始终高度重视扶正祛邪这一基本原则。痹病初起,邪实而正虚不甚,风寒湿热痰瘀之邪较盛,在应用祛风除湿或散寒化瘀通络等祛邪之法的同时,还应根据患者体质、病程、邪正虚实等情况,适当应用益气血、补肝肾等扶正之品以壮内攘外。而至后期,正虚明显时,则以扶正为主,佐以化湿祛痰通络等祛邪之法治疗。

3. 治疗用药之特色
攻补兼施,着眼整体:张老认为,痹病之患,必是正虚于前,而风寒湿热痰瘀诸邪继之于后,治疗必当祛邪与扶正并重。张琪教授创制之治疗十方,几乎方方攻补两兼,足见其扶正与祛邪并重的学术思想。同时,张老认为,中医学历来注重整体辨治,以人体为一系统来看,一部位之病变,必与其整体系统相关联。从整体着眼,方能辨之识之,从而予以有效调治。

注重经方,善用大方:张老精于仲景学说,临证善以经方治疗痹病,如常用桂枝附子汤、白术附子汤、乌头汤治疗寒湿痹病;用白虎加桂枝汤治疗偏热之痹病;桂枝加芍药知母汤治疗寒热夹杂痹病等。同时,张老主张用"大方"治疗重症顽痹。所谓"大方",其一是剂量大,多用于邪气强盛、病情急重的痹病,张老指出只有剂量足够,才能祛除顽疾。其二是药味多,多种治法同时运用。张老认为痹病本就病机错综复杂,只有兼顾正邪,才能切中病机,取得良效。

擅用虫药,刚柔并济:痹病日久,风寒湿热痰瘀交阻,气血凝滞不通,病邪壅滞不去,从而深入关节筋骨,痼结根深,故难以祛除。此时,张老认为,草木之品难以奏效,应综合运用虫类药物,如白花蛇、乌梢蛇、全蝎、蜈蚣、炮山甲、地鳖等。此类虫药较草木类药物有更强的透骨搜风、通络止痛之作用。同时,张老在使用虫类药时,又极注意刚柔并济,常用石斛、白芍、生地等药物养阴补肝肾,以缓解虫药之燥,防止其生热、耗血,太过伤及胃阴。

六、谢海洲

谢海洲教授在痹病的治疗方面多有创新,他总结出治疗四要点:祛邪尤重除湿、治痹勿忘外感;散寒每兼温阳、清热酌增养阴;寒热错杂宜通、气血亏虚从补;久病虫类搜剔、顽痹谨守温肾。以及三要(扶正培本、祛湿健脾、利咽解毒)、四宜(寒痹宜温肾、热痹宜养阴、寒热错杂宜通、久病入络宜活血搜剔)原则。

1. 重视除湿

痹病乃风寒湿邪侵袭人体,造成气血运行不畅所致。无论寒痹、热痹、风痹每每兼夹湿邪,治疗当祛风散寒除湿。然湿浊却难以速除。湿邪为病,临床多见关节肿痛、酸沉、屈伸不利等症。谢老对此注重调解水液的代谢,气机的畅通;采用宣肺、理脾、温肾之法,而把理脾放在首位,脾健则湿无内生之源。根据病位的不同,湿在上当发其汗,湿在下当利其小便,使邪有去路。在病性上,湿邪为病常兼寒邪,治疗当偏于温化。此外病情的反复发作与外感还有关系,不少痹病患者往往有咽部红肿之症,不可轻视,治疗时可加入射干、玄参、山豆根、板蓝根之类。若外感明显,咽喉肿甚,可急则治标,往往起到控制病情,改善疗效之功;表虚之人,常因表卫不固而诱发痹病,治疗时应固表和祛风散寒同用,方用玉屏风散加味。

2. 寒热对症

阳虚则寒,而寒邪袭人又每致阳虚。因此可以说寒痹的发生与阳气的盛衰有着内在的联系,其根本在于肾阳不足。若卫阳不足或素体阳虚,则易感寒邪发为寒痹,治宜温阳,方用乌头汤或麻黄附子细辛汤,配以补骨脂、巴戟天、狗脊等。然风寒湿邪为病,郁久亦可化热而为热痹,治疗宜宣痹清热,方用白虎加桂枝汤、白虎加苍术汤。但热盛则津伤,且久痹热症临床上常兼有阴虚之表现。所以,治疗热痹尤重护阴,在清热的同时常加养阴之品如生地、白芍、玄参、白薇等,使清热不伤阴,滋养可退热,相得益彰。

3. 错杂宜通

痹病的病因并不是单一的,若因痹病迁延日久,可见寒热之间相互转化而成的错杂之证。一方面寒邪郁久可以化热,但同时热痹内阻气机则阳气不达而感寒邪也致此证。单纯清热易伤阳气,一味温阳又复助热。寒热痹当寒温并调,寓通于中,多用桂枝芍药知母汤加减。在诊治痹病的过程中,发现产后妇女在痹病发病中占有一定比例,仲景曰:"产后血虚,多汗出,喜中风,故令病痉。"因妇女产后气血多亏,易遭风寒侵袭。这种痹病往往虚实夹杂,治疗当攻补兼施,扶正祛邪,常用玉屏风散加养血药或八珍汤加祛风胜湿之品。

4. 重视肝肾

关节疼痛为痹病之主症,叶天士云:"初病在气在经,久病入血入络。"痹病日久而致痰瘀互阻,血络不通,关节疼痛固定。活动受限甚或变形,泛泛活血之药手效甚微,非搜风透脉之虫类不可,如全蝎、蜈蚣、僵蚕、地龙、穿山甲、蜂房等,也常使用蛇类药如乌梢蛇、白花蛇、蕲蛇等。此类药物多毒性,不宜多用和久用,同时应配伍培补肝肾之品。因肝主筋,肾主骨,久痹累及骨骱,肿痛变形,屈伸不利而成顽痹、尪痹之证。因此谢老治疗痹病尤其是顽痹、尪痹时特别重视肝肾。强调温补肾阳,强筋壮骨,则往往使症状易于缓解,常用药物有熟地、补骨脂、牛膝、川断、杜仲、狗脊、淫羊藿、巴戟天等。

七、娄多峰

娄老将痹病的病因简要地概括为虚、邪、瘀三个方面,提出了"虚邪瘀"病因学说,并认为虚邪瘀又是痹病的基本病机;创立了虚邪瘀辨证理论,指出痹病治疗需正虚、外邪、瘀血三者整体对待。治痹则要遵循四大原则:扶正祛邪,标本同治;宣散疏通,依部用药;三因制宜,异同相治;守方变方,杂合以治。

1. 立"虚邪瘀"说

娄老认为痹病之病机为虚、邪、瘀相互搏结,"不通""不荣"并见,故其在前人的理论基础上,进而提出了虚、邪、瘀辨证理论,指出临床所见之痹病,多由后天脾虚,痰湿内聚,复感外邪,痰浊瘀血痹阻经络、关节、脏腑而得,日久损伤肝肾,破坏筋骨,关节畸形。其正虚、外邪、瘀血三者紧密联系,相互影响,往往不可分割,临证时需整体对待。娄老指出,正虚是为发病的内因,起决定作用,邪侵是发病的主要条件,而不通则是发病的病理关键。风湿病病位主要在肌肉四肢,筋骨关节。脾主肌肉四肢,肝主筋,肾主骨,故脏腑虚衰主要责之脾肝肾。在强调正虚的同时,亦不能否认外邪是发病的主要条件,有时甚至处于主导地位。而不通则体现为邪气郁阻经络,气血壅遏不行。

2. 辨证施治

娄老提出风湿病虚邪瘀辨证,临床易于操作,效果良好,已作为风湿病辨证纲领提出。并将风湿病分为正虚候、邪实候、瘀血候。每候以寒、热为纲,再分具体证候。具体而言,风痹治以祛风活血,散寒除湿;寒痹治以温经散寒,祛风除湿;湿痹治以祛湿健脾,疏风散寒通络。基础方均为通痹汤。热痹又分为湿热痹、热毒痹、寒热错杂痹三型。湿热痹治以清热除湿,宣痹通络,基础方用清痹汤。热毒痹治以清热解毒、凉血通络,方用清瘟败毒饮。寒热错杂治以温经散寒、清热除湿,方用桂枝芍药知母汤;正虚候也分为寒、热两证,寒证又分为气(血)虚痹、阳虚痹两型。气(血)虚痹治以补益气血,活络祛邪,基础方用黄芪桂枝青藤汤。阳虚痹治以温补阳气,祛邪通络,方用真武汤加减。瘀血(痰)候分为寒、热两证,共同治法为活血化瘀、通络蠲痹,基础方为化瘀通痹汤。

3. 杂合治疗

《素问·异法方宜论》曰:"圣人杂合以治,各得其所宜……得病之情,知治之大体也。"娄老治疗类风湿关节炎,即提倡"杂合以治",也即综合治疗。娄老指出,综合治疗是指针对风湿病多因素、多层次、多属性的特点,综合来自各方面的不同治疗方法,进行综合治疗,还意味着从整体上把握疾病的病机变化,把各种具体方法有机地联系起来,进行全面地施治。这一原则可以涉及风湿病的治疗、护理、康复、调摄、预防等各方面。风湿病是一个范围较广、致病因素多样、病变部位深浅不一、病理属性复杂的一种病证,临床上用单一疗法,很难取得满意效果。所以治疗风湿病当遵循这一原则,并将此提高到与辨证论治同等高度加以重视。如娄老治疗顽固性风湿病,往往内治外治、休息运动、心理物理治疗,彼此相互结合,而不偏废。

八、汪履秋

1. 重视祛邪,通络止痛

类风湿关节炎,临床是以肢体关节疼痛、僵硬、变形为主症。汪老认为,素体正气不足,腠理不密,风寒湿邪乘虚而入,浸淫筋骨,流注关节,气血运行涩滞,痰瘀痹阻,每致此疾。正如清·刘一仁《医学传心录·痹证寒湿与风乘》所说:"风寒湿气侵入肌肤,流注经络,则津液为之不清,或变痰饮,或成瘀血,闭塞隧道，故作痛走注，或麻木不仁。"可见类风湿关节炎不同于一般的痹病，其病初主要是风湿入络，阻滞不通，不通则痛，故临床多表现为关节肿胀疼痛，若邪郁化热，则可兼有红肿。病久则风湿闭阻经络，气血津液运行受阻，或因正虚，气血津液运行迟涩，形成痰瘀痹阻。故汪老强调"风寒湿为病之因，痰瘀乃病理转归。"根据以上特点，汪老把疏风宣湿，化痰祛瘀作为治疗大法。"风为百病之长"，他认为风邪在致痹的过程中占有很重要的作用，痰湿之邪又易与风邪相伍为患，汪老确立此治疗方法，以丹溪的上中下通用痛风方为治疗类风湿的基础方。该方由苍术、黄柏、防己、川芎、羌活、白芷、威灵仙、桂枝、南星、桃仁、红花、龙胆草、神曲共十三味药组成。综观全方，能散风邪于上，又能泻热渗湿于下，还可以活血燥痰消滞和中，所以它对上中下痹痛均可使用。

2. 用药温通，擅用麻黄

汪老用药主张温通，温则祛寒，通则痹痛自除。他曾对 70 例类风湿关节炎病例进行统计，辨证属于偏寒者 42 例，占 60%；偏热者 28 例，占 40%。并分析指出，热证大多数只是整个病程中的某一阶段，一般为时比较短暂，热象消退之后，又可转化成寒证。所以，治疗痹病必须以温药为主，即便是风湿热痹也要在清热的同时配以温散之品，不可一味寒凉清热，以免湿遏不化。其二，温药有利于经络的疏通，开通郁结，使血行气和。其三，寒邪深伏，必投温热重剂方能取效。温药轻则麻黄、桂枝、细辛等；重则附子、乌头。通药则枝藤、虫蚁之品，其性走窜灵动，可搜剔络中之邪，常用乌梢蛇、白花蛇、全蝎、蜈蚣、蜣螂虫、土鳖虫、露蜂房、地龙等。汪老常提到《金匮要略·中风历节病》中 5 张处方均有麻黄，在宋《药性论》中首次指出麻黄"善治顽痹"，后尤怡的《金匮要略心典》云："寒湿之邪，非麻黄不能去"。汪老依照前贤的论述，十分喜用麻黄，言麻黄本为辛温发汗峻剂，多用于风寒无汗之证，而治疗顽痹，取麻黄性温，温经散寒以消阴翳；味辛发散，破其邪壅，并可使诸药力发散周流全身。使用时还常配生地、白芍，既可防其辛散太过，又可牵制温燥伤阴。走中寓守，散中有收，乃治痹之法度。

同时汪老也重视雷公藤，认为凡经确诊且又排除禁忌证后，均可使用雷公藤，用量一般为 10~15g。在使用雷公藤时需要防其对肝肾功能、造血功能，尤其是性器官的损害，因此对未婚者、肝功能异常、转氨酶高者不用；但单项乙肝表面抗原阳性者可用，而且还有文献报道，雷公藤对乙肝表面抗原阳性尚有一定的治疗作用。

九、李堪印

1. 肾虚督滞为病

中医学认为任何疾病的发生发展，都是人体内部与外界环境因素相互作用的结果。故李老认为强直性脊柱炎的发病与人体的体质因素有明显的关系，即与先天禀赋不足直接相关，因虚致脏腑功能失调，使有形之邪内生，或因虚而感受外邪，发病之后，因正气无力祛邪外出而致邪滞留。又强直性脊柱炎的病位多在脊柱，脊柱为病，首当责之督脉，《素问·骨空论》曰："督脉为病，脊强反折"，"腰痛不可以转摇。"督脉为奇经八脉之一，行于背正中，总督一身阳气，腰背强痛，不能俯仰，道出督脉为病的特点。而肾与督脉又密切相关，肾之精气不足，可导致督脉空虚，经脉瘀滞不通，内邪乘虚作患。所以，李老认为强直性脊柱炎的病机可以用"肾虚督滞"四字来概括，肾虚一是因先天不足（来自父母），二是因后天失养，先天之精继发受累，失养而虚（肾阴虚，肾阳虚）。督滞是指督阳滞，因正虚而生邪（也兼有外来之邪）。痰、瘀、湿、浊都自内生，痰湿阻于气机，瘀浊滞于血脉，至虚之处，便是留邪之所，督脉为之阻滞，病即由此而生。

2. 补肾通督为则

李老指出导致强直性脊柱炎，肾之精气不足是本，督脉阻滞是标，正虚而邪实，故治疗的基本原则即是扶正、祛邪。

所谓扶正，就是补肾。张仲景在《金匮要略》提出"寸口脉沉而弱，沉即主骨，弱即主筋，沉即为肾，弱即为肝，汗出入水中，如水伤心，历节，黄汗出，故曰历节。"指出肾元亏虚，复感外邪是发生历节病的主要病因，现代药理研究亦表明，补肾药不仅能养精、生髓、壮骨，且能使机体气血充盈，推动机体各脏腑、器官活动增强，使之对全身脏腑、器官、形体、乃至大脑等提供充足的营养物质及神经—内分泌—免疫等调节信息，维持整个网络功能状态协调平衡，纠正异常的免疫状态。所谓祛邪，就是通督，包括化痰、利湿、逐瘀、祛浊。扶正、祛邪二者，是相辅相成，正气充盛，则痰湿瘀浊之邪自灭，邪气退却，则精、津、气、血自然充盈。

根据上述基本法则，李老临症以补肾填精、通调督脉兼强筋健骨为法，治疗强直性脊柱炎。方用益肾通督汤（龟板胶 10g，鹿角胶 10g，熟地 20g，山萸肉 10g，女贞子 10g，生白芍 15g，汉三七 20g，枸杞子 15g，生地 20g，生甘草 10g，青风藤 15g，砂仁 10g）。同时他认为此病病情变化纷纷，用药应不泥死方，知常达变，随症用药，才能保证疗效。

3. 应法随证则变

李老认为强直性脊柱炎并非一法就可以包治，应法随证变，针对强直性脊柱炎的阶段性、特殊性，要有随机权变之法。

调和营卫法：营卫失调，外邪容易内侵，是强直性脊柱炎发病的诱因之一，因此，李老认为治疗时要注意扶助正气，调和营卫，祛除外邪。桂枝汤，是调和营卫之祖方，强直性脊柱炎各期均可随症应用（此方临床应用时，宜加芍药用量,现代药理机制提示,芍药有抑制免疫功能的作用)。

清热解毒法:李老认为强直性脊柱炎急性发作期,是肾虚不足之体,湿热之邪作祟所致,湿热之邪或自内生、或受外感,侵及筋骨经脉,此阶段治疗,当以祛邪为主,立清热解毒法,方药定名清热解毒汤(半枝莲 15g,金银花 15g,虎杖 15g,丹皮 10g,生大地 30g,生白芍 15g,土苓 10g,牛膝 10g,女贞子 10g,生甘草 10g)。

十、王为兰

王为兰教授擅治风湿类疾病,潜心研究强直性脊柱炎的中医辨证施治多年,提出了强直性脊柱炎的病位在督脉,病机为"肾虚督瘀",并以此创立了益肾通督法,拟定益肾通督汤等多条方剂,在现代中医治疗强直性脊柱炎的理论和实践方面颇有建树。

1. 病机关键,肾虚督瘀

《素问·脉要精微论》曰:"腰者,肾之府。"《素问·六节藏象论》曰:"肾者,主蛰,封藏之本,精之处也……其充在骨"。可见,肾精充实,骨髓生化有源,骨骼得到髓之滋养则坚韧有力;而肾精亏虚,则骨骼脆弱无力,不耐劳作,腰膝疼痛,甚至不得屈伸,容易骨折。腰与肾的生理关系决定了强直性脊柱炎的病变脏腑在肾。又督脉为"阳脉之海",与腰脊为病有关。《素问·骨空论》曰:"督脉者……贯脊属肾,夹脊抵腰中……督脉为病,脊强反折。"督脉的位置决定了脊柱为病,首当责之于督脉。肾与督脉之间有着隶属关系,肾主命门之火,乃元阳之根,督脉总统一身阳脉,赖以肾阳的充足使之功能旺盛。生理上,肾与督脉对脊柱有着温煦、荣养的作用。病理上,肾精不足,督脉空疏,经脉瘀滞,邪因虚生。痰、瘀、湿、浊着于督脉,阻于经络,流注脊柱,充塞关节,深入骨骱脊髓,则脊背疼痛,疾病由浅入深,从轻到重,终致脊柱强直,驼背行成,甚者"尻以代踵,脊以代头。"综上理论,王老提出了肾虚督瘀是 AS 的关键病机,肾虚精亏是本,督脉阻滞是标,病性为本虚标实。

2. 分型分期,益肾通督

本病临床表现虽千变万化,却有一定规律可循。王老将强直性脊柱炎概括分为隐匿型和明显型。明显型又分为急性发作期和缓解期。急性发作期以邪热为主,而进入缓解期,则因"余邪未清",毒热患者最易伤阴,久服清热解毒药又易伤阳,故在肾虚的体质上,余邪未清,又有阴虚、阳虚的不同。而隐匿型又有气血两虚、肝郁肾虚、脾湿肾虚、脾肾两虚之分。

虽强直性脊柱炎临床存在多种证型,王老根据虚则补之,滞则通之,扶正祛邪的原则,提出了治疗 AS 应扶正为先,祛邪在后,扶正重于祛邪的"益肾通督"治疗大法。通督有两方面含义:一为攻而通之,一为充而通之。"攻而通之"

即通过攻邪而通督,包括化痰、祛瘀、理气、散寒、除湿、清热等多种祛邪途径,是治标之法;"充而通之"即通过补益而通督,包括补肾阴、补肾阳和阴阳双补,其中也包含了补气、补血的内容,亦涵盖了养肝荣筋,一旦正气充盈,空虚的督脉正气充盛,则邪无留处,是治本之法。AS活动期湿热内蕴,内毒发作,须重用清热解毒、除湿祛邪之品,但王老强调病机根本是肾虚,即使是在AS活动期扶正同样重要。

3. 代表方剂

益肾通督汤 用药如下:鹿角胶、龟甲胶、淫羊藿、巴戟肉、补骨脂、菟丝子、炒杜仲、熟地、枸杞子、山茱萸、女贞子、当归、白芍、炒白芥子、水蛭、蜈蚣、细辛、降香、川乌。本方阴阳双补,使肾气肾精共生,而补阴填精之力尤强,体现了王老治疗AS扶正重于祛邪,益肾重在补阴填精的学术思想。同时,王老认为此方"通督"有两方面含义:一者,鹿角胶、龟甲胶、熟地、山茱萸、枸杞子、女贞子、淫羊藿、巴戟肉、补骨脂、炒杜仲、菟丝子、当归、白芍等补肾生精养血、充盈督脉,即通也,乃养而通之、充而通之、盈而通之;二者,水蛭之活血化瘀,白芥子蠲除筋膜骨间之顽痰,蜈蚣搜剔骨骱固着之风湿,川乌、细辛、降香通行十二经之脉络,逐而通之、达而通之、攻而通之。

清热养阴除湿汤 该方是王老为治疗急性发病AS所创立的方药。方由白花蛇舌草、半枝莲、虎杖、银花、连翘、土茯苓、白鲜皮、丹皮、生地、熟地、白芍、忍冬藤、川乌、桂枝14味药组成。全方共奏清热解毒通络止痛之功效。方中白花蛇舌草、半枝莲、虎杖、银花、连翘为君药,起到既清热解毒于内,又透邪达表于外,并有消肿止痛之功。土茯苓、白鲜皮、生地、熟地、白芍为臣药,清热养阴除湿,通利关节。桂枝、川乌为佐药,辛温大热,温补肾命,助阳化气,温通经脉,利关节止疼痛。忍冬藤为使药,清热解毒,通经活络,可除关节内风湿热邪,舒筋骨,消肿止痛。

第八章

经验与体会

　　RA 和 AS 同属中医"痹病"范畴,早期 AS 一直被认为是 RA 的特殊类型,直到上个世纪 70 年代才将 AS 从 RA 中分离出来,明确二者是不同的疾病。焦树德教授对这两个疾病有较深刻的认识,认为二者虽有很多相似之处,但各有其病机特点和诊治规律,将其分别命名为尪痹与大偻,以示区分。在长期的临床实践和大量的相关研究中,通过不断体验和感悟焦老及其他老一辈中医大家的学术思想,我们在诊治 RA 及 AS 方面,积累了一定的经验,也收获了一些体会。

一、充分认识肾虚为类风湿关节炎的根本病机

1. 肾虚是 RA 发生的重要内因

　　RA 属于痹病范畴,古代多称为"顽痹""骨痹""历节风""鼓槌风"等,正虚邪侵为其主要病机。明·王肯堂明确指出:"痹病有风、有湿、有寒、有热,皆标也;肾虚,其本也",风、寒、湿等外邪为 RA 发病的外因,而正气亏虚是其发病的重要内因,其中肾虚是其根本原因。《金匮要略·中风历节脉证》中即言:"寸口脉沉而弱,沉即主骨,弱即主筋,沉即为肾,弱即为肝。汗出入水中,如水伤心,历节黄汗出,故曰历节。"明确指出了肝肾不足在历节病发病中的作用。华佗在《中藏经·论骨痹》中说:"骨痹者,乃嗜欲不节,伤于肾也。"更为具体地阐明了骨痹与肾脏受损有关。

　　"邪之所凑,其气必虚","肾为水火之脏,督统一身之阳",而"卫出下焦",由于肾虚而卫阳不足,才使得"风寒湿"外邪易侵袭人体而致病。既病之后,机体无力祛邪外出,使邪气由卫表、皮毛、肌腠渐次深入经络、血脉、筋骨,留于关节。病久痰浊瘀血逐渐形成,造成痹病迁延难愈,最后关节变形活动受限,渐成顽痹。可见,肾虚是 RA 发生的重要内因。

2. 肾与 RA 的遗传相关性密切关联

RA 具有一定的遗传倾向,RA 患者的近亲中,类风湿因子阳性率比一般人群高 2~3 倍,RA 患者家族中,RA 发病率比一般人群高 2~10 倍。现代分子生物学研究,进一步证实了 RA 发病与遗传因素的相关性。RA 的遗传性与多基因连锁不平衡相关,其中人类白细胞抗原(HLA)-Ⅱ类分子与 RA 发病密切相关,如 HLA-DR$_4$ 基因等。

而肾为先天之本,与遗传的疾病有着直接的关联。肾为"封藏之本,精之处也","夫精者,身之本也"。"精"是遗传的基素,是后天个体发育成长的根本。一个新个体产生和发育的一切遗传信息以及在此遗传信息指导下推动生命个体发育的全部原始能量都蕴含于"精"上,而肾为"精"充分发挥一切生理效应提供场所和条件。

肾精所携带的遗传信息和能量是生命发展、个体发育的基础,父母的遗传信息通过肾精传给子代,先天肾精不足可能导致疾病的家族聚集现象,因而肾在遗传性上与 RA 的发病有着密切的关联。

3. 发病人群的特点体现 RA 与肾虚的相关性

目前,所有的流行病学调查资料均显示,女性 RA 患病率高于男性,男女之比为约为 1∶3。尤其更年期女性,RA 发病率明显高于同龄男性。但是与之相比,妊娠期妇女 RA 的发病率则明显降低。

女性的月经、妊娠、分娩、哺乳等生理过程伴随着体内激素代谢水平的剧烈变化,可能是导致机体免疫功能紊乱并最终发生 RA 的重要因素之一。中医学认为,女性为阴柔之体,以阴血为本,而月经、妊娠、分娩、哺乳等过程的护理失当,常易致阴血亏损,而精血同源,故在这些生理环节容易出现肝血亏虚,肾精不足。尤其人工流产、多产、堕胎等,极易耗伤肾气及肾精,而形成肾虚。

此外,更年期女性"任脉虚,太冲脉衰少,天癸竭",肾气虚衰,此年龄段 RA 高发,亦反映了 RA 发病与肾气亏虚的相关性;而母体受孕并孕育胎儿成长,说明气血充足,肾气旺盛,正如傅青主所言:"夫妇人受妊,本于肾气之旺也,肾旺是以摄精",妊娠期妇女肾气相对旺盛,故妊娠期妇女 RA 发生率降低,更从另一个角度反证了肾虚与 RA 发病的相关性。

4. RA 的临床表现与肾虚症状的相关性

首先,RA 是一种常见的以侵蚀性关节炎为主要表现的疾病,晚期可发生关节畸形,而"肾主骨",肾虚髓不能满,真气虚衰,影响筋骨的荣养淖泽,则会表现骨关节的疼痛、僵硬,甚至骨质变形等病变;其次,"肾主水",肾脏在维持水液代谢方面起主导地位,临床上常见类风湿关节炎患者四肢关节肿胀,甚至出现关节积液,可能与肾阳气化功能失调、水液代谢失常有关;再者,RA 患者常有精神萎顿、倦怠嗜睡、性欲减退等症状,"肾为作强之官",肾虚则会出现上述表现；另外，临床中 RA 患者多尺脉沉弱，初步统计，2002 年至今接诊 RA 患者 500 多例，其中尺脉沉弱的患者占有 95% 以上，而肾之脉部位在尺，沉弱主虚，亦提示 RA 患者多有肾虚之象。

5. 补肾法治疗 RA 的有效性

临床应用补肾法治疗 RA，取得了很好的效果。全国名老中医焦树德教授治疗 RA 以补肾祛寒为主，拟补肾祛寒治尪汤，方中以熟地黄填精补血、滋养阴精；制附片补肾阳，祛寒邪，温阳化气；川断、补骨脂补肾壮筋为君药，充分体现了"温肾扶阳，培阴生阳"之妙用，临床疗效显著。国医大师朱良春教授以益肾壮督为治疗 RA 根本大法，创立了益肾蠲痹丸，方中大量应用淫羊藿、骨碎补等补肾壮督之品，用于临床，疗效显著。国医大师周仲瑛教授认为先天禀赋不足是类风湿关节炎发病的主要原因，本病中晚期病机主要是本虚标实、虚实夹杂，肝肾亏虚、气血不足为本，治疗中重视扶正以治本，而扶正首要是补益肝肾，以温阳精气、平补阴阳、强壮肾督为基础，临床每获良效。

近年来的研究发现，RA 患者下丘脑—垂体—肾上腺轴（HPA）功能下降，可能是其关节滑膜炎症产生和持续存在的重要因素，而中医的肾与 HPA 的功能密切相关，肾阳虚证具有不同程度的 HPA 功能低下，温补肾阳能有效改善 HPA 功能，补肾治疗具有直接的皮质激素活性的作用和兴奋 HPA 轴的作用，从而起到治疗 RA 的作用，这就从西医学角度更进一步深入阐述和证实了补肾法治疗 RA 的有效性。

二、强调温通督脉在治疗强直性脊柱炎上的重要性

督脉，为"阳脉之海"，总督一身之阳经，起于少腹，行于脊里，夹脊抵腰中，入循膂络肾，上行入脑。"脊柱为病，当责之督脉"，督脉与 AS 发病密切相关。

首先，督脉循行与 AS 发病部位密切相关。督脉行于脊里，而 AS 主要侵犯中轴脊柱关节，为督脉循行之所在，故 AS 发病部位的特点提示了其与督脉关系密切。

其次，督脉为病的表现与 AS 的症状有相似之处。《素问·骨空论》曰："督脉为病，脊强反折"，"腰痛不可以转摇"，而 AS 以腰背部疼痛、僵直感为主要症状，晚期出现脊柱运动障碍，关节强直畸形，与"督脉为病"表现一致。《临证指南医案·肩臂背痛》："凡冲气攻痛，从背而上者，系督脉主病，治在少阴"，《石室秘录》中记载："背脊骨痛者，乃肾水衰耗，不能上润于脑，则河车之路（即督脉）干涩而难行，故尔作痛"，均提示以脊背症状为主要表现的痹痛之病应从督脉论治。

另外，风寒湿三气杂至而为痹，肾为寒水之经，寒湿之邪与肾同气相感，更易乘虚深侵，与肾相合，而成脊痹。肾在 AS 的病因病机中占据了主导地位，

而督脉与肾关系密切。督脉支脉上通于肾,受肾精充养,下连络脉,荣养络脉。督脉的物质基础是肾所藏之精,它的能量产生是靠肾精化生的。督脉行于脊背正中,督一身之阳经,为肾之精气之通路,肾之精气充养骨髓,补益心脑,温煦气化,必通行此脉,此脉一通,百脉皆通;若肾精亏虚,督脉空疏,失于温煦,寒湿之邪深侵,经络痹阻,血气不行关节闭塞,影响筋骨的荣养淖泽而致脊柱伛偻,终成"尻以代踵,脊以代头"之象。

肾脏、督脉生理功能上相互联系密不可分,病理上相互关联彼此影响。临床中治疗腰背疼痛常以补肾法配合强督法。《医学衷中参西录·论腰痛治法》说:"凡人之腰疼,皆脊梁处作痛……当用补肾之剂,而引以入督之品"。通过补肾,可以强督,反之,通过强督,亦可以增强补肾的功效。

由上可知,AS 以肾督亏虚为本,而其发病特点决定了其与督脉的紧密联系《素问·生气通天论》曰"阳气者,精则养神,柔则养筋。开阖不得,寒气从之,乃生大偻",阳气的强弱决定着本病的发生发展;《素问·痹论》亦言:"病久入深,荣卫之行涩,经络时疏,故不通",AS 病程较长,邪气深侵,病久阻滞督脉。肾督阳虚,寒邪阻滞于督脉,阳气不得开阖是 AS 重要病因病机。因此,温阳通督在 AS 的治疗中极其重要。《临证指南医案·肩臂背痛》篇曰:"痹证久治不愈,必伤及肝肾,连及奇经……督虚为主病,宜用奇经之药以峻补真阳",治疗的宗旨不外乎"流畅气血,祛邪养正,宣通脉络诸法",通过温补真阳,气血得畅,寒湿阴翳之邪得祛,督脉络通,则痼疾可破。焦树德教授在治疗 AS 时,重视温通督阳,常用狗脊、鹿角霜等补阳通督之品,直击病所,每获良效。

前期大量的临床和实验研究证实,在补肾基础上注重温通督脉,在治疗 AS 上疗效显著,不仅可以有效改善关节炎症,而且还可以抑制 AS 的过度成骨并改善 AS 的骨质疏松,同时具有较好的安全性。部分经过治疗的患者其 CT 片大约在同一层面上,治疗后较治疗前骶髂关节面清晰,关节间隙增宽;同时,血清中 OPG、RANKL 水平在治疗后显著下降;并可抑制 IL-18、IFN-γ、IL-4 mRNA 表达水平,抑制体外培养成纤维细胞增殖。进一步从临床和实验数据上证实了温通督脉在治疗 AS 中的重要作用。

三、类风湿关节炎更年期女性患者需注意肾阴肾阳双补

RA 多发于女性,女性患者约为男性患者的 3 倍。本病在各年龄均可发病,但女性更年期为 RA 的高发年龄段,发病率高于其他年龄段,且明显高于同龄男性。尽管 RA 至今病因不明,但已有研究显示,女性更年期激素水平的明显变化并由此带来的内环境改变,可能为其诱发或加重的原因之一。更年期女性"任脉虚,太冲脉衰少,天癸竭",因此,肾虚是更年期的重要特点。更年期女性肾气虚衰、天癸将竭、冲任亏损、精血不足,虚多实少,如此时不慎感受风寒

湿之邪,邪气更易与肾相合,留滞经络不去而成顽疾。

RA多属肾虚寒盛,以肾虚为本,风寒湿三邪杂至而又以感寒为重,寒湿之邪属阴,最易伤阳,所以RA患者多肾阳偏虚。《素问·阴阳应象大论》曰:"年四十而阴气自半也,起居衰矣;年五十体重,耳目不聪明矣;年六十阴痿,气大衰",此之阴气指肝肾之阴。五十岁左右的女性,到了更年期,常常出现头昏目眩,耳鸣心悸,燥烦失眠,潮热汗出,五心烦热等阴虚阳浮之症,多为肝肾阴虚。故更年期的RA患者,除有肾阳不足之证,又有肝肾阴虚之象,故用药不可过用辛燥、苦寒之品,以免劫津伤阴,既要考虑温补肾阳,又需兼顾滋补肾阴,必须阴阳双补,才能达到阴平阳秘,而精神乃治,诸证可愈。

所以治疗女性更年期RA患者尤应注意其特点,注意阴阳双补,既需滋肾益阴,亦需温肾壮阳,并佐以泻相火,调补阴阳,于"阳中求阴,阴中求阳",方可身安而痹去。如在应用狗脊、淫羊藿等大补肾阳药物的基础上加以知柏、地黄、二至丸等滋阴之品,以达阴阳平衡。

四、强直性脊柱炎以青年男性多发病的可能原因

青年男性是AS的高发群体,流行病学研究显示,AS发病男女比例为(16~9):1,但随着近些年人们对AS重视和认识水平的提高,女性强直性脊柱炎患者的比例有所提高,有资料提示男女发病比例约为3:1。尽管如此,AS男性发病者仍多于女性。青年男性处于肾气极盛时期,而为何AS高发于此群体,与本病的病机紧密相关。

肾督阳虚,寒邪深侵为AS发病的最主要病机,而又以肾督亏虚为本。《素问·上古天真论》:"丈夫八岁肾气实,发长齿更。二八肾气盛,天癸至,精气溢泻,阴阳和,故能有子。三八肾气平均,筋骨劲强,故真牙生而长极。四八筋骨隆盛,肌肉满壮"。人体的生殖生理功能,随着人体生、长、壮、老、已的生命过程而存在着一个逐渐成熟直至衰竭消亡的变化规律,这一变化规律与肾精、肾气、天癸盛衰有着密切的关系。但是为何青年男性本应是肾气最盛的时期,却恰恰在此时容易发生本病;老年男性肾气渐衰,反而不是本病的高发群体?

青年男性生理和心理都处于迅速发展时期,基础活动量大,虽正是肾气、天癸充旺之时,但是也是机体需求最大的时期。肾之阳气为一身阳气之根本,且督脉督一身之阳,阳主动,肾督阳虚则一身之阳亏虚,则难以满足此时旺盛的功能,脏腑不能得到本应及时得到的激发、温煦和荣养,全身气血也相对虚少,所以当有不良的外界刺激时就易发病。老年男性虽肾气渐衰,但基本需求也降低,青年女性相对青年男性基本需求也较低,这可能是AS发病群体集中在青年男性的一个原因。正是因为如此,中医治疗AS多以补肾法为根本大法,应用补肾法治疗AS屡获良效。

此外,现代年轻人尤其是年轻男性工作压力大,过度劳累,易过度损耗肾气而导致肾气亏虚;或生活作息不规律,经常熬夜,过耗肾阴,日久阴损及阳,而致肾阴阳两虚。俗话说:"药补不如食补,食补不如觉补",睡眠好比给电池充电,是补肾良药,过度劳累而休息过少,本已亏虚的肾气就得不到补养,则更易亏虚。这可能也是年轻男性 AS 高发的原因之一。

有研究发现 AS 患者雄激素水平高于正常,故有学者认为性激素水平紊乱可能也与本病的发生发展相关;另有研究认为雄激素受体水平的异常可能参与 AS 的发病,这也可能是本病有明显的性别、年龄相关性的原因之一。但是,目前并没有充足的证据表明性激素在 AS 中的具体作用,尚不能确定性激素治疗 AS 是否有效。

五、针对强直性脊柱炎患者 HLA-B$_{27}$ 阳性,临床上应如何注意

AS 有明显的家族聚集性和遗传倾向,AS 患者中约 95% 以上 HLA-B$_{27}$ 阳性。上世纪 70 年代,Brewerton 等发现 HLA-B$_{27}$ 和 AS 的显著关联,到 90 年代初,Taurog 等建立了 B$_{27}$/人 β$_2$ 微球蛋白转基因大鼠模型,模拟了人 AS 的许多特点,第一次直接证明了 HLA-B$_{27}$ 基因产物导致 AS。Cauli 等在 AS 患者中发现其外周血单核细胞 B$_{27}$ 表达水平比健康人高及 Liu 等发现 HLA-B$_{27}$ mRNA 水平与 AS 活动性相关,所有这些研究均提示了 HLA-B$_{27}$ 与 AS 疾病发生发展之间的密切联系。

中医认为 AS 发病与肾精亏虚有着密切关系,AS 患者先天禀赋不足,肾督阳虚,寒邪深侵为 AS 发病的主要病因病机,肾中所藏先天之精匮乏或后天失于调养导致肾之精气亏虚是本病发生的根本。因此,临床治疗 AS,应抓住这一根本病机,重视补肾。中医学认为,肾为先天之本,"封藏之本,精之处也",《内经》有言,"人始生,先成精,精成而脑髓生,骨为干。脉为营,筋为刚,肉为墙,皮肤坚而毛发长","夫精者,身之本也"。精是遗传的基素,是后天个体发育成长的根本。一个新个体产生和发育的一切遗传信息以及在此遗传信息指导下推动生命个体发育的全部原始能量都蕴含在这个"精"上,此精实指先天之精,元始之精(遗传物质)。基因可以被认为是"精"的具体承载,HLA-B$_{27}$ 作为人体基因之一,其表达情况亦受到肾精充盈亏损的影响。而肾为"精"充分发挥一切生理效应提供场所和条件,肾精所携带的遗传信息和能量是生命发展、个体发育的基础,因此肾与遗传学密切相关。故 HLA-B$_{27}$ 阳性的 AS 患者,更应注重从肾论治。

但是,HLA-B$_{27}$ 阳性者仅约 5% 发病,据估计,HLA-B$_{27}$ 在总的遗传危险因素中贡献只有 16%。HLA-B$_{27}$ 仅仅是"精"的成千上万的具体承载体之一,先天之精不足可以有多重具体表现形式。新的研究更验证了这一点,研究发现

IL-23R、ERAP1、KIR 等非 MHC 基因亦参与 AS 的发病,HLA-B$_{27}$ 阴性的 AS 患者可能存在其他遗传危险因素。所以,HLA-B$_{27}$ 阳性而未发病者及有本病家族史未发病者亦可以通过补肾预防本病的发生。肾精亏虚,则骨髓生化乏源,阳气不能温煦,阴精失于濡养,故腰背既冷且痛,发为骨痹;肾精充实,则骨髓生化有源,骨骼得髓之滋养则坚强,耐劳作,邪不可侵。

中医学认为,先天不足者,可以通过后天调养而得到弥补,因而不至于发病,因此补益肝肾、调养脾胃对于预防 AS 的发生发展具有重要意义。所谓"正气内存,邪不可干","邪之所凑,其气必虚",AS 以肾虚为本,正气已虚,客邪留滞,才引起病变,HLA-B$_{27}$ 阳性而未发病者及有本病家族史而未发病者可以在日常生活中加强后天的调养,从加强正气的角度积极避免本病的发生。而加强正气可以从两个层面进行:首先,可加强体育锻炼,增强体质;其次,可以通过补肾培元,改善体质。另外,风寒湿邪气为 AS 发生重要诱因,积极防御风寒湿等外邪,平时注意防风保暖避湿,从防避邪气的角度预防本病发生发展。

六、类风湿关节炎和强直性脊柱炎的晨僵特点

晨僵是 RA 和 AS 患者都有的一种表现,即患者晨起或停止活动一段时间后在受累关节出现僵硬感,活动受限,严重时可有全身关节僵硬感,起床后经活动或温暖后症状可减轻或消失。研究认为,患者静止时间过长,尤其睡眠时迷走神经兴奋,使血循环减慢,使病变区瘀血、水肿、炎性渗出增加,出现关节活动受限、发僵、发板,故出现晨僵。活动后血循环加快,局部炎性渗出减少、水肿/瘀血减轻,可逐渐缓解。骨关节炎患者亦有晨僵的表现,但与 RA 和 AS 有不同的特点,骨关节炎为力学和生物学因素共同作用下导致软骨细胞、细胞外基质,以及软骨下骨三者降解和合成偶联失衡的结果,机械应力刺激导致的劳损是其炎症主要触发点,休息时机械刺激减少,炎症活动降低,故骨关节炎患者的晨僵症状不同于 RA 和 AS 患者,夜晚休息活动减少后疼痛反而减轻,且晨僵时间较短。

RA 和 AS 患者的晨僵症状多在晨起或静止不动后加重,活动后减轻,且与疾病的轻重具有相关性。但也各有特点,首先,RA 主要侵犯小关节,晨僵主要影响患者局部小关节的精细活动,常表现为不能持物等,而 AS 主要侵犯腰骶、中轴关节,晨僵常影响患者平卧、翻身等活动,患者常僵硬至醒;其次,RA 以滑膜炎为主要病理改变,晨僵症状在炎症减轻时亦可明显减轻,而 AS 的特征性病理改变是肌腱附着点炎,后期肌腱端钙化和骨化的形成导致关节活动度降低,形成畸形,故 AS 晨僵症状常与疾病炎症程度不一致,也较顽固。

《黄帝内经》有言:"夫百病者,多以旦慧昼安,夕加夜甚,何也?……朝则人气始生,病气衰,故旦慧;日中人气长,长则胜邪,故安;夕则人气始衰,邪气

始生,故加;夜半人气入脏,邪气独居于身,故甚也。"RA 和 AS 患者多以肾阳虚为基本病机特点,故其疼痛特点为夜间明显,起床后改善,甚至有需半夜起床活动后才能继续睡眠的症状,也具有"旦慧昼安,夕加夜甚"的临床特点。

但较一般疾病不同的是,RA 和 AS 患者不仅肾阳亏虚,且寒邪尤甚,深侵筋骨。寒为阴邪,夜间阴气较甚,与病气同感,寒邪凝滞,痹阻筋骨,不通则痛,故夜间疼痛明显,寒性收引,筋骨拘挛,故伴有僵硬。且 AS 不仅肾阳亏虚,督阳亦有不足,故夜间疼痛症状更明显,常僵痛致醒。而在晨起活动后,阳气渐起,发挥其温煦推动的作用,气血得通,寒邪得散,故上述症状可逐渐缓解。故在 RA 和 AS 的治疗中,补肾的同时配合驱寒散邪,可获良效。

七、外邪侵袭,尤需注重寒邪

1. 外邪是 RA 和 AS 发病重要诱因

RA 和 AS 属中医痹病范畴,"风寒湿三气杂至,合而为痹","风寒湿"外邪为痹病发生发展的重要诱因,外邪阻滞经络,痹阻气血,引起肌肉、筋骨、关节等部位酸痛、麻木、重着、肿胀、屈伸不利或关节肿大、变形,治疗 RA 和 AS 应注意在扶正固本的基础上,祛外邪以安内,治以祛风除湿散寒,三邪同祛。

2. 寒邪尤甚,深侵入肾

焦老认为,"风寒湿三气杂至,合而为痹"是痹病的基本病因病机,此处的"合"不单纯是指风寒湿三邪混合错杂合在一起而致病,还有更深的意义,其中重要一点为风寒湿三气与皮肉筋骨血脉脏腑的形气相"合"而为痹,因有各种不同的"合",故形成各种不同的"痹"。RA 和 AS 属"痹病"范畴,而又不同于一般的痹病,其病深入骨,其产生或因先天禀赋不足,或因后天失养、房事过度、劳累过极,以及产后失血、月经过多等而致肾虚,三气之邪趁虚深侵入肾所致。而三邪之中以寒邪尤甚,正如《素问·气穴论》中所言:"积寒留舍,荣卫不居,卷肉缩筋,肋肘不得伸,内为骨痹,外为不仁",寒邪在骨痹发病中具有关键作用。而肾为寒水之经,与寒湿之气同气相求,"合"而为痹,痹阻经络,血气不行,则经脉失其所养,肾虚不能润养肝木,筋骨失养而成骨松筋挛,则关节变形不得屈伸。督脉亏虚,督阳不足,寒邪留滞筋骨,阳气不得开阖,则脊背不能俯仰。

肾旺于冬,冬季寒盛,感受三邪时,肾先应之,其中的寒邪可伤肾入骨,而致骨重不举,筋骨失养,久则关节肢体变性,而成尪羸难愈之疾。故于冬季感受风寒湿三邪,则寒湿之邪可首先侵肾入骨,而渐成"尪痹";督脉督一身之阳,督阳不足,寒湿之邪更易侵肾入骨,留滞于督脉筋骨,而渐成"大偻"。临床也常发现 RA 和 AS 多发于冬季,或每于冬季寒冷时节病情加重,与本病肾虚寒盛的病机特点有着密切的关系。

因此,针对 RA 和 AS 肾虚寒盛的特点,在治疗时一定要抓住补肾祛寒这一重点,所以温阳补肾必不可缺,只有肾阳得温、肾精得蕴、脏腑得充、气机得畅、脾胃得健、营卫得和,方可痹去身安。

八、应用补肾祛寒法及补肾强督法的治疗体会

RA 患者盖因素体肾虚,复感风、寒、湿三邪,致经络闭塞不通,邪深入骨、闭阻经络,流注关节、气血不行、筋骨失养而变形。肾虚为病之本,风、寒、湿邪(尤以寒湿为重)则为病之标,久则正气不支,寒湿、痰浊、瘀血、贼风等互为因果,而使病情加重。焦老针对肾虚寒凝入骨的病机特点,立补肾祛寒法为治疗大法,创制了补肾祛寒治尪汤等系列方剂。AS 患者除了具有以上特点外,还有督阳不足的特点,针对"肾督亏虚,阳气不得开阖"的病机特点,焦老立补肾强督法为治疗大法,又创制了补肾强督治尪汤等系列方剂。

补肾祛寒治尪汤和补肾强督治尪汤等系列方剂直戳疾病病机,具有补肾(强督)祛寒、化湿疏风、活血通络、强筋壮骨的作用。我们在临床应用多年,以下几点为应用体会。

1. 疾病肾虚寒甚,邪深入骨,如无强有力的补肾温阳之品难祛邪出外,故方中应用了大队补肾药物,众药合力,共祛入骨之邪外出。常用补骨脂、骨碎补等温肾阳、祛少阴风寒之邪,熟地黄填补肾精,川断、杜仲、牛膝、桑寄生等补肝肾、强筋骨;另外,大偻不同于尪痹,为寒邪入侵肾督,阳气不得开阖所致,因此在治疗中除外补肾祛寒,还要注意温通督脉,常用金狗脊、鹿角霜、淫羊藿等补肾兼有强健督脉作用的药物;

2. 风寒湿三气杂至合而为痹,所以痹病治疗要同时祛风散寒除湿,同时两病以感寒为重,故在祛除三邪的同时,加强散寒之力,常用附子、干姜、桂枝等温阳祛风散寒之品;

3. 由于本病缠绵难愈,病久入络,致瘀血顽痰阻滞经络,出现关节固定部位疼痛僵硬明显,治疗上需注重化瘀涤痰,故在补肾祛寒、温阳通络基础上,宜加强活血化痰之力,加用地龙、三棱、莪术、白芥子、僵蚕使瘀血痰浊去,而除顽疾;

4. 风湿病多根据疾病部位应用引经药,如上肢多用桂枝、片姜黄,小关节多用老桑枝,肩颈多用葛根,下肢多用牛膝,脊背病变多加用金狗脊、土鳖虫等;

5. 若见邪郁化热时,须减燥热之品,加用苦寒清润之品,运用本方应灵活加减。如有口干口苦苔黄等标热之象,可适当佐以知母、黄柏、赤芍等以清热;

6. 治疗同时,需要时时注意顾护脾胃,可加大茯苓、白术用量,加用炒山楂、鸡内金等药味,而阴虚患者运用养阴滋腻药物时也应注意配合行气开胃之

药,如熟地黄易滋腻碍胃,可配合砂仁、木香以促进运化,或加苍术、藿香以化湿邪。

自焦老创制补肾祛寒治尪汤和补肾强督治燧汤等系列方剂以来,焦老及其弟子们进行了大量临床实践和相关研究,大量的临床和实验证明其疗效肯定,不仅可以明显改善临床症状,缓解患者的病情,提高患者肢体关节功能,并可降低血沉、C 反应蛋白等炎性指标,改善患者血清 OPG、RANKL 水平,缓解或改善骨质病变。

但 RA 和 AS 病情深重,病程长久,故须服药较长时间,才能渐渐见效,不可操之过急。服用时间较长,病情明显减轻后,可把汤药研末,以温黄酒或酒水各半送服,每次 2~3g,每日 3 次,以便于长期服用,加强疗效。

九、在补肝肾的同时,还需注意益气健脾

脾胃同居中焦,一脏一腑,以膜相连,胃主受纳,脾主运化,共为"后天之本","气血生化之源"。五脏六腑、四肢百骸之精气皆源于脾胃。脾胃功能正常,正气充足,则体健少疾,即使患病,亦抗邪有力,病易向愈;反之,脾失健运,则气血化生乏源,五脏六腑难得滋养,四肢百骸失于润泽则体弱易病。正所谓"脾胃不足,百病由生",周子干先生《慎斋遗书》曰:"诸病不愈,必寻到脾胃之中,方无一失,何以言之?脾胃一伤,四脏皆无生气,故疾病日多矣。万物从土而生,亦从土而归。'补肾不若补脾',此之谓也。"又曰:"凡治病勿伤胃气,久病宜保脾土。"因此,临证治疗 RA 和 AS 时,在补肾(强督)祛寒的同时,也应时时注重顾护脾胃。

另外,湿为痹病中的一大主要致病因素,湿性重着、黏滞,最易留滞经络及关节肌肉,痹阻气血,久则湿聚为痰,痰湿胶结,故湿邪之为病,多胶着难愈。外湿发病,易犯脾胃,致脾失健运,湿从内生;脾胃虚弱,运化无力,湿邪内生,更易招至外湿,内外湿相合乃致病。无论外湿内湿,均与脾脏的运化功能相关,此时若只是祛湿而不注意恢复脾脏功能,易致舍本逐末之误,湿亦难除。是故湿邪致病,健脾应成为一个重要原则,脾健则运化自如而湿邪自除,脾健则可防湿邪复生,健脾应贯彻治疗 RA 和 AS 疾病的始终。治疗 RA 和 AS,在药物配伍中应注重使用健脾益气祛湿之药。祛湿药的使用,宜以淡渗利湿为主,如茯苓、薏苡仁、泽泻等。当慎用辛燥之品,因辛燥走窜之品易燥伤筋脉,以致湿虽去而津亦伤,不利于关节功能的恢复。

再者,RA 和 AS 为慢性病,病程长,治疗难度大,主要病机为肾(督)虚寒凝,深侵入骨。组方时需考虑方面较多,除用了大队的补肾药物外,还有祛风寒湿三邪之品,同时还要兼顾不同病变部位及出现痰瘀的情况,药物组成相对较多,且治痹之药部分为辛温燥烈之品,久服多损伤脾胃,西药对症止痛药物

对胃黏膜有刺激,都会对脾胃功能造成损害。故在 RA 和 AS 治疗过程中要注意益气健脾,顾护脾胃。对于脾胃受损,甚则出现腹泻的患者,用药时需要兼顾益气健脾、健运消食。如脾胃气虚,倦怠乏力,食少便溏者,可加用黄芪、党参、炒白术等健脾益气;脾胃运化受损,内生湿浊,出现腹泻者,可加用藿香、苍术等健脾化浊;腹胀、纳欠者,可加用炒山楂、鸡内金等健脾开胃之品。

十、祛瘀涤痰法应用心得

"怪病多痰","久病多瘀",RA 临床表现复杂,病情反复,病程长,为病情罕见、辨证不易、治疗棘手的疑难杂证之一。痰浊瘀血既可以是诱发 RA 的病因,又可以 RA 病邪作用人体的病理性产物,因此,从"痰瘀"论治 RA 往往可获良效。

1. 根据痰瘀的偏盛,临床常需辨证选择化痰及祛瘀药物。痰盛多表现为肢体肿胀僵硬、重着,瘀甚则骨节刺痛、强直畸形,舌脉同时也有相应变化,根据临床表现的差异针对性选方用药。痰浊滞留关节肌肉者,可加陈皮、天竺黄、半夏、胆南星、炮山甲等以化痰散结;瘀血明显者,可加三七、莪术、水蛭等以化瘀止痛;痰瘀胶结,疼痛剧烈者,可加全蝎、蕲蛇、地龙等以通经活络。

2. 临床选方用药上,必须痰瘀同治,治痰勿忘祛瘀,治瘀常须涤痰。患者即使有时只表现出痰或瘀的症状,但根据其依存互根关系,治疗时也必须痰瘀兼顾,或治痰为主,佐以治瘀,或治瘀为主,佐以治痰,或两者并治。故治疗中应在补肾祛寒的基础上,佐以活血祛瘀化痰通络,寓补于通,补而兼通。临证选药时,祛瘀可用桃仁、红花、土鳖虫、穿山甲、三棱、莪术等;祛痰,可选僵蚕、胆南星、白芥子等。

3. 灵活运用虫类药和藤类药。痰瘀痹阻关节则关节疼痛、屈伸不利等,需以善通经络的藤类药物舒筋活络止痛,常用青风藤、络石藤等祛风除湿、通经活络,鸡血藤行血补血、舒筋活络;痰瘀凝滞络脉,病深邪痼,当用透骨搜络的虫类药深入机体之经络,搜刮攻剔筋脉、经络痼结之痰瘀,一般用穿山甲、土鳖虫、蕲蛇,内达脏腑,外通经络,全蝎、蜈蚣等搜风剔络。但是此类药物多易损伤脾胃,燥烈伤阴,在临床应用过程中,还应注意顾护脾胃,保护阴津。

十一、注意湿热证候的处理

"风寒湿三气杂至,合而为痹",湿邪是痹病发生的重要外因之一,而 RA 和 AS 属于痹病范畴,湿邪参与疾病的发生发展。受体质、地域、气候及药物等因素影响,湿热证候在临床中并不少见,表现为关节肿痛,关节蒸热疼痛,痛发骨内,身热不扬或午后潮热,膝腿酸痛无力沉重,关节变形,神疲乏力,口干苦,小便黄,大便黏滞不爽,舌苔黄腻,脉多见滑数。

因此,在 RA 和 AS 的治疗中注意配合清热除湿以祛邪气,但是湿为阴邪,热为阳邪,性质相反,故在治疗时易产生矛盾。湿得阳(温药)则化,但温药易伤阴而助热,热得阴(凉药)则清,但凉药易损脾阳而助湿,正所谓"徒清热则湿不退,徒祛湿则热愈炽"。因此,在处理湿热证候时,要注意权衡湿热轻重,细辨患者体质,结合地域气候特色,慎重选方用药,少用过于温燥或腻滞之品,做到"祛湿不伤阴,清热不碍湿"。湿热并重时应以祛湿为主,使湿与热分解,则其热易去。湿邪在表,可用风药散之,风能胜湿,风药能发越人体之阳气,阳气升散则祛湿于外;湿邪在中焦者,可用芳香苦燥以化之,以辛温开郁,使湿散而脾运;湿邪在下者,可甘淡渗湿以利之。另外,在清热除湿的同时也应注重顾护脾胃,增强运化以避免湿邪内生。

湿邪久不去而化热,热易伤阴;燥湿药多苦寒,苦寒伤阴;或治疗中过用温燥药物亦易伤阴,而形成阴虚湿热的复杂证候。此时,若纯予祛湿,则伤其正而阴更虚;单予滋阴,则助其湿而邪更甚。应润燥合宜,刚柔协济,治疗时应"清热祛湿"与"养阴"两法并行。清热祛湿药物宜选用甘平、甘淡之品以渗湿除热,如茯苓、薏苡仁、泽泻、车前子、滑石、通草之类,是取其甘以润之兼顾阴分之义,或稍兼轻清芳化湿浊之品,如佩兰、藿香亦可。选用养阴药物时,应尽量选用生地、麦冬、玄参、石斛、沙参等清润甘淡之品,利于湿热之排出,适当避开熟地黄、龟板、鳖甲等血肉厚重之品,以防留湿助热。

湿性重着、黏滞,其致病多缠绵难愈,故祛湿如剥茧抽丝,缓慢时长。而湿邪与中焦脾胃关系密切,外湿发病,易犯脾胃,致脾失健运,湿从内生;脾主运化,当外湿困脾或其他因素导致脾虚而水失运化,则会产生内湿之邪。内外湿邪相合,导致疾病迁延,缠绵难愈,蕴久湿热更盛。无论外湿内湿,均与脾脏的运化功能相关,脾健则可运化水湿,湿邪自去。故湿邪致病,若只是祛湿而不注意恢复脾脏功能,易致舍本逐末之误,湿亦难除。因此,健脾应成为在 RA 和 AS 湿热证候的处理中一个重要原则,贯彻疾病治疗的始终。

RA 和 AS 湿热证候复杂多变,临床治疗需灵活掌握祛湿与清热的力度,不忘健脾,兼顾阴分,徐徐化之,方可奏效。

十二、藤类药和虫类药的应用

RA 和 AS 属于痹病范畴,"痹者,闭也",RA 和 AS 患者诸邪著于骨节,壅塞经络,阻遏血行,不通则痛。藤类药和虫类药单用或与其他药物配合应用治疗 RA 和 AS,切合病机,往往能收到良好的疗效。藤类药和虫类药在治疗 RA 和 AS 中的大量应用为其临证用药的一个特色。

《本草汇言》中指出:"凡藤蔓之属,皆可通经入络。"《要药分剂》中指出:"络石之功,专于舒筋活络,凡患者筋脉拘挛,不易伸屈者,服之无不获效。"藤类药善走经络,大部分藤类药都具有祛湿活血通络的功效。治疗 RA 和 AS 常用藤类药有海风藤、鸡血藤、天仙藤、络石藤、石楠藤、忍冬藤、青风藤、红藤、雷公藤、丁公藤等。

不同藤类药物各有各自的特点,针对 RA 和 AS 的病机特点,有选择的用药往往可以收到较好疗效。如海风藤味微辛甘,善祛风行气止痛,多用于治疗行痹;鸡血藤、天仙藤兼有补血活血之功,可用于痹病兼有血虚、血瘀者;络石藤善于舒筋活络,用于筋痹效佳;石楠藤、忍冬藤、青风藤、红藤味苦性凉,均能清热通络祛湿,善治热痹,但石楠藤偏于祛湿,忍冬藤、红藤解毒力较强,青风藤还有一定的利尿作用;丁公藤、雷公藤性温有毒,但通络止痛效佳。

除活血通络外,虫类血肉有情之品,更有"搜削钻透祛邪"之特色。顽痹久治乏效,关节肿痛,功能障碍,此为病邪与瘀血凝聚经隧,胶结难解,常规用药,恒难奏效,必须采取透骨搜络之品,始可搜削钻透深入经髓骨骸,以蠲痹肿痛。针对疾病肿胀、疼痛、僵直变形等症状,合理选用,可有奇效。治疗 RA 和 AS 常用的虫类药有地龙、僵蚕、蜂房、蚕沙、蜈蚣、全虫、土鳖虫、白花蛇、蕲蛇、乌梢蛇和穿山甲等。

其中地龙、僵蚕、蜂房性偏寒,适用于标热明显者,地龙走下,以下肢关节症状为主者可选用,且兼有平喘利尿的功效,僵蚕偏走上,以上肢关节症状为主者可选用,蜂房善解毒消肿,关节肿胀明显者可选用;蚕沙、全虫、蜈蚣性偏温,可用于无明显标热者,蚕沙相对平和,善于祛湿,全虫、蜈蚣均辛温有毒,具有祛风镇痉、解毒散结之功,但全蝎相对蜈蚣力缓;疾病中后期,由湿生痰,日久终致痰瘀交阻,肿胀僵持不消,故在祛湿同时,须参用涤痰化瘀法,方可奏效,常用土鳖虫以化痰逐瘀散结,且土鳖虫可引药入督,直达 AS 病所;白花蛇、蕲蛇、乌梢蛇皆有搜风通络的作用,而其中以白花蛇力量最雄,但因毒性较大不可久服,蕲蛇次之,乌梢蛇较逊,毒性较小,诸痹可用;穿山甲咸微寒,通络止痛效果最佳,且无毒,可久服。

十三、引经药的应用

引经药又称引经报使药,其源远流长,起源于药物的归经理论。清·尤在泾说:"药无引使,则不通病所"。引经药是指能导引诸药直达病所,增强疗效的药物,亦可理解为对机体某一部位有特殊作用的药物。中医治风湿病很重视引经药,病有病所,药有药位,辨证基础上加入引经药可以提高疗效。

临床治疗风湿病,常按病位选药。按病位选药实为按经选药的具体运用和发展。

头部痹痛:虚证选川芎、白芷;实证选柴胡、钩藤。

颈项痛:用羌活、葛根。

肩背痛:用葛根、桂枝、羌活。

胸胁痛:用蒺藜、香附、枳壳、柴胡、郁金。

上肢痹痛:选羌活、桂枝、桑枝、片姜黄。

督脉失养:须加狗脊。

背部痹痛:用葛根、羌活、防风,病变在腰脊者合用蜂房、乌梢蛇、土鳖虫行瘀通督,并配以川断、狗脊。

腰痛:通用补肾药可选枸杞子、鹿角胶、狗脊、杜仲、川断。肾阴虚可选熟地、黄精、石斛;肾阳虚选巴戟天、淫羊藿等;湿浊腰痛可用白术。

下肢痹痛:可选独活、牛膝、泽兰、杜仲等。

足跟痛:一般由肾虚引起,以补肾为主;如见湿热下注,可在补肾基础上伍用木瓜、黄柏、苍术、牛膝等。

四肢关节痛:均可加藤枝类药,如鸡血藤、天仙藤、桑枝、桂枝等。

周身骨痛:加当归、威灵仙。

此外,根据病变部位的深浅,用药特点则是:病在肌肤经络者一般以防风、麻黄、桂枝、银花、连翘、青风藤等辛散之药;病在筋骨者用白芥子、白附子、川芎、草乌、附子、马钱子及虫类之药;病在脏腑者多用补益之药。

十四、督灸治疗强直性脊柱炎的优势

督灸是指在督脉的脊柱段上的大椎穴至腰俞穴部位施以隔药隔姜发泡灸的中医外治法特色技术,独取督脉脊柱段,汇艾灸、药物和经络的治疗作用于一炉,达到补督脉祛寒邪的目的。

首先,艾灸疗法具有温经散寒、行气通络、消瘀散结等作用,被广泛应用于临床,是用艾叶制成的艾灸材料产生的艾热刺激体表穴位或特定部位,通过激发经气的活动,以调整人体紊乱的生理功能,从而达到防病治病目的的一种治疗方法;其次,督灸所用药物督灸粉,主要由斑蝥、麝香等组成,具有芳香透达、温肾壮阳、散寒除湿、行气散结等功效,所用生姜辛温,可增强艾灸温经散寒、行气通络之功效;另外,督灸直接作用于病变部位"督脉脊柱段",通过督脉"统摄全身阳气"、"络属于肾"的生理特点发挥振奋全身之阳,调补肾阳的作用。总之,督灸的优势在于直对病所施灸,药力与火力集中,效力强,充分发挥艾灸、药物和经络的综合作用,具有补肾通督、温阳散寒、通痹止痛的功效。

山东中医药大学附属医院崇桂琴教授等应用督灸治疗 AS 多年,临床疗效显著,相关实验研究证明督灸能下调 HLA-B_{27} 基因的异常表达;控制炎性指标 CRP、ESR;平衡紊乱的免疫机制;降低骨破坏,改善脊柱畸形,修复脊柱功能。

督灸治疗 AS 除了其本身融合了经络、腧穴、艾灸及药物的综合作用外,其特色在于:其一,AS 的主要病位在脊柱、腰尻,属"督脉病",而督脉循行于后正中线，"贯脊""侠脊抵腰中"，根据"督脉生病治督脉,治在骨上"和"经脉所过,主治所及"的道理,在督脉上施灸是直对病所,取效迅速;其二,AS的发生与肾有密切关系,而督脉"属肾""入循膂络肾",与肾也密切相关。肾为先天之本,藏精主骨生髓,为生命之根,同时根据"肝肾同源""精血互化""脾阳根于肾阳"等理论,灸督脉可以培补命门之火,激发肾间动气,调整脏腑功能,从而起到温肾壮阳、滋补肝肾、温补脾阳、壮骨强脊等作用;其三,督脉能沟通阴阳,总摄诸经,为阳脉之海,灸督脉可以调整阴阳,协调诸经,从而使机体趋向于"阴平阳秘,精神乃治"的状态;其四,督脉循行"入络脑""上贯心""脑为髓海""为元神之府",神为一切生命活动的外在表现,灸督脉可起到补肾健脑、通督调神的作用,从而改善AS患者的整体功能状态。所以督灸治疗AS效果肯定。

近年来,我们针对肾虚督寒的患者,在应用补肾强督汤剂的基础上,加用督灸,肾督同治,内外合治,增加治疗效果,对病邪侵犯至骨的AS,其治疗尤为有益。我们前期应用补肾强督治汤联合督灸治疗AS的预试验表明,补肾强督治尪汤联合督灸治疗AS,在改善患者的疾病活动度、疼痛和脊柱炎症、指地距等方面较单独中药内服更有优势,临床疗效增强,并有较好的安全性。

十五、蜂针治疗的作用特点

蜂针疗法,是利用工蜂末端蜂刺中释放出蜂毒液的药理作用,并配合针刺的综合作用而起到调整机体,防治疾病的一种治疗方法。蜂毒作用于机体时,使患者局部血管扩张、充血,体温升高,从而起到针、药、灸三结合的治疗作用。"针"的作用是指蜜蜂的尾刺似针,可刺激人体穴位以疏通经络,调和气血。"灸"的作用是指蜂蜇机体后,局部充血红肿,皮温升高,类似温灸效应,发挥温通经脉、行气活血的作用。"药"的作用是指蜂毒液进入体后显现的强大药理功能。研究表明:蜂毒具有高度的生物学及药理学活性,蜂毒中有抗风湿、抗炎、抗凝血、抗高脂、抗辐射等有效成分。它注入人体后能起到活血化瘀、通经活络,祛风散寒、消炎止痛的功效。现代研究表明,蜂针疗法具有一定的抗炎作用,可抑制在RA和AS患者体内均高表达的炎症因子如TNF-α、IL-1β等的表达,从而起到阻止疾病病程进展的作用。同时还发现,蜂针疗法可刺激人体免疫系统,增强人体免疫功能,提高抗病能力,从而达到治疗RA和AS的目的。因此,蜂针对类风湿关节炎、强直性脊柱炎、骨关节炎及各种痛证有良好的辅助治疗作用。

蜂针辅助治疗RA和AS已在临床上应用多年,既往的临床研究证实了蜂针辅助治疗RA和AS的具有一定的疗效和安全性,蜂针可以作为中医特色外治法之一辅助治疗RA和AS。

RA 和 AS 同属中医"痹病"范畴,痹病日久,风寒湿邪气痹阻,经络气血不通,蜂针疗法通过针、药、灸的综合作用,使"不通"处变为"通"的状态,从而起到改善症状的目的。另外,将传统的蜂针疗法与经络腧穴理论相结合,可取得更好的疗效。如治疗 AS 时,可偏重选取督脉和膀胱经上的穴位;治疗 RA 时,以辨证取穴配合局部取穴为主,另外还可配合选取足三里、三阴交、膈俞、肝俞、肾俞等调节免疫功能的特殊治疗穴位。

但是临床应用时,还应注意其可能的不良反应。有的初针患者可有全身发热、皮肤瘙痒、淋巴结肿大、食欲减退、风疹等现象,通常出现在开始蜂针后的第 20 天以内,约 5~8 次时达到高峰,以后自行消退,食欲恢复。一般可不作特殊处理,反应明显者可减少蜂量或延长间歇时间,必要时对症处理。

十六、注重辨病辨证相结合

凡"疾病"都有其特定的病因病机、证候表现、发展过程及转归变化等,现代中医临床主张在"辨病"基础上进行"辨证",辨病与辨证相结合。辨病着眼于疾病整个病理演变过程,辨证则侧重于疾病某阶段的特征。在辨病前提下辨证,有助于从整体水平认识疾病的阶段、病位、病性、病势;辨病结合辨证,有整体认识,又有阶段性认识,才可以动态把握疾病发生、发展的变化规律,准确辨别病因、病性、病位。

RA 和 AS 同属中医痹病范畴,焦老将 RA 称为"尪痹",AS 称为"大偻"。除具有痹病的共性特征外,RA 和 AS 各自还有着不同于其他痹病的本质特征,是具有特定病机、相对独立证候分布规律的疾病。正气亏虚,而复感风寒湿三气杂至之邪,尤其是寒湿之邪,深侵入肾,痰瘀相夹,阻于经络,并影响到肝,而致骨损筋挛,是 RA 突出的病因病机特点;而肾督亏虚,阳气开阖失常,寒邪乘虚深侵,肾督相联,肾主骨,寒邪与肾同气相感,致督肾同病,为 AS 主要病机。

RA 临床表现多样,但常见证型为肾虚寒盛证、肾虚标热轻证、肾虚标热重证、湿热痹阻证等,其中又以肾虚寒盛证最为常见,亦有同时兼有脾胃亏虚者,病久者,痰瘀明显,肾虚痰瘀者;而 AS 以肾虚督寒证最为常见,另外督寒标热、痹阻肢节、肝肾亏虚、督寒脾湿、肾督痰瘀证亦多见。了解 RA 与 AS 疾病发展的特色和病因病机,"辨病"结合"辨证",能更好地把握疾病状态、指导治疗。

"辨证施治"是解决疾病过程中某一阶段的主要矛盾,如以疼痛游走不定,恶风寒为主要表现时,以"风"为主要特点,应以宣痹通络为主,佐以疏风之品;肢体关节紧痛不移,局限一处,遇寒则痛甚,得热则痛缓,以"寒"为主要特点,应以温经散寒为主,佐以和营之品;肢体关节沉重酸胀,疼痛,重则关节肿胀,重着不够,以"湿"为主要特点,应以渗湿通经活络为主,佐以健脾之品;肢体关节疼痛,痛处焮红灼热,肿胀疼痛剧烈,得冷稍舒,筋脉拘急日轻夜重,以

"热"为主要特点,应以清热解毒通络,佐以疏风之品。

而"辨病施治"是解决整个疾病的基本矛盾,徐灵胎在《兰台轨范·序》中说:"欲治病者,必先识病之名,能识病之名,而后求其病之所由生,知其所由生,又当辨其所生之因各不同,而病状所由异,然后考虑其治之法,一病必有主方,一病必有主药",因此,必需抓住疾病的根本与发展规律,才能做到针对性施治。RA以肾虚寒盛为基本病机,因此在治疗上不忘补肾祛寒,即使有热象都属标象,当标热清除后,仍用补肾祛寒之法;AS以肾督阳虚、寒邪深侵为其基本病机特点,因此在治疗上以补肾强督祛寒为主,随证加减。

临床治疗RA与AS,需辨病辨证相结合,方能全面把握疾病整体及阶段特点,提高诊断和治疗的质量。

十七、中医药治疗可达到的效果及一般疗程

RA和AS属中医"痹病"范畴,中医药疗法众多,安全有效,且强调整体调节,在临床中展现了一定的优势。

焦老根据自己几十年的临床经验,提出尪痹、大偻病名,认为尪痹主要病机为肾虚寒盛,立补肾祛寒为治疗大法,拟定了补肾祛寒治尪汤等系列方剂;而大偻的主要病机特点为肾督阳虚,寒邪深侵,立补肾强督为治疗大法,拟定了补肾强督治偻汤等系列方剂。

补肾祛寒治尪汤及补肾强督治偻汤等系列方剂临床应用多年,疗效确切。临床和实验研究证实其安全有效,不仅可以显著改善关节肿痛、晨僵等临床症状,降低ESR、CRP等炎症指标,还可改善局部关节功能,对患者的骨质变化亦有改善作用,且安全性好。部分研究认为,中医药治疗RA和AS还有平衡机体自身免疫功能的作用,从而从根本上调治疾病。补肾祛寒治尪汤及补肾强督治偻汤等系列方剂还具有双向调节的作用,在抑制异位骨化的同时可改善骨质疏松。

但是,RA和AS均为慢性疾病,病程较久,故服中药亦需要较长时间,才能渐渐起效;且二者均以肾虚为本,肾为先天,通过后天补益非一日可成,故临床运用中医补肾祛寒法/补肾强督法治疗RA和AS时间不可能太短;且二者病位均较深,寒邪入骨,难于速排,病久痰瘀乃生,胶着于关节肌肉,病势缠绵,因此需要坚持治疗,长期服药,才能将邪逐渐祛除,取得良效。

且RA和AS常因气候、饮食、起居等变化诱因而出现病情反复,治疗过程中需要灵活把握,治疗需持之以恒,时间一般宜较长,坚持1~2年,或者更长的时间,直到病情完全缓解,并需要定时监测。另外,初始治疗阶段,病情多较重,证候多较复杂,宜用汤剂,以荡邪外出;待病情基本好转、稳定后可改用散剂,徐徐图之。

十八、中医药有助于减轻西药的毒副作用

RA 和 AS 病因病机不明,目前缺乏针对性治疗药物,非甾体消炎药、糖皮质激素、慢作用药物及生物制剂为目前主要的西医治疗药物,对控制疾病炎症、改善疾病症状等方面具有一定的疗效,但均有较明显的毒副作用。在中医辨证论治的基础上针对不同的副作用选用不同的治法方药,对减轻和控制其毒副作用具有良好的疗效。

1. 消化系统

大部分 RA 和 AS 的治疗药物,均会造成一定的胃肠损伤。中医通过辨证论治,对药物副作用的减轻很有帮助。通常的辨证用药为脾胃湿热型用半夏泻心汤,脾胃气虚型香砂六君子汤,胃阴不足型益胃汤、沙参麦冬汤,脾胃气滞型枳实消痞丸、半夏厚朴汤,脾胃阳虚型理中丸。中成药常用保和丸、复方鸡内金片等治疗纳呆、呃逆。

药物性肝病也常见于 RA 和 AS 治疗过程,中医学认为犯病乃因药治不当,药毒入侵、积聚,内伤肝脏,肝气郁而不达所致。通常的辨证用药为肝郁气滞型用柴胡疏肝散,肝郁脾虚型用逍遥散、四君子汤,脾虚湿困型用茵陈五苓散、四君子汤,湿热交阻型用茵陈蒿汤,肝肾阴虚型用一贯煎,肝郁血瘀型用膈下逐瘀汤、鳖甲煎丸。转氨酶升高时,常用的降酶护肝中成药有护肝片、护肝胶囊、肝苏片、甘草甜素片等。

药物过敏性口炎也常发生于服用免疫抑制剂的 RA 和 AS 患者,风热夹湿型可用防风通圣散、消风散,毒热炽盛型黄连解毒汤、五味消毒饮。临床也可用口腔溃疡平散、西瓜霜等清热解毒,敛疮生肌。

2. 血液系统

最常见的为白细胞减少、粒细胞缺乏症、血小板减少或全血细胞减少,中医学认为此副作用出现与先天禀赋薄弱,正气亏虚,在此基础上,药物毒性过大,或用药不当,使药毒入里,伤及脏腑营血,毒及骨髓,生血障碍或生血不能。由于损伤脏器的不同,可表现为心脾不足、气阴两亏或脾肾阳虚。如合并感染,则可表现为毒侵肺卫、气分热盛或湿热交蒸。临床心脾两虚用归脾汤,气阴两亏用大补元煎,脾肾阳虚用黄芪建中汤、右归丸,毒侵肺卫证用银翘散,气分热毒型用白虎汤、黄连解毒汤,毒燔营血型清瘟败毒饮。常用中成药有金水宝胶囊、地榆生白片等。

3. 激素的副作用

(1) 库欣综合征:糖皮质激素有类似中医的温补类药物的作用,在长期大剂量使用后,使机体阳热偏亢,损伤真阴,而表现为阴虚火旺。久病则阴虚及阳,阳气亦虚,从而表现为阴阳两虚。长期使用激素,患者免疫功能受到抑制,

特别容易导致细菌感染,而表现为阴虚毒热。通常的辨证用药为阴虚火旺型可用知柏地黄丸、天王补心丹,阴阳两虚用桂附麦味地黄汤,阴虚毒热用五味消毒饮。

(2)撤退综合征:在激素撤退的早期,火旺现象减轻,但由于热损气阴,可表现为气阴两虚现象。外源性激素撤退后,肾上腺皮质功能尚未恢复,往往影响人体的功能活动,表现为脾胃气虚的病理改变;激素的功效与温补肾阳类中药有类似的特点,长期使用,可致阴虚阳亢,继而阴阳两虚。在临床上我们对气阴两虚型用生脉饮、炙甘草汤,气虚发热型用补中益气汤,脾胃阳虚型用真武汤、苓桂术甘汤。

4. 药物性皮炎

简称药疹,以皮肤黏膜急性炎症为主,表现为皮肤局部潮红、瘙痒、渗液等。通常的辨证用药为肺卫风热型用银翘散、五味消毒饮,湿热内结型用四妙散、六一散,火毒内陷型用清营汤、清瘟败毒饮,瘀热搏结型用凉血四物汤,气阴两伤型用竹叶石膏汤、生脉饮。

十九、中西医结合治疗思路推荐

RA 和 AS 病因病机尚不明确,其治疗目前仍是世界性难题。RA 患者对传统的 DMARDs 如 MTX 等的治疗反应佳,规范治疗一般情况下可以缓解病情,控制进展。但是西药的毒副作用一直是困扰临床医生和患者抗拒应用的一大问题。而且,大约有 30%~40% 的 RA 患者对单个应用或两种联用的传统 DMARDs 治疗不应答,称为难治性 RA。NSAIDs 为治疗 AS 患者疼痛和僵硬的一线药物,能缓解疼痛,改善病情,但是难以阻止病情进展;没有证据表明慢作用药物包括柳氮磺吡啶和甲氨蝶呤对中轴病变有效;生物制剂以炎症因子为靶点,迅速抗炎,对于缓解中轴症状有效,但是其长期受益和风险仍存在争议。

中医认为,RA 病机为肾虚寒盛,治疗以补肾祛寒为法,而 AS 病因病机为肾督亏虚,寒邪深侵,治疗以补肾强督祛寒为主法。从宏观角度认识疾病,注重整体调节,治法灵活多变,具有整体性、个体化、多靶点的疗效特点,临床疗效显著,前期研究证实中医药治疗 RA 和 AS 不仅可以控制患者的关节炎症,还能有效改善患者的骨质病变,同时能够有效缓解西药的毒副作用,在改善患者临床症状、提高患者生存质量等方面发挥着重要作用。

将中医特色与西医优势结合起来,宏观和微观、整体和局部、辨病与辨证相结合,根据疾病的发生和发展各阶段不同的特征,采取不同的治疗方案,可取得满意的临床疗效。

RA 发病早期尤其在发病前 2 年是治疗的最佳时期,在早期能够迅速控制炎症,达到疾病的临床缓解对于其预后意义重大;且 RA 容易累及内脏系统,病情复杂,尤其炎症明显、类风湿因子较高时,病情较难控制,适时联合西药控制病情对 RA 良好预后十分关键。推荐治疗思路:RA 发病早中期,病情稳定者,或患者基础疾病较少,不接受西医联合治疗,或无明显内脏受累或者虽有内脏受累,但是整体状况较好者,中医辨证论治为主;患者处于活动期或者未达到临床缓解,西医干预可积极控制病情,但不能耐受西药毒副作用者,可利用中医药优势,联合治疗消除副作用、提高疗效;发病较急,病情急重,起病时受累关节较多且 RF 高滴度,伴有严重周身症状,如发热、贫血、乏力等,或合并严重的关节外表现者,如心包积液、严重眼疾、脑血管病致中枢神经病变、严重贫血等,或反复发热、关节肿痛、血沉明显增高者,可中医辨证结合西医治疗以求迅速控制病情;关节严重变形,放射学检查骨质破坏达到 3~4 级改变,需行关节置换或滑膜切除等外科治疗。

AS 主要侵犯骶髂关节和中轴关节,虽亦可累及肾脏、心脏等内脏系统,但较 RA 而言,系统受累较少见;炎症和骨桥形成是其主要病理特征,但是炎症与骨化的关系目前尚不明确,临床常发现,应用西医消炎药物虽能有效控制AS 患者炎症,但是其骨化却仍然在进展。因而中医药在本病的治疗中展现了一定的优势。推荐治疗思路:无严重内脏系统受损或关节外表现者,或有内脏受累但整体状况尚可,或患者基础疾病较少,不接受西医联合治疗者,可以中医辨证治疗为主;发病较急,病情急重,伴有严重内脏系统受损或关节外表现者,如肾脏淀粉样变性、骨折、心血管病变等,或疼痛难以缓解,炎症指标持续居高不降者,可中医辨证结合西医治疗以求迅速控制病情;目前以西医治疗为主,病情控制可,但不能耐受西药毒副作用者,可利用中医药优势,联合治疗消除毒副作用、提高疗效;关节严重变形,放射学检查达到 4 级改变,需要外科参与治疗。

正确合理地选择中西医结合治疗 RA 和 AS,取长补短,可收到更好的临床疗效,对患者预后也有积极的作用。但是,中西药合用时,对胃肠的刺激较大,治疗时需特别注意顾护中焦脾胃。大部分药物均需要通过肝肾代谢,两种药物合用,可能加重肝肾的负担,容易出现不良反应,要尤其注意对不良反应的监测,及时复查肝、肾功,血常规等。中药和西药之间可能还有交互作用,处方用药时应慎重考虑,服药时注意中药、西药服用时间应间隔至少半小时以上。

二十、日常调护的重要性

现代研究认为,RA 和 AS 的发病与遗传、感染、环境、免疫等相关,疾病的诱发与加重易受多重因素影响,而遗传、感染、环境、免疫等可受情志、生活起居习惯、体质等的影响,故重视情志调护、规范生活起居、加强功能锻炼等日常调护在防治 RA 和 AS 中十分重要。

1. 情志调护

RA 和 AS 患者在治疗过程中随病情的波动会出现复杂的心理变化,如缺乏对疾病的正确认识,急于治愈,治疗效果要求过高,或在疾病急性发作期或病情反复加重、行动不便、生活不能自理时,就感到悲观失望,甚至会自暴自弃。另外,因疾病给家人带来沉重的经济、生活负担,增加患者的愧疚与自责心理。且 RA 和 AS 患者以肾虚为本,肝肾同源,水不涵木,肝失调养,疏泄失常,易出现情志失调。

情志失调往往会加重 RA 和 AS 病情或影响治疗疗效,不利于患者的康复。肝主情志,七情过极则肝气受损,气血不畅,筋脉阻滞或肝血不足,失于濡养脏腑、筋脉,或七情中过恐伤肾,导致肾虚正气亏损,都会加重本病;其次,情志过极化火,会加重疾病的疼痛症状;另外,RA 和 AS 均属于自身免疫性疾病,自身免疫的紊乱是疾病发生发展的重要病因病机,而现代研究多认为,情志失调可影响机体免疫力,从而使病情加重。因此,情志的调节在 RA 和 AS 患者的治疗中十分重要。

首先,要加强与患者的沟通,积极宣教,及时排解患者的心理问题;其次,在处方用药时,可根据患者情志失调的具体情况进行药物的合理加减,帮助患者克服异常情志。"阳气者,精则养神,柔则养筋",AS 患者多存在肾阳不足,阳气亏虚、神失所养,故 AS 患者出现情志失调,以低落、抑郁、悲观、失望等异常情绪多见,可适当加强补肾阳之药物振奋阳气,改善患者情绪,同时稍加以合欢皮、郁金、石菖蒲等疏肝柔肝、理气化痰之品,调畅情志。RA 发病女性多于男性,更年期高发,此时处于精血衰少、阴阳失调阶段,较 AS 患者更容易出现情志失调,症状也较 AS 更为复杂。此时,肝血衰少,肝体失养,肝阳必亢,肝失疏泄,而易生郁滞之病;肾精不足,水不涵木,又促使肝经郁滞加重,因此,在处方用药时,可加用一些疏肝柔肝理气之品,如合欢皮、郁金、白芍、柴胡等;如以焦虑、躁动、失眠等为主要表现,可适当加用珍珠母、石决明、龙骨、牡蛎等重镇安神之品;如以敏感多虑、抑郁等为主要表现,可适当加用远志、石菖蒲等宁神化痰之品。

总之,临床治疗 RA 和 AS,不可忽视患者的情志问题,同时,要针对不同疾病不同个体,制定合理的个性化的调节、治疗方案。

2. 饮食起居调养

饮食起居的调养对 RA 和 AS 患者来说也十分重要。两病病程较长,缠绵难愈,诱发因素较多,平日的调养和护理是辅助治疗以及预防复发的重要手段。

(1) 起居方面:中医认为,风、寒、湿等外邪是痹病发病的重要诱因,且 RA 和 AS 本为肾虚,患者多正气不足,易受外邪侵袭,故 RA 和 AS 患者关节症状受气候影响较大,有些患者的病情变化与季节有关,因此要重视气候、季节对疾病的影响,在日常生活中注意避风防湿、避寒保暖,做到守四时而调寒温,可预防 RA 和 AS 的发生和复发。如按季节气候及时增减衣服,避免关节长期受风受寒,穿衣尽量避免关节的直接暴露,切忌在地板及风口处睡卧;房屋应通风、向阳,避免久居于潮湿环境。其次,RA 和 AS 患者在起居方面要注意劳逸适度,规律作息。现代研究发现,睡眠不足会影响机体免疫力,熬夜、睡眠不足也会使 RA 和 AS 患者的病情加重,中医认为,过劳耗气,熬夜伤阴,过度劳累,易过度损耗肾气而导致肾气亏虚,不规律的作息也易导致气血的紊乱,这些都会进一步加重 RA 和 AS 病情。因此,RA 和 AS 患者应尽量保持充足的睡眠,规律作息,避免熬夜。另外,研究认为,RA 和 AS 的发病与感染有关,因此,在日常生活方面,要注意个人卫生,预防外邪,避免感染。

(2) 饮食方面:清淡、搭配合理、营养健康的饮食可以使类风湿关节炎患者保持较好的食欲和脾胃运力,从而增强抗病能力。适当的饮食可辅助改善 RA 和 AS 患者的症状,而有些食物会明显加重患者症状,如海产类、辛辣刺激类、牛羊肉等发物都很容易加重患者的病情,要少吃。如病情属热则不可食辛辣刺激性食物,病情属寒,不宜吃生冷清凉之物。另外,本病病程较长,病久体虚,饮食要定时适量,软硬冷热要适当,避免再伤脾胃。

3. 功能锻炼

功能锻炼在 RA 和 AS 治疗中的重要作用越来越受到重视。首先,功能锻炼是增强体质的最佳手段。RA 和 AS 患者本为肾虚,且病久体虚,适当的功能锻炼能增强体质,使机体气血旺盛,而达到"正气存内,邪不可干"的目的。西医学认为,RA 与 AS 发病与感染相关,通过锻炼可增强"正气"而抵御"邪气"能力加强,且通过活动肢体,舒展阳气,"阳气通则气血至",使全身气血流畅,从而缓解本病的痹而不通的相关症状。其次,功能锻炼能提高患者生活质量。患者进行适当的功能锻炼,对维持和改善关节功能、保持和增加关节活动范围、增加关节周围肌肉的力量和耐力有重要作用,有助于自理能力的发挥。由于自理能力和关节功能的改善可增强患者的自信,维持自尊,使其能正确对待、接受外环境的变化,呈现较好的社会适应能力,使患者顺利回归家庭、社区,改善其生活质量。

患者在急性期时,要求减少活动,以防止炎症加重。当病情处于亚急性期或缓解期时,要求尽早开始关节功能锻炼。此时,太极、瑜伽等有氧锻炼都是比较好的选择,但是运动后汗出应注意避风。游泳使得关节肌肉在零负重条件下得到锻炼,也是较好的锻炼方式,但是水为寒湿之邪,患者游泳应严格把握水温和时间,尽量避免浸泡,保持游而不停。RA 和 AS 均有针对性的关节运动锻炼方式,应根据患者的年龄、性别、体质、病程长短、病变部位及受累关节的病理损害程度,在疾病不同时期给予功能锻炼的指导,认识到锻炼对控制病情、维持并恢复关节功能的重要性,树立正确的功能锻炼观念,做到自主锻炼,可促进患者身体的康复及生活质量的提高。

此外,需特别指出,功能锻炼在 AS 治疗上的重要性显得尤为重要,已成为 AS 疾病管理中不可或缺的一部分,弥补了 AS 药物治疗的缺陷,是目前中西医治疗 AS 常规应用的配合手段。

目前 AS 的药物治疗主要以 NSAIDs 和 DMARDs 为主,柳氮磺胺吡啶(SASP)是目前美国药品与食品监督管理局(FDA)唯一批准用于治疗 AS 的 DMARDs 药物,但研究显示 SASP 对中轴关节作用不明显。生物制剂的研发应用给 AS 患者带来了新的希望,但其长期疗效和风险尚不明确,且研究发现抗 TNF 治疗虽然能够控制炎症,但是不能控制或缓解 AS 骨化的发生发展。总体来说,目前尚缺乏针对 AS 骨化强直的特异性药物,而异位骨化引起的关节强直畸形是 AS 致残的关键。而功能锻炼极大弥补了 AS 药物治疗的缺陷,国内外均有报道证实功能锻炼的有效性。因此,功能锻炼在 AS 的治疗上十分重要。AS 功能锻炼的主要目标是保持脊柱的生理曲度,保持胸廓活动度和防止肢体废用性萎缩。AS 功能锻炼的主要作用有:缓解疼痛,增强肌力;改善胸廓扩张度及关节功能,缓解疾病活动;另外,AS 以关节肌肉附着点炎为主要病理改变,AS 骨化发生的部位也主要是脊柱及关节附近的结缔组织,适当的功能锻炼不仅可以加强血液循环,促进局部炎症物质的吸收,还可以减少粘连,防止钙化,最终减缓异位骨化的发生;阳虚寒邪深侵为 AS 的基本病机,通过功能锻炼可使阳气得到舒展,从而深侵的寒邪能得以驱散。

二十一、重视类风湿关节炎和强直性脊柱炎慢病管理

慢病管理是以人群为基础,重视疾病发生发展的全过程(高危的管理、患病后的临床诊治、康复、并发症的预防与治疗等),强调预防、保健、医疗等多学科的合作,提倡资源的早利用,减少非必需的医疗花费,提高卫生资源和资金的使用效率,控制局部经费。

1. 目前,国内多地已经把 RA 和 AS 纳入了慢病管理范畴。RA 是一类以关节滑膜慢性炎症为主要表现的自身免疫性疾病,患病率为 1%,我国的患病率为 0.32% ~0.38%,本病可造成全身多关节肿胀疼痛、生活质量下降,晚期可致关节畸形,功能丧失,严重影响患者生存质量,造成经济负担。AS 是以中轴关节慢性炎症为主,可累及内脏及其他组织的慢性进展性难治性风湿病,其主要病理表现为关节软骨和骨的侵蚀和破坏,及最终的全脊柱融合以及髋关节畸形强直而造成的患者终身残废。我国约有 AS 患者 400 万,且多为青年人,劳动力的丧失严重影响了患者的身心健康,也对家庭和社会带来了沉重的经济负担。对患者的健康教育在 RA 和 AS 的治疗及预后中也起着不可替代的

作用。因此,加强患者自我调护的健康教育和治疗期间的健康教育,预防和控制该病的发生、发展及预防具有重要意义。

2. 从药物指导、饮食起居指导、功能锻炼及心理指导几方面对 RA 和 AS 患者实施慢病管理,增加医患沟通,可减少资源浪费,获取临床最佳疗效。

(1) 药物指导:RA 和 AS 患者均属于慢性疾病,药物指导如药物种类的选择、药物剂量的调整、维持时间的长短及毒副作用的监测对于疾病的有效控制十分重要。RA 和 AS 后期均可致残,早期规范用药是防止残疾的关键,尤其 RA,其在发病的最初 2 年内骨质破坏的发生率为 50%~70%,而此段时间也是控制疾病的最佳窗口,通过慢病管理加强 RA 和 AS 患者的规范用药,可极大减少患者痛苦,减少经济损失。

(2) 饮食起居指导:饮食起居不慎都可能加重诱发 RA 及 AS 的发生发展,慢病管理可以针对 RA 及 AS 患者制定具有共性及个性的饮食起居指导方案,对于预防 RA 及 AS 的发生或复发具有重要意义。

(3) 功能锻炼:科学的功能锻炼,能有效地防止关节畸形,降低复发率,减轻患者及家庭负担、降低医疗费用,慢病管理不仅能指导患者进行科学的关节功能锻炼,还能起到监督、督促的作用,患者能持之以恒,功能锻炼才能发挥最大效应。

(4) 心理指导:负面心理往往会加重 RA 和 AS 疾病的病情,慢病管理增加医患沟通的机会,能及时排解患者心理问题,促进疾病更好的恢复。

3. RA 和 AS 慢病管理有利于有效管理患者,同时为科研提供更好的数据来源,而科研的结果又将进一步提高医疗质量,为患者提供更好的医疗服务,必然促进 RA 和 AS 治疗学的发展。

二十二、类风湿关节炎和强直性脊柱炎的联系和区别

1. 联系

RA 与 AS 皆属于风湿病范畴,为自身免疫系统疾病,具有一定的遗传倾向,且症状有相似之处,均以关节肌肉的疼痛、僵硬为主要表现,均可累及外周及中轴关节,因此,AS 早期被认为是 RA 的一种特殊类型。中医认为,二者皆属于"痹病"范畴,病因病机具有相似之处,风、寒、湿等外邪为发病的外因,而正气亏虚为发病的内因,以肾虚为本。

2. 区别

(1) 流行病学特点:RA 可见于各年龄组,高峰在 40~60 岁,女性远多于男性;而 AS 多见于 10~20 岁发病,高峰在 20~30 岁,男性多见。

(2) 遗传基因相关性:RA 以 HLA-DR$_4$ 表型为主要遗传特征。有研究表明HLA-DR$_4$ 表型阳性在 RA 患者组(50%)明显高于健康组(26.36%),HLA-DR$_4$

表型使得患者发生 RA 的风险较健康者升高了 2.794 倍,证实 HLA-DR$_4$ 表型提高了 RA 患者的患病风险;而 AS 则以 HLA-B$_{27}$ 阳性居多,90% 以上的 AS 患者 HLA-B$_{27}$ 阳性。

(3) 关节症状:RA 常为多关节炎,受侵关节呈对称性,大小关节皆可受累,侵及上肢关节如近端指间关节、掌指关节、腕关节较侵及下肢关节多见,且 RA 很少有骶髂关节炎,一般只影响颈椎;而 AS 以骶髂关节炎和脊柱强直为特征,可影响全脊柱,一般由腰椎上行发展至胸椎、颈椎,累及外周关节时常为少关节炎,非对称性,下肢关节受侵多于上肢关节,大关节受累多于小关节。

(4) 关节外症状:①RA 肺部累及多见,晚期常见肺间质纤维化(肺下叶为主),胸腔积液,而 AS 只有少数引起肺上叶纤维化;②RA 一般无眼部受累,偶见结膜病变,而 AS 眼部受累多见,甚至可为首发症状,可出现葡萄膜炎;③RA 可累及血液系统,16%~65% 有中等小细胞低色素性贫血,而 AS 一般无血液系统受累。

(5) 病理特征:RA 的基本病理改变为滑膜炎,关节滑膜的异常增生形成绒毛状突入关节腔,从而引起关节软骨、骨和关节囊的破坏;而 AS 病理表现主要为肌腱韧带附着点处的病变,如脊柱纤维环的钙化和骨化,脊柱前纵韧带附着点的骨赘形成等。

(6) 实验室检查和查体:RA 患者 RF 多阳性,可有 ANA 阳性,可出现类风湿结节,而 AS 患者 RF 及 ANA 多阴性,无类风湿结节。

(7) 与其他风湿免疫疾病的相关性:RA 为最常见的结缔组织病,可合并干燥综合征、系统性红斑狼疮等其他结缔组织疾病;AS 为血清阴性脊柱关节病常见亚型之一,与银屑病关节炎、炎症性肠病关节炎等其他血清阴性关节炎关系密切,可合并出现。

(8) 治疗上:①非甾体消炎药:非甾体消炎药在 RA 中主要作为急性期的过渡性用药,而在 AS 中为一线用药,部分研究认为其对 AS 中轴关节症状有疗效;②慢作用药物:甲氨蝶呤(MTX)、来氟米特(LEF)、柳氮磺胺吡啶(SASP)等慢作用药物治疗 RA 疗效肯定,MTX 已经被列为 RA 一线用药,而这些慢作用药物对于 AS 尤其对 AS 的中轴关节症状疗效不确切;③糖皮质激素:糖皮质激素在 RA 的治疗中起着重要的“桥梁”作用,可缓解多数患者的症状,而在 AS 的治疗中不提倡长期大量全身使用糖皮质激素,只有在外周关节病变严重或眼部受累时才考虑使用短期小量的糖皮质激素;④生物制剂:用于治疗 RA 及 AS 疗效肯定,且对于 AS 中轴关节疗效确定,加上 AS 治疗药物相对匮乏,在 AS 的治疗中应用较多。

(9) 中医病名、病因病机与治法:RA 与 AS 疾病具有各自不同的病机特点、临床表现和诊治规律,且不同于一般痹病,焦老将二者分别独立命名为“尪痹”

和"大偻"。"尪痹"之名,强调 RA 关节变形肿胀的临床特征性表现,"大偻"之名,强调 AS 脊柱中轴关节受累,伛偻屈曲的临床特征性表现;尪痹病机特点为肾虚寒盛,寒湿深浸入肾,风寒湿三气杂至之邪,尤其是寒湿之邪,已经深侵入肾,并影响到肝,而致骨损筋挛,大偻病机特点为肾督阳虚,寒邪深侵,阳气不得开阖,筋骨失于荣养淖泽,而致脊柱伛偻;故尪痹的治疗大法是补肾祛寒为主,辅以化湿散风,强壮筋骨,祛瘀通络,大偻的治疗方法是以补肾强督为主,佐以活血脉、壮筋骨。

附　录

一、RA 疗效评价相关标准

1. ACR 疗效评价标准（ACR20、ACR50、ACR70）

临床改善 20%/50%/70% 的 ACR 标准（ACR20/50/70）：要求肿胀及触痛关节数改善达 20%/50%/70%，且下列 5 个参数中有 3 个改善达 20%/50%/70%：①患者的整体评估；②医生的整体评估；③患者对疼痛程度评估（休息痛）；④日常生活能力（即 HAQ 指数）⑤急性期反应物的水平（ESR 和 / 或 CRP）。

2. RA 病情活动性评价

判断 RA 活动性的指标包括疲劳的程度、晨僵持续的时间、关节疼痛和肿胀的数目和程度以及炎性指标（如 ESR、CRP）等。临床上可采用 DAS28 等标准判断病情活动外，RA 患者就诊时应对影响其预后的因素进行分析。这些因素包括病程、躯体功能障碍（如 HAQ 评分）、关节外表现、血清中自身抗体和 $HLA-DR_1/DR_4$ 是否阳性，以及早期出现 X 线提示的骨破坏等。

$$DAS28-ESR=(0.56*sqrt(TJC)+0.28*sqrt(SJC)+0.7*ln(ESR))*1.08+0.16$$

$$DAS28-CRP=(0.56*sqrt(TJC)+0.28*sqrt(SJC)+0.36*ln(CRP+1))*1.1+1.15$$

注：Sqrt：开平方根，TJC：压痛关节数，SJC：肿胀关节数，ESR：血沉，CRP：C 反应蛋白。

3. RA 病情缓解标准

判断 RA 的缓解标准有多种。表 9 为 ACR 提出的 RA 临床缓解的标准，但如有活动性血管炎、心包炎、胸膜炎、肌炎和近期因 RA 所致的体重下降或发热，则不能认为临床缓解。

表 9　RA 缓解标准

符合以下 6 项中 5 项或 5 项以上并至少维持 2 个月者考虑为临床缓解：
1. 晨僵时间低于 15 分钟
2. 无疲劳感
3. 无关节疼痛
4. 无关节压痛或活动时无关节痛
5. 无关节或腱鞘肿胀
6. ESR（魏氏法）女性 <30mm/h，男性 <20mm/h

二、AS 疗效评价相关标准

1. ASAS 工作组推荐的反应指标(Assessment On Ankylosing Spondylitis Response Criteria ASAS)

表 10　ASAS 疗效评价标准

观察项目	评价方法
患者的总体评价(PGA)	患者自身全面评价疾病的活动度(VAS 评分)
脊柱疼痛	VAS 评分评价脊柱的疼痛感
功能指数(BASFI)	请患者就自己穿袜子、弯腰拾物、拿高架上的东西、起身、站立、徒手爬楼梯、体能、活动、做家务、进行 VAS 评分
脊柱炎症(BASDAI 后两项平均值)	患者对于晨僵的程度和持续时间的 VAS 评分

(1) ASAS20:达到 AS 疗效评价标准 20 反应的患者比例,应界定为:①与初诊值相比,以上 4 个指标中有 3 个改善至少达到 20%,并且绝对分值至少有 1 分的进步;②上述指标中未能达到 20% 改善的一项,与初诊相比无恶化。

(2) ASAS50:达到 AS 疗效评价标准 50 反应的患者比例,应界定为:①与初诊值相比,以上 4 个指标中有 3 个改善至少达到 50%,并且绝对分值至少有 1 分的进步;②上述指标中未能达到 50% 改善的一项,与初诊相比无恶化。

(3) ASAS70:达到 AS 疗效评价标准 70 反应的患者比例,应界定为:①与初诊值相比,以上 4 个指标中有 3 个改善至少达到 70%,并且绝对分值至少有 1 分的进步;②上述指标中未能达到 70% 改善的一项,与初诊相比无恶化。

2. Bath 强直性脊柱炎病情活动指数(Bath ankylosing spondylitis disease activity index,BASDAI)

BASDAI 评价内容包括疲乏、中轴及外周关节疼痛、晨僵和肌键端痛,共由 6 个问题组成,让患者回答过去 1 周的症状。前 5 个问题用 10cmVAS 法完成,最高得 10 分,最后 1 个问题根据晨僵时间长短而得分。晨僵时间为无、30、60、90 和 120 分钟以上,分别得 0、2.5、5、7.5 和 10 分。总评分为各项的平均得分,但第 5 和第 6 个问题均为晨僵,故先把这 2 项的得分相加除 2 而得出平均分,再作为 1 项与前 4 项结合而得出平均分。计算公式为 $0.2*[A+B+C+D+(E+F)/2]$。总得分为 0~10 分,得分越高,病情越活动,一般 >4 分提示病情活动。

(1) 疲劳 / 困倦的总体程度

(2) 感到颈痛、背痛和髋痛的总体程度

(3) 除颈部、背部或髋关节外,其他关节疼痛或肿胀的总体程度

(4) 肌键端因触痛或压痛导致不适的总体程度

(5) 清醒后感到晨僵的总体程度

（6）清醒后晨僵持续多长时间

3. Bath 强直性脊柱炎功能指数（Bath ankylosing spondylitis functional index，BASFI）

BASFI 用来评价 AS 患者的综合功能状况。采用 10cm VAS 法进行记录，每个问题得 0~10 分，共以下 10 个问题，最高得 100 分，总得分越高，功能越差。在临床试验中，BASFI 可在短期内发生明显的变化，是用来评价药物治疗对患者功能改善程度的敏感指标。

（1）无需借助帮忙而能穿上袜子或紧身衣

（2）能自己弯腰从地上拾起钢笔

（3）无需借助帮助而能触及比自己高的地方

（4）不用手支撑或借助帮助而能从无扶手的椅子上站起来

（5）躺在地板上，无需他人帮助而能站起来

（6）独立站立 10 分钟无不适感

（7）不扶栏杆也不依靠工具而能爬 12~15 级楼梯（每步一梯级）

（8）不转动躯干即能望向您的肩部

（9）能进行体能活动，如物理训练、散步或其他体育运动

（10）做家务活或上班，均能完成一整天的活动

4. 总体背痛和夜间背痛 VAS（0~10cm）评分

采用 VAS（0~10cm）视觉模糊评分尺，让患者对疼痛进行主观评价，研究者记录结果，比较治疗前后疼痛程度的变化。

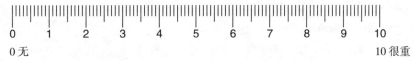

0无　　　　　　　　　　　　　　　　　　　　　　　　　　　10很重

5. 患者对病情的总体评价 VAS（0~10cm）评分

采用 VAS（0~10cm）视觉模糊评分尺，让患者对自己的病情轻重进行主观评价。具体评价方法同上。

三、常用生存质量评价量表

1. SF-36 量表（评价患者的生活质量最常用的量表）

（1）总体来讲，您的健康状况是：

①非常好　　　②很好　　　③好　　　④一般　　　⑤差

（权重或得分依次为 5，4.4，3.4，2 和 1）

（2）跟 1 年以前比您觉得自己的健康状况是：

①比 1 年前好多了　　　　②比 1 年前好一些　　　　③跟 1 年前差不多

④比 1 年前差一些　　　　⑤比 1 年前差多了

（权重或得分依次为 1，2，3，4 和 5）

健康和日常活动

(3) 以下这些问题都和日常活动有关。请您想一想,您的健康状况是否限制了这些活动? 如果有限制,程度如何?

1) 重体力活动。如跑步举重、参加剧烈运动等:

①限制很大　　　②有些限制　　　③毫无限制

(权重或得分依次为 1,2,3;下同)

2) 适度的活动。如移动一张桌子、扫地、打太极拳、做简单体操等:

①限制很大　　　②有些限制　　　③毫无限制

3) 手提日用品。如买菜、购物等:

①限制很大　　　②有些限制　　　③毫无限制

4) 上几层楼梯:

①限制很大　　　②有些限制　　　③毫无限制

5) 上一层楼梯:

①限制很大　　　②有些限制　　　③毫无限制

6) 弯腰、屈膝、下蹲:

①限制很大　　　②有些限制　　　③毫无限制

7) 步行 1500 米以上的路程:

①限制很大　　　②有些限制　　　③毫无限制

8) 步行 1000 米的路程:

①限制很大　　　②有些限制　　　③毫无限制

9) 步行 100 米的路程:

①限制很大　　　②有些限制　　　③毫无限制

10) 自己洗澡、穿衣:

①限制很大　　　②有些限制　　　③毫无限制

(4) 在过去 4 个星期里,您的工作和日常活动有无因为身体健康的原因而出现以下这些问题?

1) 减少了工作或其他活动时间:

①是　　　　　②不是

(权重或得分依次为 1,2;下同)

2) 本来想要做的事情只能完成一部分:

①是　　　　　②不是

3) 想要干的工作或活动种类受到限制:

①是　　　　　②不是

4) 完成工作或其他活动困难增多(比如需要额外的努力):

①是　　　　　②不是

(5) 在过去 4 个星期里,您的工作和日常活动有无因为情绪的原因(如压抑或忧虑)而出现以下这些问题?

1) 减少了工作或活动时间:

① 是　　　　　　　② 不是

(权重或得分依次为 1,2;下同)

2) 本来想要做的事情只能完成一部分:

① 是　　　　　　　② 不是

3) 干事情不如平时仔细:

① 是　　　　　　　② 不是

(6) 在过去 4 个星期里,您的健康或情绪不好在多大程度上影响了您与家人、朋友、邻居或集体的正常社会交往?

① 完全没有影响　　② 有一点影响　　③ 中等影响

④ 影响很大　　　　⑤ 影响非常大

(权重或得分依次为 5,4,3,2,1)

(7) 在过去 4 个星期里,您有身体疼痛吗?

① 完全没有疼痛　　② 有一点疼痛　　③ 中等疼痛

④ 严重疼痛　　　　⑤ 很严重疼痛

(权重或得分依次为 6,5.4,4.2,3.1,2.2,1)

(8) 在过去 4 个星期里,您的身体疼痛影响了您的工作和家务吗?

① 完全没有影响　　② 有一点影响　　③ 中等影响

④ 影响很大　　　　⑤ 影响非常大

(如果 7 无 8 无,权重或得分依次为 6,4.75,3.5,2.25,1.0;如果为 7 有 8 无,则为 5,4,3,2,1)

您的感觉

(9) 以下这些问题是关于过去 1 个月里您自己的感觉,对每一条问题所说的事情,您的情况是什么样的?

1) 您觉得生活充实:

① 所有的时间　　② 大部分时间　　③ 比较多时间

④ 一部分时间　　⑤ 小部分时间　　⑥ 没有这种感觉

(权重或得分依次为 6,5,4,3,2,1)

2) 您是一个敏感的人:

① 所有的时间　　② 大部分时间　　③ 比较多时间

④ 一部分时间　　⑤ 小部分时间　　⑥ 没有这种感觉

(权重或得分依次为 1,2,3,4,5,6)

3) 您的情绪非常不好,什么事都不能使您高兴起来:

① 所有的时间　　② 大部分时间　　③ 比较多时间

④一部分时间　　　⑤小部分时间　　　⑥没有这种感觉

(权重或得分依次为1,2,3,4,5,6)

4) 您的心理很平静：

①所有的时间　　　②大部分时间　　　③比较多时间

④一部分时间　　　⑤小部分时间　　　⑥没有这种感觉

(权重或得分依次为6,5,4,3,2,1)

5) 您做事精力充沛：

①所有的时间　　　②大部分时间　　　③比较多时间

④一部分时间　　　⑤小部分时间　　　⑥没有这种感觉

(权重或得分依次为6,5,4,3,2,1)

6) 您的情绪低落：

①所有的时间　　　②大部分时间　　　③比较多时间

④一部分时间　　　⑤小部分时间　　　⑥没有这种感觉

(权重或得分依次为1,2,3,4,5,6)

7) 您觉得筋疲力尽：

①所有的时间　　　②大部分时间　　　③比较多时间

④一部分时间　　　⑤小部分时间　　　⑥没有这种感觉

(权重或得分依次为1,2,3,4,5,6)

8) 您是个快乐的人：

①所有的时间　　　②大部分时间　　　③比较多时间

④一部分时间　　　⑤小部分时间　　　⑥没有这种感觉

(权重或得分依次为6,5,4,3,2,1)

9) 您感觉厌烦：

①所有的时间　　　②大部分时间　　　③比较多时间

④一部分时间　　　⑤小部分时间　　　⑥没有这种感觉

(权重或得分依次为1,2,3,4,5,6)

(10) 不健康影响了您的社会活动(如走亲访友)：

①所有的时间　　　②大部分时间　　　③比较多时间

④一部分时间　　　⑤小部分时间　　　⑥没有这种感觉

(权重或得分依次为1,2,3,3,4,5)

总体健康情况

(11) 请看下列每一条问题,哪一种答案最符合您的情况?

1) 我好像比别人容易生病：

①绝对正确　　　　②大部分正确　　　③不能肯定

④大部分错误　　　⑤绝对错误

（权重或得分依次为 1,2,3,4,5）

2）我跟周围人一样健康：

①绝对正确　　　②大部分正确　　　③不能肯定

④大部分错误　　　⑤绝对错误

（权重或得分依次为 5,4,3,2,1）

3）我认为我的健康状况在变坏：

①绝对正确　　　②大部分正确　　　③不能肯定

④大部分错误　　　⑤绝对错误

（权重或得分依次为 1,2,3,4,5）

4）我的健康状况非常好：

①绝对正确　　　②大部分正确　　　③不能肯定

④大部分错误　　　⑤绝对错误

（权重或得分依次为 5,4,3,2,1）

2. 健康评估量表（Health assessment questionnaire，HAQ）（斯坦福健康评估问卷）

注：每项得分如下：0＝无困难；1＝有些困难；2＝很困难；3＝不能进行。把各项分相加即为总得分。得分越高，功能或情绪越差。

表 11　健康评估量表（HAQ）

	无任何困难	有些困难	很困难	不能做
1. 自己穿衣,包括系鞋带扣纽扣				
2. 自己梳洗头发				
3. 从椅子上站起来				
4. 自己上下床				
5. 切盘中的肉				
6. 举杯到嘴				
7. 开新的牛奶纸盒				
8. 在室外平地上行走				
9. 上 5 节台阶				
10. 擦洗身体				
11. 盆浴				
12. 上厕所				
13. 够取头上方高处 5 磅重的物品(如一袋糖等)				
14. 弯腰捡起地上的衣物				

续表

	无任何困难	有些困难	很困难	不能做
15. 打开小车的门				
16. 打开瓶盖				
17. 开关水龙头				
18. 逛商场购物				
19. 上下小汽车				
20. 做家务(如用吸尘器或收拾庭院)				

表 12　简化版 HAQ

现在您能否做到以下几点	无任何困难	有些困难	很困难	不能做
1. 自己穿衣,包括系鞋带扣纽扣				
2. 上床,下床				
3. 端一杯满水送到嘴边				
4. 在室外的平地上行走				
5. 自己洗澡,并且擦干身体				
6. 蹲下,拾起地上的衣服				
7. 开关水龙头或者瓶塞				
8. 上下车				

参 考 文 献

1. Rashid T, Darlington G, Kjeldsen kragh J, et al: Proteus IgG antibodies and C reactive protein in English, Norwegian and Spanish patients with rheumatoid arthritis. Clin Rheumatol 18:1990, 190.

2. Gerard HC, wang Z et al : Chromosomal DNA from avariety of bacerial species is present in synovial tisue from patients with various forms of arthritis. Arthritis Rheum44:2001.1689.

3. VlaschkeS, Schwarz G, Moneke D, et al: Epstein Barr virus infection in peripheral blood mononuclear cells, synovial fluid cells, and synovial membranes of patients with rheumatoid arthritis. J Rheumatol 27:2000,866.

4. Takahashi Y, Murai C, Shibata S, et al: Human parvovirus B19 as a causative agent for rheumatoid arthritis. Proc Natl Acadd Sci usa 95:1998,8227.

5. Cohen BJ, Buckley MM, Clewle Jp, et al: Human parvovrus infection in early rheumatoid and inflamatory arthritis. Ann Rheum Dis 45:1986,832.

6. Cole BC, Griffiths MM: Triggering and exacetbation of autoimmune arthritis by the Mycoplasma arthritidis superanigen MAM. Arthritis Rheum36:1993,994.

7. Hart JE, Laden F, Puett RC, Costenbader KH, Karlson EW. Exposure to traf cpollution and increased risk of rheumatoid arthritis. Environ Health Perspect 2009;117:1065-1069.

8. Kobayashi S, Okamoto H, IwamotoT, Toyama Y, Tomatsu T, Yamanaka H, et al. A role for the aryl hydrocarbon receptor and the dioxin TCDD in rheumatoid arthritis. Rheumatology (Oxford) 2008;47:1317e22.

9. Hagen KB, Byfuglien MG, Falzon L, Olsen SU, Smedslund G. Dietary interventions for rheumatoid arthritis. Cochrane Database Syst Rev 2009;21.

10. Cornelia M, Weyand CM, Schmidt D, et al. T2cell responses in rheumatoid arthritis: systemic abnormalities2local disease [J]. Curr Opin Rheumatol, 1999, 11:210.

11. Park W, Weyand CM, Schmidt D, et al. Co2stimulatory pathways controlling activation and peripheral tolerance of human CD4 CD282Tcell [J]. Eur J Immunol, 1997, 27:1082.

12. Klimiuk PA, Yang H, Goronzy JJ, et al. Production of cytokines and metallo proteinases in rheumatoid synovitis is T cell dependent [J]. Clin Immunol, 1999, 163:491.

13. Chesnut RW, Grey HM. Antigen presentation by B cells and its significance in T-B interactions [J]. Adv Immunol, 1986, 39:5 1-94.

14. 张乃峥,WighleyR,曾庆馀,等.关于某些风湿性疾病在中国流行情况的调查[J].中华内科杂志,1995,34(2):79-83.

15. 张乃峥,主编.临床风湿病学[M].上海:上海科学技术出版社,1999,16.

16. 王红,张杏书.女性强直性脊柱炎的临床研究[J].江苏医药杂志,2002,28(6):448-449.

17. 朱小泉,曾庆馀,孙亮,等.强直性脊柱炎的新易感基因识别研究[J].遗传学报,2005,27(1):1-6.

18. Khan M A,Ball E J. Genetic aspects of ankylosing spondylitis [J]. Best Pract Res ClinRheumatol,2002,16(4):675-690.

19. 孙晨光,古洁若,余步云,等.应用 PCR 技术检测 HLA-B_{27}[J].风湿病学杂志,1997;2(1):28-30.

20. FeltkampTEW,KhanMA,LopezdeCastroJA,et al. The Pathogenetic role of HLA-B_{27} [J]. Immunolda1996;17(1):5.

21. 曾庆馀,黄少弼,周修国,等.强直性脊柱炎的人群和家族调查及 HLA-B_{27} 的测定[J].中华内科杂志,1987:26(7):387-389.

22. 郑玉光,孔凡华,曾昭玉,等.强直性脊柱炎遗传方式分析[J].中华医学遗传学杂志,1993;10(2):77.

23. Brown MA,Kennedy LQ,Maegtegor AJ,et al. Susceptibility to ankylosing spondylitis in twins:the role of genes,HLA,and the environment [J]. Arthritis Rheum,1997,40:1823-1828.

24. MA Brown,D Pile,LG Kerinedy,et al. HLA classI as sociations of ankylosing spondylitis in the white population in the United kingdom [J]. Annuals of the Rheumatie Diseases 1996;55:268-270.

25. Wei JC,T Sai WC,LinHS,et al. HLA-B_{60} and B_{61} are strongly assoeiated with ankylosing spondylitis in HLA-B_{27}-negative TaiWian Chinese Patients [J]. Rheumatology(Oxfoul),2004,43(7):839-842.

26. Rubin LA. Arthritis Rheum,1994,37:1212-1220.

27. Falk K,Rotzsehke O,akiguehi M,et al. Peptide motifs of HLA-B_{38} and B_{39} molecules [J]. Immuno genetics 1995,41:162-164.

28. Yamaguchi A,Tsuchiya N,Mitsui H,et al. Association of HLA-39 with HLA-B_{27} negative ankylosing spondylitis and Paneiarticular juvenil etheumatoid arthritis in Japanese patients:evidence for a role of the peptideanchoring B Poeket [J]. Arihritis Rheum,1995,38:1672-1677.

29. M.D.deJuan,A,Reta,J.Caneio,et al. HLA-A*9,a Probable secondary susceptibility marker to ankylosing spondylitis in Basque patients [J]. Tissue Antigens.1999:53:261-166.

30. BrownM,KennedyLqChrisD,et al. The effect of HLA-DR gene on susceptibility to and severity of ankylosing spondylitis [J]. ArtllritisRheum,1998,41:460.

31. 蒋黎华,范丽安,等.强直性脊柱炎与 HLA-DPBI 等位基因关联的研究[J].中华内科杂志,1995:37(4):272-273.

32. Maksylllowych WP, Suarez-Amlazor M, Chou CT, Russell AS. Polymorphism in the LMPZ gene influences susceptibjlity to extraspinal disease in HLA-B$_{27}$ positive individuals with ankylosing spondylitis［J］. Ann Rheum Dis, 1995, 54(4):321-324.

33. 范洪,郑小丽,侯英荣,等. 强直性脊柱炎检测 HLA-B$_{27}$、ASO、RF、CRP 的临床意义［J］. 医学研究通讯,2004,33(8):37-38.

34. TaniY, et al. Serum IgA 1 and IgA 2 subclass antibodies against collagens in patients with Ankylosing spondylitis［J］. Scand J Rhematol, 1997, 26:380.

35. AhmadiK, et al. Antibodies to Klebsiella pneumoniae lipopolysaecharide in patients with ankylosing spondylitis［J］. BRJ Rheumatol, 1998, 37:1330.

36. ThurogJo, Richardson JA, Croft JT, et al. The germfree state prevents development of gut and joint inflammatory disease intransgenie rats［J］. J ExP Med, 1994, 180(4):2359-236.

37. Khan M A, Mathieu A, Sorrenfino R, et al. The pathogenetic role of HILA-B$_{27}$ and its subtypes［J］. Autoimmunity Rev 2007, 6(1):l83-189

38. Akira S, Takeda K, Kaisho T. Tol1 1ike receptors：critical proteinslinking innate and acquired immunity［J］. Nat Immunols 2001, 2(8):675-678.

39. Carlo E, Podolsky D K. Differential aheration in intestinal epithelial cells expression of toll-like-receptors 3(TI R 3) and TLR4in inflammatory bowel disease［J］. Infec hnmunols.2000, 68(12):7010-7017.

40. 杨再兴,仲人前. Toll 样受体 4 在强直性脊柱炎患者外周血红细胞的表达与临床意义初探［J］. 临床检验杂志,2007,4(25).293-294.

41. Francois RJ, Gardner DL, Degrave EJ, Bywaters EGL. Histopathologic evidence that sacroilitis in ankylosing spondlitis is not merely enthesitis.［J］Arthritis Rheum 2000 43 2011-1024.

42. 陈洁,许建荣,华小兰,等. 强直性脊柱炎骶髂关节病变的CT特点［J］. 临床放射学杂志,2005,24(7):621-623.

43. 盛华强,赵斌. 强直性脊柱炎早期骶髂关节病变的 MRI 研究［J］. 医学影像学杂志,2007,17(2):203-205.

44. 鲁琳,周伟生. 强直性脊柱炎的影像学研究进展［J］. 医学影像学杂志,2005,15(4):322-325.

45. 高梁斌,曾庆有,夏霆. 强直性脊柱炎驼背并髋关节僵直的手术治疗［J］. 第一军医大学学报,1996,3:206.

46. 蒋恬,顾冬梅,朱婉华. 朱良春教授治疗风湿病学术思想和诊疗技术简介［J］. 新中医,2011,06:150-151.

47. 周生花,周计春,刘龙. 国医大师周仲瑛教授治疗类风湿关节炎经验［J］. 中华中医药杂志,2014,08:2502-2504.

48. 陈伟,彭剑虹. 浅论类风湿关节炎 HPA 轴功能改变的中医药治疗［J］. 中国中医药信息杂志,2001,05:10-12.

49. 徐愿,阎小萍,张文健. 补肾强督方含药血清对强直性脊柱炎 OPG/RANKL 通路的作用［J］. 中国中西医结合杂志,2012,04:521-524.

50. 王建明,阎小萍,王昊,罗薇,马骁.补肾强督方治疗强直性脊柱炎患者259例临床研究[J].中医杂志,2006,06:433-435.

51. 王昊,阎小萍,孔维萍,路平,罗薇,刘惠敏.补肾强督方对强直性脊柱炎患者骨质疏松及骨量减少的影响[J].中国中西医结合杂志,2011,04:471-475.

52. 王建明,马骁,周童亮,李桂琴,黄小杰,王平,阎小萍.补肾强督方对强直性脊柱炎患者外周血IL-18、IFN-γ、IL-4 mRNA表达水平的影响[J].中国中医药信息杂志,2007,03:14-16.

53. 徐江.女性生理特点与类风湿关节炎的关系研究[J].风湿病与关节炎,2013,02:12-14.

54. James WH. Androgen levels of patients with ankylosing spondylitis. J Rheumatol. 2000;27(2):556-7.

55. Mon K, Ushiyama T, Inoue K, Hukuda S. Polymorphic CAG repeats of the androgen receptor gene in Japanese male patients with ankylosing spondylitis. Rheumatology (Oxford). 2000;39(5):530-2.

56. 申玮红.督灸治疗强直性脊柱炎抑制HLA-B$_{27}$基因表达的临床研究[D].山东中医药大学,2003.

57. 杨晓琳.隔姜蒜督灸治疗强直性脊柱炎寒湿痹阻证及对ESR、CRP影响的研究[D].山东中医药大学,2011.

58. 孙树香.隔姜蒜督灸治疗强直性脊柱炎及对免疫球蛋白影响的临床研究[D].山东中医药大学,2013.

59. 宋盼.隔姜蒜督灸治疗强直性脊柱炎及对血清骨钙素影响的临床研究[D].山东中医药大学,2012.

60. 马怀念.隔姜蒜督灸治疗强直性脊柱炎及对影像学影响的临床研究[D].山东中医药大学,2012.

61. 周颖芳,李万瑶.蜂针对类风湿性关节炎患者HPA轴的影响[J].内蒙古中医药,2012,16:1-3.

62. 余海霞,余林生,杨匀保,张载信.蜂针和蜂产品对人体免疫功能的影响[J].中国蜂业,2010,11:41-42.

63. 孙屏蹇,张成博.对辨证与辨病的探讨[J].山东中医药大学学报,2000,03:172-175.

64. 王锦鸿.医源性疾病的中医治疗[M].北京:人民卫生出版社,2000.29.

65. 申秀云,朱向东.中医药治疗类风湿关节炎的研究现状评价及展望[J].甘肃中医学院学报,2005,22(2).

66. 杨满菊,娄广亮.治疗风湿病常见药物副作用的中医认识及处理要点[J].光明中医,2008,23(11):1815-16.

67. Lena Brydon, Cicely Walker, Andrew J. Wawrzyniak, Henrik Chart, Andrew Steptoe. Dispositional optimism and stress-induced changes in immunity and negative mood. Brain Behav Immun. 2009;23(6): 810 - 16.

68. Smedslund G1, Hagen KB. Does rain really cause pain? A systematic review of the associations between weather factors and severity of pain in people with rheumatoid arthritis. Eur J Pain.

2011;15(1):5-10.

69. Hagen KB,Dagfinrud H,Moe RH,Østerås N,Kjeken I,Grotle M,Smedslund G. Exercise therapy for bone and muscle health: an overview of systematic reviews. BMC Med. 2012 Dec 19;10:167.

70. O'Dwyer T,O'Shea F,Wilson F. Exercise therapy for spondyloarthritis: a systematic review. Rheumatol Int. 2014 Jul;34(7):887-902.

71. 焦对德.焦树德临床经验辑要[M].北京:中国医药科技出版社,1998.

72. 粟占国,唐福林.凯利风湿病学[M].第8版.北京:北京大学医学出版社,2011.